SpringerWienNewYork

Harald Stefan, Josef Eberl, Kurt Schalek,
Hubert Streif, Harald Pointner

Praxishandbuch Pflegeprozess

Lernen – Verstehen – Anwenden

SpringerWienNewYork

Harald Stefan
Josef Eberl
Kurt Schalek
Hubert Streif
Harald Pointner
Wien, Österreich

Printed in Germany

SpringerWien/New York ist ein Unternehmen von
Springer Science + Business Media
springer.at

Typografische Gestaltung: wolf, www.typic.at
Coverfoto: Günther Pichler
Darsteller: Ivana Martic, Margret Pfeffer
Druck und Bindearbeiten: Grasl Druck & Neue Medien, Bad Vöslau, Österreich

Gedruckt auf säurefreiem, chlorfrei gebleichtem Papier – TCF

SPIN: 11339168

Mit zahlreichen Abbildungen

Bibliografische Information Der Deutschen Bibliothek
Die Deutsche Bibliothek verzeichnet diese Publikation in der Deutschen Nationalbibliografie; detaillierte bibliografische Daten sind im Internet unter http://dnb.ddb.de abrufbar.

Additional material to this book can be downloaded from http://extras.springer.com

ISBN-10 3-211-23582-5 SpringerWienNewYork
ISBN-13 978-3-211-23582-9 SpringerWienNewYork

Vorbemerkungen

Alle personenbezogenen Bezeichnungen gelten für beide Geschlechter. Aus Gründen der textlichen Gestaltung werden im gesamten Text männliche Formen für personenbezogene Bezeichnungen verwendet. In den Ausführungen werden z. B. Patienten oder Mitarbeiter immer auch als Patientinnen oder Mitarbeiterinnen verstanden.

In den Fallbeispielen werden Pflegende mit fiktiven Namen genannt und mit den Berufsbezeichnungen GuKS (Gesundheits- und Krankenschwester) bzw. GuKP (Gesundheits- und Krankenpfleger) beschrieben. Alle Namen, die in Fallbeispielen genannt werden, sind rein zufällig ausgewählt und beziehen sich in keiner Weise auf reale Personen.

Im vorliegenden Buch werden die Leser mit einem vertraulichen „Du" angesprochen, was keine Respektlosigkeit darstellen soll. Die Autoren zielen darauf ab, dass die Leser dieses Buch zum Selbststudium verwenden und die daraus gewonnenen Erfahrungen und Inhalte als eigenständig erarbeitete Ergebnisse erkennen. Die Autoren sehen in der „Du"-Form eine Möglichkeit, den Prozess des inneren Dialoges zu fördern, da eine vertrauliche Anrede die Distanz zwischen den Inhalten des Buches und dem Leser verringert.

In den deutschsprachigen Ländern existieren unterschiedliche gesetzliche Voraussetzungen für die Pflegeberufe. Diese Differenzierungen können im Text nicht im Detail angeführt werden. Wir machen darauf aufmerksam, dass die jeweils zutreffenden, länderspezifischen gesetzlichen Regelungen von den Lesern selbst berücksichtigt werden müssen.

Die Texte in diesem Buch werden immer wieder durch „Aufgabenstellungen und Denkanstöße" ergänzt, die der inhaltlichen Reflexion und Vertiefung bestimmter Aussagen dienen. Sie sollen den Leser aber auch anregen, sich seine eigene Position zum Gesagten bewusst zu machen.

Danksagungen

Dank an Anton Hlavin und Georg Dirscherl, die wohl am besten im Pflegeprozess und in der Pflegediagnostik geschulten Diplomsozialarbeiter. Sie haben der EDV in der Pflege Flügel verliehen.

Dank an Franz Allmer, den „Unermüdlichen" und Ilse Stefan, die beide unser Manuskript kritisch gelesen haben.

Dank an Ute Sturm für die anregenden Diskussionen und wertvollen Impulse in der Auseinandersetzung mit dem Pflegeprozess.

Dank an unsere Familien und unsere Lebensbegleitungen, ohne die wir nicht wären was wir sind.

Dank an alle Pflegenden, mit denen wir in den vergangenen Jahren wertvolle Diskussionen führen durften und die den Pflegeprozess in die Praxis umsetzen.

Was gut gepflanzt ist, wird nicht ausgerissen.
Was gut festgehalten wird, wird nicht entgehen.
Wer sein Gedächtnis Kindern und Kindeskindern hinterlässt, hört nicht auf.
Wer seine Person gestaltet, dessen Leben wird wahr.
Wer seine Familie gestaltet, dessen Leben wird völlig.
Wer seine Gemeinde gestaltet, dessen Leben wird wachsen.
Wer sein Land gestaltet, dessen Leben wird reich.
Wer die Welt gestaltet, dessen Leben wird weit.
Laotse

Vorwort

Das vorliegende „Praxishandbuch Pflegeprozess“ enthält Informationen, die Pflegende für die Anwendung des Pflegeprozesses in ihrem Alltag benötigen.

Die Motivation dieses Buch zu schreiben, entstand aus dem Wunsch, die langjährigen Erfahrungen der Autoren aus ihren Seminar- bzw. Lehrtätigkeiten in praxisnahen Texten verfügbar zu machen. Viele motivierte Seminarteilnehmer und Schüler waren und sind interessante Diskussionspartner und beleben die Auseinandersetzung mit dem Pflegeprozess. Welche Fragen werden oft gestellt? Was ist bei den Seminarteilnehmern besonders gut angekommen? Welche Beispiele fördern das Verständnis für den Pflegeprozess?

Ergebnis unserer Bemühungen ist ein Buch, das neben den Elementen des Pflegeprozesses auch Aspekte der Geschichte sowie die aktuelle Situation der Pflege behandelt. Darüber hinaus wird auf die Traditionen eingegangen, nach denen Pflege heute handelt und dargestellt, welche Möglichkeiten der Pflegeprozess bietet, um auf neue gesellschaftliche Herausforderungen zu reagieren. Die aktuellen Entwicklungen in der Pflege waren Anlass für die Erarbeitung eines eigenen Kapitels zum Thema „EDV in der Pflege“.

Das „Praxishandbuch Pflegeprozess“ wendet sich an Anfänger, routinierte Pflegende, Lehrer für Gesundheits- und Krankenpflege, Vorgesetzte, Pflegeinformatiker, Pflegegutachter und Berufsverbände.

Anfänger erhalten Hintergrundwissen und Informationen für die erfolgreiche Anwendung des Pflegeprozesses, routinierte Pflegende können durch das enthaltene Expertenwissen ihre Praxis perfektionieren. Lehrer haben die Möglichkeit, die Praxisbeispiele und das „Pflegeprozess-Basis-Set“ in Form von Powerpoint-Folien zur Unterstützung eines erfolgversprechenden Unterrichts einzusetzen. Vorgesetzte erhalten Informationen und Werkzeuge für die Analyse und Evaluation der Praxis des angewandten Pflegeprozesses. Pflegeinformatiker können sich über alle wichtigen Inhalte einer intelligenten elektronischen Pflegedokumentation informieren.

Ausgestattet mit Wissen, das Sicherheit im Alltag gibt, macht das Arbeiten mit dem Pflegeprozess Spaß und fördert die Berufszufriedenheit.

Dem Buch ist eine CD-ROM beigelegt, auf der Arbeitsunterlagen, Hilfestellungen und zusätzliche Informationen enthalten sind.

Das „Praxishandbuch Pflegeprozess“ spiegelt den aktuellen Stand eines sich ständig weiter entwickelnden Themas wieder. Die nächsten Jahre werden sicher neues Wissen und neue Erfahrungen bringen. Wir bitten alle Leserinnen und Leser um ihr Feedback und ihre Anregungen zur Weiterentwicklung der Pflege. Wir bedanken uns schon im Vorhinein dafür und wünschen Ihnen viel Freude beim Lesen und eine erfolgreiche Umsetzung des Pflegeprozesses in die Praxis.

Wien, Dezember 2005

H. Stefan, J. Eberl, K. Schalek, H. Streif, H. Pointner

Vorwort

Inhaltsverzeichnis

Inhaltsverzeichnis CD-ROM

Auf der beiliegenden CD-ROM finden sich folgende Informationen und Unterlagen:

- Powerpoint-Folien „Pflegeprozess Basis-Set“
- Skalen und Indizes (vergleiche auch Anhang)
- Verschiedene Formulare (pflegediagnosenorientierter Anamnesebogen für Erwachsene und für Kinder, Pflegeplanung, Pflegebericht, Pflegevisite, Sturzprotokoll)
- Standardpflegepläne (Die Standardpflegepläne wurden in der Praxis entwickelt und sind stetig weiterzuentwickeln. Alle Angaben erfolgen ohne Gewähr.)
- Checkliste Pflegeprozess (vgl. Anhang)
- Hilfedatei/Begleitdokumentation für die elektronische Krankengeschichte (vgl. auch Kapitel 8: EDV in der Pflege)
- Informationen von EDV-Anbietern zur elektronischen Pflegedokumentation (erweiterte Fassungen)

Einleitung

Die Pflegenden beschäftigten sich in der jüngeren Vergangenheit zunehmend mit wissenschaftlichen Arbeiten und Analysen. Das einerseits, um die Gesundheits- und Krankenpflege auf einem hohen Qualitätsniveau anbieten zu können und andererseits um die Gesundheits- und Krankenpflege für die Zukunft zu gestalten (den „State of the Art" von morgen entwickeln). Dabei setzen sich die Pflegenden mit Begriffen wie „Professionalisierung", „Forschung", „Wissenschaft", „Leitbild", „Menschenbild", „Theorie" und „Modell" auseinander.

Eine Theorie des Handelns in der Pflege ist der Pflegeprozess. Das vorliegende Buch beschäftigt sich mit diesem Konzept.

Doch warum sollte man den Aufwand betreiben, sich über eine Theorie des Handelns in der Pflege Gedanken zu machen? Welche Gründe gibt es für Pflegende mit dem Pflegeprozess zu arbeiten? Ist die bisherige Pflegepraxis nicht gut genug? Werden die Patienten von den Pflegenden nicht gut genug betreut?

Fragen, wie diese zeigen, dass viele Pflegende der Anwendung des Pflegeprozesses mit Skepsis gegenüberstehen. Es wird die Befürchtung geäußert, dass die bisherige Pflegepraxis durch die „neuen Pflegemethoden" in Frage gestellt wird. Solche Befürchtungen sind nachvollziehbar, sind aber nicht zutreffend. Der Pflegeprozess stellt die Patienten in den Mittelpunkt und profitiert von den Erfahrungen jeder einzelnen Pflegenden.

Der Pflegeprozess ist ein Werkzeug für Pflegende, das die Pflege für die modernen beruflichen Herausforderungen wappnet. Das vorliegende Buch zeigt auf, wie das funktionieren kann.

Die internationale Entwicklung des Pflegeprozesses

Die Idee des Pflegeprozesses wurde zur Mitte des 20. Jahrhunderts in den USA entwickelt und verfolgte von Beginn an zwei Ziele:

- die Pflegequalität zu verbessern (Nutzen für die Patienten) und
- einen höheren Berufsstatus für die Pflege zu erlangen (Nutzen für die Pflegenden)

Lydia Hall beschrieb 1955 in der Zeitschrift *Public Health News* in ihrem Artikel: „Quality of nursing Care: An Address to the New Jersey Leage for Nursing“[1] erstmals den Pflegeprozess. Helen Yura und Mary Walsh veröffentlichten 1967 das erste Buch über den Pflegeprozess in vier Stufen: „The Nursing Process: Assessing, Planning, Implementing, Evaluating“[2].

Mary Mundinger und Grace Jauron waren 1975 die ersten, die Pflegediagnosen von der Einschätzung trennten und von fünf Stufen des Pflegeprozesses ausgingen:

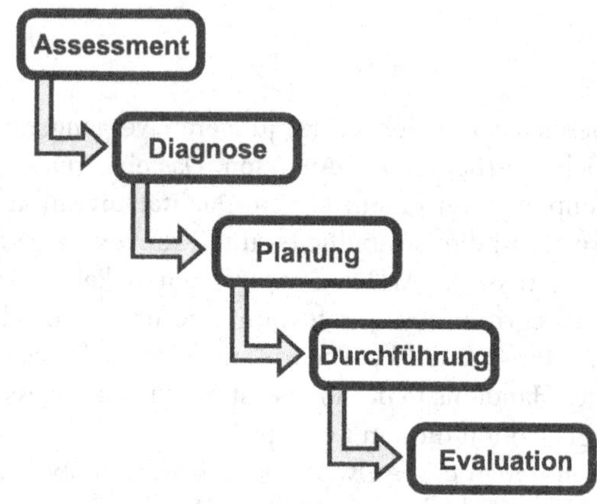

Fünf Stufen des Pflegeprozesses

Heute wird der Pflegeprozess meistens in sechs Elemente gegliedert.

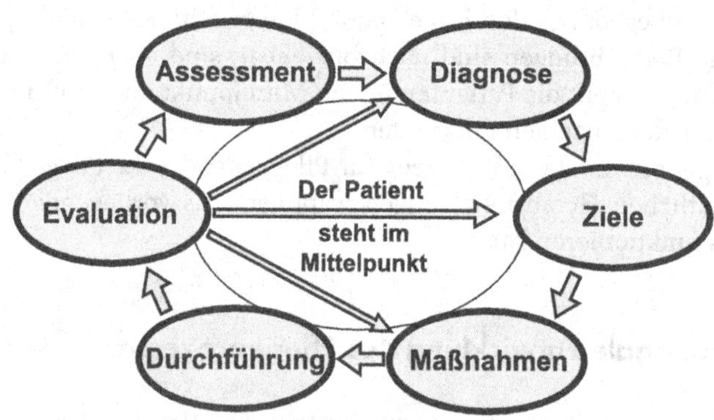

Die sechs Elemente des Pflegeprozesses

1 dt.: Pflegequalität: Vortrag für den Krankenpflegeverband von New Jersey (Übersetzung der Autoren)

2 dt.: Der Pflegeprozess: Einschätzen, Planen, Umsetzen, Auswerten

Der Pflegeprozess als analytisches Arbeitsverfahren

Die einzelnen Phasen des Pflegeprozesses bauen in einer logischen Reihenfolge aufeinander auf. Die Logik der einzelnen Denkschritte entspricht jener, die auch in anderen Wissenschaftsdisziplinen verwendet wird. Der Pflegeprozess ist damit die Anwendung eines allgemein anerkannten Problemlösungsverfahrens in der Gesundheits- und Krankenpflege. Probleme werden strukturiert und systematisch bearbeitet.

Einsatz des Pflegeprozesses

Der Einsatz des Pflegeprozesses ist dort sinnvoll, wo die Pflege beginnt, einen Handlungsentwurf ihrer eigenen Arbeit zu erstellen. Der Pflegeprozess befähigt die Pflegenden von eher zufälligem, reaktiven und intuitiven Handeln zu rational begründeter und geplanter Handlung zu gelangen. Ein geplantes Vorgehen ist nicht nur bei der Anwendung des Pflegeprozesses notwendig, sondern auch bei seiner Einführung in die Praxis.

Bildlich gesprochen kann man den Pflegeprozess wie einen Hammer betrachten. Wird er richtig angewendet, kann die Pflege von seinem Einsatz sehr profitieren. Wird er unsachgemäß verwendet, besteht die Gefahr mehr zu zerstören als aufzubauen. Das Erlernen des Werkzeugs „Pflegeprozess" erfordert Zeit und praktische Übung. Das Studieren der Theorie alleine führt nicht zum Erfolg. Die Anwendung der Theorie in der Praxis muss von Anfang an trainiert werden. Zu Beginn sind Unsicherheiten zu erwarten, das sollte aber nicht entmutigen.

Für eine erfolgreiche Implementierung des Pflegeprozesses sind umfassende Voraussetzungen auf unterschiedlichen Ebenen erforderlich. Alle Beteiligten benötigen entsprechendes Wissen, Fähigkeiten und individuelle Motivation, um den Pflegeprozess in den Pflegealltag zu integrieren. Auch die Organisation, in deren Rahmen der Pflegeprozess zum Einsatz kommt, muss ihren Beitrag leisten. Sie ist verantwortlich für die Bereitstellung entsprechender personeller, technischer und organisatorischer Infrastruktur und für die Anpassung ihrer internen Regeln und Anreizsysteme, damit das pflegeprozessorientierte Handeln der Pflegenden in ein förderliches Umfeld eingebettet wird[3].

! Die Implementierung des Pflegeprozesses in die Pflegepraxis erfordert gezieltes und koordiniertes Vorgehen auf allen unterschiedlichen Ebenen. Einzelmaßnahmen alleine führen selten zum gewünschten Erfolg.

3 Münker-Kramer beschreibt in Stefan, Allmer, Eberl et al (2003) notwendige Organisations- und Personalentwicklungsmaßnahmen im Zusammenhang mit der Implementierung von Pflegediagnosen. Ihre Überlegungen gelten auch für die Einführung des gesamten Pflegeprozesses in Gesundheitseinrichtungen

Es gibt eine Vielzahl von Möglichkeiten, um Veränderungen zu begünstigen. An dieser Stelle werden nur einige exemplarisch genannt:

- Individuelle Fähigkeiten (Wissen, Fertigkeiten) können z. B. durch Schulungen und Praxisanleitung gefördert werden.
- Die Motivation der Beteiligten kann durch die Berücksichtigung der jeweiligen Individualität, durch die Förderung persönlicher Stärken und durch gemeinsame Entscheidungsprozesse gezielt beeinflusst werden.
- Anpassungen der Infrastruktur einer Organisation erfordern die Mitwirkung der Organisationsleitung, in dem sie Entscheidungen für Investitionen in Personal oder Technik (z. B. Computersysteme) trifft oder Änderungen von Organisationsabläufen mitträgt. Informationen über vorhandene externe Förderprogramme (z. B. von staatlichen Einrichtungen) oder Zertifizierungen können die Meinung der Organisationsleitung betreffend notwendiger Veränderungsprozesse beeinflussen.

Diese Vielzahl von Voraussetzungen für den praktischen Einsatz des Pflegeprozesses zeigt, dass die Implementierung einer guten Planung bedarf. Veränderungsprozesse benötigen ein umfassend vorbereitetes Vorgehen. Fehlen einzelne Faktoren der Umsetzung wie Visionen, Fertigkeiten, Antrieb, Ressourcen oder ein entsprechender Aktionsplan, können unterschiedliche Probleme auftreten. Die folgende Tabelle gibt eine Übersicht über Zusammenhänge zwischen fehlenden Voraussetzungen für die beabsichtigten Veränderungen und den potenziell daraus entstehenden Problemen.

Fehlende Voraussetzungen für Veränderungen ...					**... führen zu ...**
Vision	Skills, Fertigkeiten	Anreize, Motivation	Ressourcen	Plan	**... Problemen bei Veränderungen**
X					Fehlstart
	X				Unsicherheit, Angst
		X			Unvollständige Umsetzung
			X		Frustration
				X	Orientierunslosigkeit

Aufgabenstellungen und Denkanstöße
In Organisationen finden laufend Veränderungen statt. Erinnere dich an deine Erfahrungen mit bisherigen Umsetzungsversuchen von Neuerungen in der Pflege. Was hat bei erfolglosen Versuchen gefehlt? Was hat bei erfolgreichen Veränderungen zum Gelingen beigetragen? Vergleiche deine Erfahrungen mit der obigen Tabelle.

Pflegetheorien, Pflegemodelle und Pflegeprozess

Wissenschaftliche Pflegetheorien und -modelle strukturieren Pflege nach unterschiedlichen Gesichtspunkten. Sie beschreiben die Pflege bedürfnisorientiert, ergebnisorientiert, handlungsorientiert oder interaktionsorientiert. Theorien und Modelle können unterschiedliche Abstraktionsniveaus haben. Sie können sich sowohl auf große Ausschnitte der Realität beziehen (Was ist Pflege?) oder auf kleinere Ausschnitte der Pflegerealität beschränken (z. B. Wie wird die Rolle von Patienten und Pflegenden beschrieben? Wie werden Daten gesammelt und geordnet?).

Auch der Pflegeprozess beschreibt Pflege. Er konzentriert sich dabei auf die Umsetzung der Pflege, indem er die Vorgangsweise der Pflegenden strukturiert. Die Anwendung des Pflegeprozesses ist mit unterschiedlichen Grundhaltungen und Menschenbildern möglich, welche die inhaltliche Ausgestaltung des Pflegeprozesses beeinflussen (z. B. problemorientierte Grundhaltung, ressourcenorientierte Grundhaltung, unterschiedliche Prioritätensetzung von Problemen, unterschiedliche Lösungsansätze).

Nach Sauter/Abderhalden/Needham/Wolf besteht die Funktion von wissenschaftlichen Pflegetheorien für die Anwendung des Pflegeprozesses darin, dass Theorien Hintergrundwissen für den Pflegeprozess liefern. Dies unterstützt den Problemlösungsprozess, den Beziehungsprozess und die Zusammenarbeit von Patienten und Pflegenden. Sie formulieren diesen Sachverhalt folgendermaßen: „Theorie soll die Praxis des Pflegeprozesses leiten, und die Praxis des Pflegeprozesse soll anhand von Theorie erklärt, begründet, gerechtfertigt werden können (theoriegeleitete Pflege)."[4]

In der Pflegepraxis wird erwartet, dass Pflegemodelle unmittelbare Handlungsanweisungen liefern, wie gepflegt werden soll. Theoretische Konzepte können diese Anforderung nicht im vollen Ausmaß erfüllen, führen aber zu einer reflektierten Auseinandersetzung mit der eigenen Praxis. Dadurch entsteht Orientierung für das praktische Handeln. Modelle und Theorien bleiben im

4 Sauter/Abderhalden/Needham/Wolf (2004), S. 58

Vergleich zur Realität immer reduzierte Vorstellungen. Sie erfüllen ihren Sinn, wenn sie den Anwendern handlungsorientierte Prinzipien anbieten und bei der Entscheidungsfindung unterstützen.

Der Vielfältigkeit der Modelle kommt eine wichtige Rolle zu. Die Auseinandersetzung mit vielen verschiedenen theoretischen Pflegekonzepten unterstützt differenzierte und kompetente Entscheidungen in konkreten Betreuungssituationen.

Die Erfahrung der Autoren zeigt, dass die inhaltliche Beschäftigung mit den Elementen des Pflegeprozesses bei Pflegenden zu einer zunehmenden Auseinandersetzung mit Pflegetheorien, -modellen und -leitbildern führt.

Eine Auswahl an weiterführender Literatur zu Pflegetheorien und Pflegemodellen

Fawcett J (1996) Pflegemodelle im Überblick. Hans Huber Verlag, Bern

Fawcett J (1999) Spezifische Theorien der Pflege im Überblick. Hans Huber Verlag, Bern

Schaeffer D, Moers M, Steppe H (1997) Pflegetheorien. Beispiele aus den USA. Verlag Hans Huber, Bern

Meleis AI (1999) Pflegetheorie. Gegenstand, Entwicklung und Perspektiven des theoretischen Denkens in der Pflege. Hans Huber Verlag, Bern

Stemmer R (2003) Pflegetheorien und Pflegeklassifikationen. In: Pflege und Gesellschaft 8 (2), S 51–58

Kapitel 1

Pflege und gesellschaftlicher Wandel

Die Grenzen meiner Sprache sind die Grenzen meiner Welt.
Ludwig Wittgenstein

Lernziele

Nach der Bearbeitung dieses Kapitels bist du fähig

- zu erklären, warum es wichtig ist, Pflege nachvollziehbar darzustellen.
- Zusammenhänge zwischen der Vergangenheit und der Gegenwart der Pflege zu erkennen.
- zu erklären, wie der Pflegeprozess auf die Pflege wirkt.
- die Zusammenhänge zwischen dem Pflegeberuf und gesellschaftlichen Entwicklungen zu erkennen.

Inhaltsübersicht

Selbstbeschreibung der Pflege
Wissen Pflegende, was sie tun?
Gesellschaftliche Entwicklungen
Möglichkeiten, den veränderten Erwartungen gerecht zu werden
Die Rolle des Pflegeprozesses

Kernaussage des Kapitels

Im Gegensatz zu früher wird Pflege nicht mehr als naturgegebene Fähigkeit und Eigenschaft – vorzugsweise von Frauen – definiert, sondern als Tätigkeit, die erlernt wird. Das gilt für die berufliche und informelle Pflege (Laienpflege) gleichermaßen. Pflege steht im gesellschaftlichen Zusammenhang, das bedeutet Pflege und Gesellschaft beeinflussen einander.

Im Gegensatz zur informellen Pflege ist die professionelle Pflege ein Beruf, der von Menschen ausgeübt wird, die eine fachliche Ausbildung gemacht haben und ihren Lebensunterhalt durch die Pflegetätigkeit verdienen. Deshalb besteht für sie auch eine Verpflichtung zur Erbringung bestimmter Qualitätskriterien hinsichtlich Struktur, Prozess und Ergebnis.

Stelle Dir vor, Du baust mit Freunden ein Haus und niemand hat einen Plan, aber jeder weiß wie es geht! Deine Freunde kommen zu unterschiedlichen Tagen auf die Baustelle und arbeiten nach bestem Wissen und Gewissen, doch das Haus wird nie fertig.

Aufgabenstellungen und Denkanstöße
Versuche dieses Statement zu reflektieren. Wie wird der Hausbau deiner Ansicht nach vorankommen? Siehst du Ähnlichkeiten zu deinem eigenen Verantwortungsbereich?

Die Selbstbeschreibung der Pflege

Eine Möglichkeit zur Selbstbeschreibung besteht in der Abgrenzung (nicht Ausgrenzung!) zu anderen Berufen. Es gibt selbstverständlich viele Unterschiede zwischen Gesundheitsberufen. Ein wichtiges Unterscheidungskriterium sind die Ziele, die ein bestimmter Beruf verfolgt.

Das Ziel der Medizin liegt in der Heilung oder Linderung von Krankheiten. Verschiedene andere medizinische Berufe arbeiten auf die Beseitigung oder Minimierung von Einschränkungen hin. Die Pflege konzentriert sich auf die Herstellung von möglichst großer Selbstständigkeit im Bereich der Lebensaktivitäten der Patienten. Die verschiedenen Ziele widersprechen einander selbstverständlich nicht, aber sie haben zur Folge, dass in den diversen Berufen unterschiedliche Methoden eingesetzt werden, die sich in Summe ergänzen.

Der Vergleich zeigt, dass eine krankheitsbezogene, medizinorientierte Pflege in direkter Konkurrenz zur Medizin steht, dadurch keinen eigenständigen Bereich abdeckt und somit in diesem konkurrierenden Bereich über eine Assistenztätigkeit nicht hinauskommt. Dies zeigt sich im Rahmen des mitverantwortlichen Tätigkeitsbereiches: Ärzte ordnen an, die Pflegenden führen durch. Ähnliches gilt auch für eine Pflege, die sich vor allem an funktionellen Einschränkungen orientiert. Sie gerät leicht in Konflikt mit therapeutischen Berufen. Pflege benötigt also eigene Orientierungspunkte, wenn sie eigenständig sein will.

Zur Beschreibung von Pflege reicht die Unterscheidung von anderen Berufen alleine nicht aus. Pflegende benötigen für ihre Tätigkeit ein eigenes Verständnis, das aus der Pflege selbst heraus entsteht.

Die eigenständige Pflege beschäftigt sich mit der Reaktion von Menschen auf ihren aktuellen Gesundheitszustand und dessen Auswirkungen auf ihr gesamtes Umfeld. Es geht in der Pflege weniger um die Krankheit oder um die eingeschränkten Fähigkeiten an sich, sondern viel mehr um das Erleben des Krankseins oder des Eingeschränktseins des Patienten, und darum, wie sich dies auf seine Lebensaktivitäten auswirkt.

! Der Umgang von Menschen mit ihrer aktuellen Situation steht im Mittelpunkt der Aufmerksamkeit und des Handelns der Pflege.

Die Konzentration auf sich selbst hilft der Pflege, sich besser zu begreifen und ihren Platz in der Gesellschaft zu definieren. Dabei darf nicht vergessen werden, dass die Pflege immer gemeinsam mit anderen Berufen für das Wohl der Patienten arbeitet. Die interprofessionelle Zusammenarbeit ist für ein funktionierendes Gesundheitssystem unabdingbar. In Theorie und Praxis gibt es daher eine Entwicklung zum „multiprofessionellen Team", dessen vollwertiges Mitglied die Pflege ist.

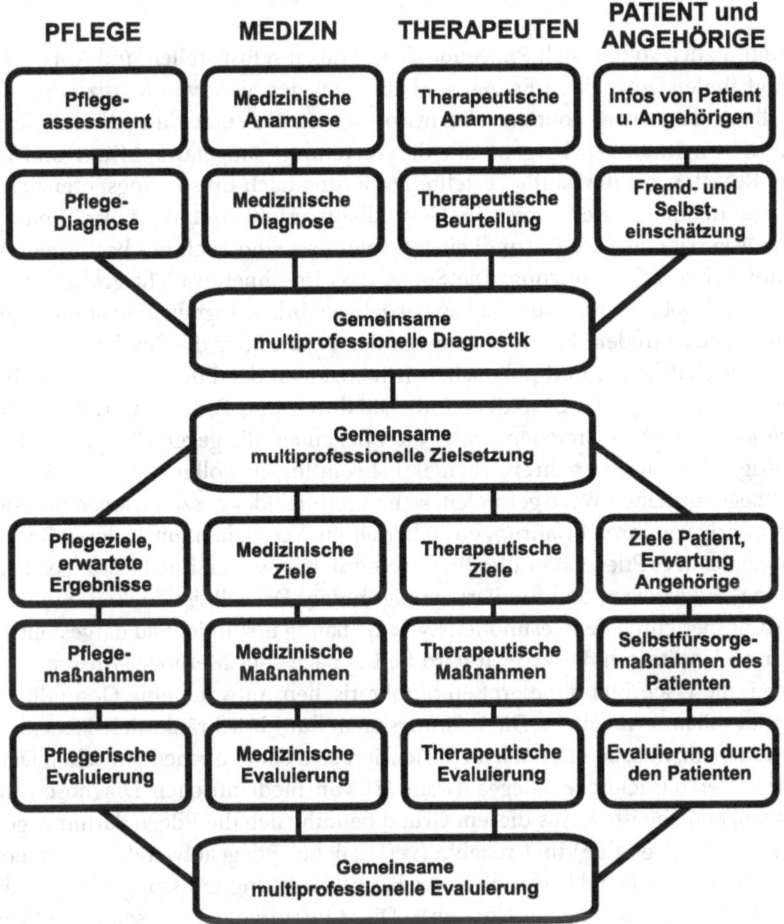

Das multiprofessionelle Team: (Vgl.: Schema von Christoph Abderhalden, WE'G Weiterbildungszentrum für Gesundheitsberufe SRK, Aarau/Schweiz)

In diesem multiprofessionellen Team, bestehend aus Pflegenden, Medizinern und Therapeuten, durchläuft jede Berufsgruppe, aber auch der Patient und seine Angehörigen die verschiedenen Phasen des Behandlungsprozesses. Jede Berufsgruppe kommt zu einer eigenen der Professionalität entsprechenden Einschätzung der Situation des Patienten und vergleicht diese mit den anderen. Auf Basis dieser gemeinsamen Einschätzung werden gemeinsame Ziele vereinbart, die von jeder Berufsgruppe wiederum spezifiziert werden.

Wissen Pflegende, was sie tun?
Ist es notwendig, dass Pflegende sagen können, was sie tun?

Grundsätzlich sollten sich Pflegende diese Fragen selbst stellen und Antworten darauf finden. Aber diese Fragen sind auch aus der Sicht von Medizinern, Gesundheitsökonomen, politisch Verantwortlichen, Geschäftsführern und Heimleitern von Interesse. Es geht um die Verteilung budgetärer Mittel und um eine Reaktion auf die häufig gestellte Forderung nach Einsparungspotenzialen. Knappe finanzielle Ressourcen im Gesundheitssystem sind nicht nur Thema in den Diskussionen über Gesundheitsreformen, sie sind auch ein bestimmender Faktor bei deren Umsetzung. Die Sorge, dass im ohnehin nicht großzügig besetzten Pflegebereich Personalabbau betrieben wird, zwingt die Betroffenen gute Argumente zu finden. Manchen mag auf den ersten Blick die Beschäftigung mit den wirtschaftlichen und politischen Dimensionen der Pflege nutzlos erscheinen. Ihnen genügt die Bestätigung, die sie durch ihre Patienten erfahren. Das wird jedoch nicht ausreichen, wenn die Pflegenden die gegenwärtigen und zukünftigen Bedingungen ihrer Arbeit aktiv beeinflussen wollen.

Pflegende haben Wege gefunden, sich untereinander auszutauschen und sich gegenseitig von ihren Erfahrungen zu berichten. Verglichen mit anderen Berufsgruppen, fällt es Pflegenden allerdings wesentlich schwerer, ihre Leistungen nach „außen“ aufzuzeigen und fundiert zu begründen. Deshalb ist ihr Beitrag in den Leistungsberichten der Gesundheitssysteme häufig unzureichend dargestellt.

In vielen Staaten dieser Welt wird fleißig nach „der Methode“ Ausschau gehalten, die rasch und ohne großen bürokratischen Aufwand eine Gesundheitsleistungsbilanz ermöglicht. Die Leistungsdarstellung beschränkt sich dabei meist auf den medizinischen Bereich und orientiert sich daher an medizinischen Diagnosen. Der tatsächliche Pflegeaufwand ist von medizinischen Diagnosen nur ungenügend ableitbar. Aus diesem Grund bemüht sich die Pflege darum, eigenständig valide (gültige) und reliable (verlässliche) Pflegeaufwand-Messsysteme einzuführen. Im Trend liegen derzeit z. B. LEP (Leistungserfassung Pflege)[1] oder PRN (Programm Recherche Nursing)[2]. Diese Instrumente erfassen den Pflege-

---

1 Nähere Informationen zu LEP finden sich auf der Website http://www.lep.ch
2 http://membres.lycos.fr/papidoc/36pmsiprn.html

aufwand anhand verschiedener Kriterien und ermöglichen zeitliche Aufwandserhebungen oder die Darstellung bereits erbrachter Pflegeleistungen. Sie berücksichtigen aber nur Teilaspekte der Pflegeleistungen, weil die Pflegequalität dabei unberücksichtigt bleibt. Das ist problematisch, da nichts darüber ausgesagt wird, wieso Pflegeleistungen erbracht werden. Es lässt sich aus den erhobenen Daten nichts über die Notwendigkeit von Leistungen ableiten, bzw. darüber, ob diese der Situation des Patienten angemessen sind oder nicht.

Gesundheitsstatistiken weisen derzeit kaum direkte Informationen aus dem Pflegebereich aus, obwohl diese sowohl für die Behandlung und ihren Erfolg, wie auch für die Finanz- und Personalplanung oder die Forschung eine wesentliche Rolle spielen.

Es gibt internationale Bemühungen, Methoden und Instrumente zur Leistungserfassung der Pflege zu normieren. In der Medizin wurde der ICD-10[3] zur einheitlichen Definition und Vergleichbarkeit ärztlicher Leistungen entwickelt und beschlossen. In der Pflege sind standardisierte Klassifikationssysteme für Pflegediagnosen, Pflegeinterventionen, Pflegeoutcomes und Pflegeleistungen bereits vorhanden, aber es konnte auf internationaler Ebene noch keine Einigung über die konkrete Anwendung der Klassifikationen erzielt werden. Aus diesem Grund gibt es derzeit noch keine Darstellungen von Pflegeleistungen, die eine einheitliche Bewertung und Vergütung der erbrachten Leistungen ermöglichen. Entscheidungsträger in den Gesundheitssystemen drängen darauf, dass dieses Manko in der Pflege beseitigt wird.

Will die Pflege darstellen was sie leistet, müssen folgenden Fragen beachtet werden:

- Welche Tätigkeiten führt die Pflege aus?
- Aus welchen Gründen sind Pflegeleistungen notwendig?
- Welche Pflegeziele bzw. welche Pflegeergebnisse sind zu erwarten?
- Welches Pflegeergebnis wurde erreicht?
- Welcher pflegerische Aufwand war zur Erreichung der Pflegeziele notwendig?

Aufgabenstellungen und Denkanstöße
Erinnere dich an deine letzte Arbeitswoche. Versuche die obigen fünf Fragen zu beantworten.

Auf den ersten Blick erscheinen diese Fragen leicht beantwortbar. In der Praxis zeigt sich, dass überzeugende Antworten nicht leicht zu geben sind, auch

3 International Classification of Diseases (dt.: Internationale Klassifikation der Krankheiten), 10. Revision

deshalb nicht, weil die Motivation von Pflegenden zur Auseinandersetzung mit diesen Fragen relativ gering ist. Pflegende lassen oft außer acht, dass die nachvollziehbare Erfassung und Darstellung ihrer Arbeit einen bedeutenden Anteil für die innere und äußere Wahrnehmung des Pflegeberufes darstellt. Dabei geht es um das Selbstverständnis, die Identität und auch um das Image der Pflege.

Die amerikanische Pflegeprofessorin Norma M. Lang betont in einem Zitat zusammenfassend: „Wenn wir etwas nicht benennen können, können wir es nicht kontrollieren, nicht erforschen und auch nicht in die Politik einbringen."

Selbstverständlich steht die Arbeit mit den Patienten im Mittelpunkt der Pflege. Die Möglichkeiten für die Pflege werden jedoch durch die Rahmenbedingungen vorgegeben. Deshalb ist es auch im Sinne der Patienten und der Gesellschaft, dass sich die Pflegenden selbst um das Vorhandensein der Voraussetzungen für gute Pflege kümmern.

Die aktuelle Situation der Pflege

Pflege scheint zur Zeit kein besonders attraktiver Beruf zu sein. In vielen europäischen Ländern wird seit einiger Zeit über einen „Pflegenotstand" und über einen Mangel an Pflegekräften gesprochen. Als Gründe dafür werden das frühe Ausscheiden von Pflegenden aus dem Beruf und mangelnder Nachwuchs genannt. Die langfristige Planung ist aber ein schwieriges Unterfangen. Aus einem Mangel kann auch rasch ein Überangebot an Pflegenden entstehen. Mögliche Gründe dafür können sein:

- Kliniken werden geschlossen
- Menschen drängen bei hoher Arbeitslosigkeit wieder vermehrt in den „sicheren" Gesundheitsbereich
- Verstärktes Angebot von Pflegekräften aus den neuen EU-Mitgliedsländern

Die gesellschaftlichen Aufgaben, die durch die Pflege wahrgenommen werden, nehmen unabhängig von der Beschäftigungslage in der Pflege an Bedeutung zu. Analysen zeigen, dass ohne eine Verbesserung der gegenwärtigen Situation die Pflege den wachsenden Ansprüchen nicht mehr gerecht werden kann. Wollen die Pflegenden den Entwicklungen vorbereitet gegenübertreten und nicht wie ein Blatt im Wind treiben, bedarf es langfristiger und klarer Zielsetzungen. Auf den folgenden Seiten werden einige zentrale Themen der aktuellen und zukünftigen Situation der Pflege diskutiert. Es sind keine umfassenden Analysen. Das Ziel der Ausführungen ist, zum Nachdenken und zur eigenen Stellungnahme anzuregen.

Bildung

Damit der Pflegeberuf attraktiver wird, erscheint es notwendig, dass sich die Pflegenden hier und jetzt mit den Kernaufgaben der Gesundheits- und Krankenpflege auseinandersetzen. Pflegende müssen lernen, im Kreise der Gesundheitsberufe mit einem klaren beruflichen Selbstverständnis selbstbewusst zu agieren. Dazu ist es unabdingbar, sich in den Bereichen Allgemeinbildung, Rhetorik, Gesprächsführung, Kreativität und soziale Kompetenz zu schulen. Dies muss auch mit entsprechenden Karrieremöglichkeiten verbunden sein.

In vielen Pflegeeinrichtungen gibt es einen akuten Personalmangel, besonders bei examiniertem/diplomiertem Pflegepersonal. Die Weiterbildung von Pflegenden ist international gesetzlich unterschiedlich geregelt. Dies reicht von der völligen Eigenverantwortlichkeit der Pflegenden für ihre persönliche Fortbildung bis hin zu gesetzlich vorgeschriebenen Mindeststunden, die innerhalb einer bestimmten Zeitspanne zu absolvieren sind. Eine Auswirkung von mangelnder Fortbildungsverpflichtung ist, dass in vielen Institutionen nicht oder nur unzureichend erfasst wird, welche Fortbildungen die Mitarbeiter benötigen oder wünschen.

Die Pflegenden in den deutschsprachigen Ländern sind im europäischen Vergleich Schlusslicht[4] bei den Ausbildungsvoraussetzungen und haben vergleichsweise weniger Weiterbildungsmöglichkeiten auf universitärer Ebene, als in anderen Ländern. Bildung fördert die Persönlichkeitsentwicklung, Kommunikationsfähigkeit, ein positives Image und die Durchsetzungsfähigkeit von eigenen Interessen. Nur mit Bildungsoffensiven und intensiver Wissensvermittlung können die Pflegenden ihre Zukunft erfolgreich gestalten.

„Die Grenze meiner Sprache ist die Grenze meiner Welt." Dieser Satz des Philosophen Wittgenstein kann auch für den Pflegeberuf übernommen und angepasst werden: „Die Grenze meiner Pflegesprache ist die Grenze meiner Pflege".

Arbeitsbedingungen

Als Bestandteil des Gesundheitssystems ist die Gesundheits- und Krankenpflege mit allen Trends und Themen dieses Bereiches konfrontiert: zu wenig Geld für das Gesundheitswesen, Identitätskrise, Produktivitätsdruck – immer weniger Personal soll immer mehr Arbeit leisten. Es gibt in der Pflege, verglichen mit anderen Berufen, eine relativ kurze Verweildauer der Pflegenden im Beruf und eine Zunahme von Menschen mit Burnout-Syndromen. Dies sind Zeichen für die hohen berufsbedingten Belastungen, denen Pflegende ausgesetzt sind. Der Druck, den Pflegende verspüren, kommt teilweise von innen und ist selbst ver-

4 vgl. Heilberufe 5/2004, Beiträge zum Thema Pflegeausbildung in Europa

ursacht, aber auch die beruflichen Rahmenbedingungen wirken sich belastend aus.

Gleichzeitig lässt ein steigender Anteil von pflegebedürftigen Menschen in der Bevölkerung den Bedarf an qualitativ hochwertigen Pflegeleistungen weiter nach oben klettern. Die Ideen der ganzheitlichen Pflege und die Betonung der zwischenmenschlichen Beziehung zu den Patienten stehen häufig in Konflikt mit den Arbeitsbedingungen, in denen Pflegende heute tätig sind.

Änderungsbedarf

Will sich die Pflege im Gesundheitssystem behaupten, dann müssen auch Änderungen in Organisation, praktischer Arbeit, Ausbildung und Finanzierung angegangen werden. Zur Bewältigung der kommenden Aufgaben braucht es ausreichend Pflegende, fundiertes Wissen, Erfahrung, effiziente Organisation und sinnvoll eingesetztes Geld. Deshalb muss sich die Pflege durch Forschung, Ausbildung, Organisation und durch die bewusste Definition ihrer Kernaufgaben modernisieren. Ziel ist ein konkretes Leistungsangebot an die Gesellschaft und die einzelnen Patienten. Der Pflegeprozess hilft ein angemessenes, nachvollziehbares Angebot der Pflege zu formulieren und auch praktisch umzusetzen. Der Pflegeprozess ist nicht Selbstzweck, sondern ein guter Weg in die Zukunft für Pflegende und Patienten.

Der Schriftsteller Saint-Exupery weist uns darauf hin, dass die eigenen Motivationen und die Freude kraftvolle Triebfedern für Entwicklungen sind.

Wenn Du ein Schiff bauen willst,
so trommle nicht Männer zusammen,
um Holz zu beschaffen,
Werkzeuge vorzubereiten,
Aufgaben zu vergeben
und die Arbeit einzuteilen,
sondern lehre die Männer die Sehnsucht
nach dem weiten endlosen Meer.
Antoine de Saint-Exupery

Aufgabenstellungen und Denkanstöße
Denke über deine persönliche Sichtweise zur Situation der Pflege nach. Welche Probleme siehst du in der Pflegepraxis und welche Schwierigkeiten für die Pflege im Gesundheitssystem? Welche Lösungsmöglichkeiten schlägst du vor?

Pflege im Wandel der Zeit

Wie wurde Pflege früher gesehen? Wie waren die Erwartungen? Vieles, was heute die Pflege bestimmt, hat Wurzeln in der Geschichte der Krankenpflege.

Die Rolle der Pflegenden

Nach der deutschen Pflegehistorikerin Hilde Steppe[5] hat die heutige Gesundheits- und Krankenpflege ihre Wurzeln in der christlichen Caritas (Nächstenliebe, Engagement für Arme und Kranke), die später zunehmend von der bürgerlichen Wohlfahrt (als Staatsaufgabe) abgelöst wurde. Als Arbeitskräfte in diesem Bereich wurden Frauen eingesetzt, zunächst vor allem Ordensschwestern, dann auch ehrenamtliche oder schlecht bezahlte Krankenschwestern. Hilde Steppe fasst die Anforderungen an die Pflege mit den Begriffen Selbstaufgabe, Dienen, Aufopferung und Gehorsam zusammen, die dem weiblichen Rollenbild des 19. Jahrhunderts entsprochen haben. Praktisch bedeuteten diese Zuschreibungen für die Krankenschwestern unbedingte Weisungsgebundenheit den Ärzten gegenüber, unklare Tätigkeitsbeschreibungen, geringe gesellschaftliche Anerkennung, schlechte Arbeitsbedingungen und Bezahlung. Dies wurde sehr lange Zeit akzeptiert, da sich auch die pflegenden Frauen ihrer „naturgegebenen Selbstlosigkeit" verpflichtet fühlten. Pflege wurde konsequenterweise nicht als Beruf, sondern als Berufung gesehen, der man ganz aus einem inneren Antrieb nachkommt. Steppe vertritt die Ansicht, dass sich diese Haltung noch immer in der Pflegeausbildung niederschlägt, wo ein Großteil der Zeit für medizinische Lerninhalte aufgewendet wird und der „weibliche Anteil" des Pflegeberufes, also alle empathischen und kommunikativen Fähigkeiten, als bereits gegeben vorausgesetzt werden. Dies ist ein großes Problem, wenn sich die moderne Pflege mit dem „Kranksein" oder „Gesundsein" der Patienten beschäftigen will. Im Umgang mit dem subjektiven Erleben der Patienten ist professionelle Kommunikation gefragt, zu der ohne Zweifel eine gute Ausbildung notwendig ist.

Alle diese Traditionen sind trotz der modernen Entwicklungen Bestandteil des heutigen Bildes vom Pflegeberuf und den Erwartungen, die mit ihm verbunden sind. Sowohl bei den Pflegenden selbst, als auch in der Gesellschaft prägt die Geschichte die Sicht auf die Pflege. Veränderungen der traditionellen Zuschreibungen an den Pflegeberuf benötigen neue Visionen, Konzepte und Theorien, um die alten, nicht mehr angemessenen Vorstellungen in den Köpfen durch neue, zukunftsorientierte zu ersetzen.

5 Steppe 1994

Einige exemplarische Zitate illustrieren das Bild der Krankenschwester um 1900:

Eigenschaften der Krankenpflege 1900
„Selbstlosigkeit, Pflichttreue, Folgsamkeit, Ordnungs- und Wahrheitsliebe, Beobachtungsgabe, Taktgefühl, Reinlichkeit, Verschwiegenheit und eigene volle Gesundheit und Rüstigkeit ... Sie ist die unentbehrliche geschätzte Hilfskraft des behandelnden Arztes und seines Stellvertreters ... Er muss von der Pflegerin verlangen, dass sie seine Verfügungen kritiklos und unbedenklich nach den Regeln der Wissenschaft und der Schule präzis durchführt und sich durch nichts in der Durchführung beirren lässt."

Handbuch der Krankenpflege, Berlin/Wien, 1917
„Nicht nur für den Kranken, auch und in erster Reihe für die Pflegerin ist der Besuch des Arztes, die ärztliche Visite, das Hauptereignis des Tages."

Hospital, London, 1906
„Wir Krankenschwestern sind nur Dienerinnen der Ärzte und werden nie etwas anderes sein, und wir sollten gute Dienerinnen sein, glücklich in unserer Abhängigkeit, die mit dazu beiträgt, große Taten zu vollbringen."

Eigenschaften von Irren-Pflegepersonen 1901
„Sie müssen gehorsam, wachsam, treu und verschwiegen sein. Ihrem Vorgesetzten sind sie pünktlichen Gehorsam schuldig; nur durch diesen ist es möglich Zucht und Ordnung in einer Irrenanstalt aufrechtzuerhalten. Körperlich müssen sie vollkommen gesund und von kräftigem Körperbau sein." (Dr. Heinrich Schlöss, Ybbs, 1901, Schulungsunterlagen für Irrenpflegepersonal).

Bürgerliche Frauen zu Krankenpflege
„Das, was von einer Schwester verlangt wird an körperlicher Anstrengung, an Hingabe aller persönlicher Lebensansprüche, an Aufopferung, an Selbstüberwindung, lässt sich nicht bezahlen. Mit dem Moment, wo auch diese Arbeit zu Lohnarbeit würde, wäre der hohe ideale Grundgedanke dieses nicht mit gewöhnlichem Arbeitsmaß zu messenden Berufes stark beeinträchtigt." (Berlin 1916, Zimmermann, A. aus: Was heißt Schwester sein).

Unterrichtsskriptum für das Pflegepersonal 1901
„Möge das vorliegende Buch seinen Zweck erreichen, beizutragen, dass zum Wohle der armen Geisteskranken ein tüchtiges Pflegepersonal in unseren Irrenanstalten herangezogen werde, welches, beseelt von der Erhabenheit ihres Berufes und ausgestattet mit Kenntnis und Erfahrung in der Pflege der Irren, auf Achtung und Vertrauen aller Menschen Anspruch erheben darf!" (Dr. Heinrich Schlöss, Ybbs, 1901, Schulungsunterlagen für Irrenpflegepersonal).

Aufgabenstellungen und Denkanstöße
Was lösen diese Texte in dir aus? Überlege, welche Inhalte von damals deine heutige Sicht von Pflege beeinflussen. Was hat sich seit damals verändert?

Will die Schwester nicht wie bisher Amboss sein, muss sie eiligst anfangen Hammer zu werden, um ihr Geschick nicht willenlos aus den Händen anderer zu nehmen, sondern es selbst zu gestalten.
Agnes Karll[6]

Die Rolle der Patienten

Neben den Veränderungen in der Pflege selbst hat sich auch das Bild bzw. die Rolle der Patienten im Laufe der Geschichte verändert. Das traditionelle Patientenbild ist überwiegend medizinorientiert – der kranke Mensch war Empfänger von medizinischen Behandlungen, die ihn ohne eigenes Zutun gesund machen sollten. Erst in der jüngeren Vergangenheit wurde dem persönlichen Beitrag des Patienten für seinen Gesundungsprozess mehr Gewicht beigemessen. Das bedeutet, es wird als wichtig für den Therapieerfolg angesehen, dass Patienten ihre Therapieempfehlungen einhalten, ihre Medikamente regelmäßig einnehmen und ihren Lebensstil (z. B. Ernährung, Bewegung) den Erfordernissen ihrer Behandlung anpassen. Diese Erkenntnis schlägt sich im Wort „Compliance" nieder. Die Vorstellung des mitarbeitenden Patienten ist wahrscheinlich auch in der Pflege die verbreitetste. Eine relativ neue Weiterentwicklung ist die Sicht von Patienten als „Kunden", deren Behandlung privat oder von einer Versicherung bezahlt wird. Hier tritt der Dienstleistungscharakter von Gesundheitsberufen besonders in den Vordergrund. Der Patient als Kunde ist ein aktiver Partner der Gesundheitsdienste. Er vergleicht die Angebote und fordert bestimmte Behandlungen ein. Immer mehr Patienten und Angehörige begnügen sich nicht mehr ausschließlich mit einer einzigen Auskunftsstelle. Sie ziehen unterschiedliche Informationsquellen heran (Medien, Internet, „zweite Meinung") und vergleichen die Auskünfte mit ihrer aktuellen Behandlungssituation. Diese Entwicklung betrifft auch die Pflege, die auf die veränderten Erwartungen der Patienten reagieren muss. Ein Resultat dieser Entwicklung ist das zunehmende Angebot der Pflege im Bereich Gesundheitsförderung und Prävention.

Eine neuere Sichtweise beschreibt die Rolle von Patienten im Gesundheitswesen als eigenverantwortliche Menschen, die von den Gesundheitsberufen un-

---

6 Agnes Karll (1868–1927), Mitbegründerin des ICN (International Council of Nursing) und 1909 dessen Präsidentin, Mitbegründerin der B.O.K.D (Berufsorganisation der Krankenpflegerinnen Deutschlands) und deren Präsidentin von 1903–1927

terstützt werden, ihre Gesundheit zurückzugewinnen oder zu erhalten. Dabei geht es nicht nur um die Mitarbeit der Patienten und ihrer Angehörigen bei der Pflege, sondern auch um ihre aktive Einbindung bei Entscheidungen in gesundheitsbezogenen Fragen, die bislang hauptsächlich von den Fachleuten allein getroffen wurden. In dieser Sichtweise sind die Anliegen der Prävention und der Gesundheitsförderung besonders stark vertreten.

Aufgabenstellungen und Denkanstöße
Befrage Patienten und ihre Angehörigen in deinem Arbeitsbereich nach ihren Erwartungen an die Pflege und vergleiche die Antworten mit deiner eigenen Sichtweise.

Moderne Herausforderungen für die Pflege

Es gibt eine Reihe von sozialen, wirtschaftlichen und politischen Entwicklungen, die für die Zukunft der Pflege relevant sind. Dazu eine kurze Übersicht:

- Demografische Entwicklung in vielen europäischen Ländern – Zunahme des Anteils von alten und/oder pflegebedürftigen Menschen
- Anstieg des Anteils von chronischen Erkrankungen im Vergleich zu Akuterkrankungen
- veränderte Familienstrukturen, veränderte Rollenbilder der Geschlechter
- stärkere Konkurrenz zwischen Erwerbstätigkeit und Pflegeaufgaben im privaten familiären Bereich als früher
- knappe Verfügbarkeit von Ressourcen in den Einrichtungen der Gesundheitssysteme
- steigender Rechtfertigungsdruck für die Verwendung von Ressourcen
- Mangel an Pflegefachkräften
- informierte und mündige Patienten, die klare Erwartungen gegenüber den Gesundheitseinrichtungen zum Ausdruck bringen
- steigende Ansprüche an die Qualität von (Pflege-)Dienstleistungen

Gesellschaftliche Entwicklungen und Pflege

Wandel der Bevölkerung

In vielen europäischen Ländern ist ein demografischer Wandel in der Bevölkerung feststellbar[7]. Es wird von einer Zunahme des Anteils an alten und/oder pfle-

7 Vgl. beispielsweise den Bericht der Europäischen Kommission 2003: „Die soziale Lage in der Europäischen Union"

gebedürftigen Personen ausgegangen, der durch sinkende Geburtenraten, eine höhere Lebenserwartung der Menschen und durch einen stärkeren Anstieg der chronischen und degenerativen Erkrankungen im Vergleich zu Akuterkrankungen erklärt wird.

Der Großteil des derzeit existierenden Pflegebedarfs wird im privaten, familiären Rahmen und hier vor allem von Frauen abgedeckt. Für die pflegenden Personen im familiären Bereich kann die Pflegearbeit zu einer großen Belastung werden, besonders bei einer zeitlich unabsehbaren Pflegedauer bei alten oder chronisch kranken Menschen. In solchen Langzeitsituationen wird die schwierige Vereinbarkeit von Beruf und Pflege besonders deutlich, obwohl schon bei kurzen Episoden der Pflegebedürftigkeit das Problem erkennbar wird. Die Konkurrenz zwischen Erwerbstätigkeit und Pflegeaufgaben verschärft sich. Ein weiterer Wandel der Pflege im privaten Raum ergibt sich durch veränderte Familienstrukturen und Geschlechterrollen. Viele junge Frauen sind nicht mehr bereit, familiäre Pflegeaufgaben in der ihnen zugeschriebenen, traditionellen Form zu übernehmen und wollen/können deshalb auch nicht auf ihre Berufstätigkeit verzichten. Gleichzeitig reicht die Übernahme von Pflegeaufgaben durch Männer bei weitem nicht an den Anteil der Frauen heran.

Experten gehen daher besonders in der Altenpflege von einem steigenden Bedarf an beruflichen Pflegeleistungen aus, sei es stationär in einem Heim, ambulant oder bei der Ergänzung der informellen Pflege im extramuralen Bereich.

Knappe Verfügbarkeit von Ressourcen

Eine Voraussetzung dafür, dass die Pflegeberufe die wachsenden Anforderungen bewältigen können, sind entsprechende Ressourcen (Zeit, Geld, Personal).

Die knappere Verfügbarkeit von Ressourcen in den Einrichtungen der Gesundheitssysteme führt zu einem steigenden Rechtfertigungsdruck bei deren Verwendung. Die Pflege benötigt deshalb einen überzeugenden Nachweis für die Wirksamkeit und Wirtschaftlichkeit ihrer Maßnahmen. Die Folgen eines gelungenen oder fehlgeschlagenen Nachweises spürt jeder einzelne Pflegende in der Praxis.

Ein Beispiel für die Auswirkungen eines gelungen Nachweises ist der Einsatz von modernen Lagerungstechniken (Antidekubitusmatratzen), der aufgrund von Daten aus der Pflege möglich wird. Die Pflegedaten rechtfertigen die Kosten, die durch die Verwendung von Antidekubitusprodukten entstehen, durch den nachgewiesenen Erfolg dieser Maßnahmen.

Informierte Patienten und Angehörige

Aufgrund der gestiegenen Verfügbarkeit von gesundheitsbezogenen Informationen durch Zeitungen, Magazine, Radio, TV und Internet sind in den industrialisierten Ländern viele Patienten und ihre Angehörigen sehr gut über ihre Erkrankungen und deren Behandlung informiert. Das ist besonders bei Menschen mit höherer Bildung und/oder chronischen Krankheiten der Fall. In erster Linie ist davon die Medizin betroffen, aber der Anteil von gut über Pflegethemen informierten Patienten steigt. Angehörige von Menschen in Altersheimen informieren sich eigenständig über die aktuellen Erkenntnisse zur Dekubitusprophylaxe oder über die Möglichkeiten für Maßnahmen bei Inkontinenz. Pflegende werden zunehmend gut informierten Patienten und Angehörigen gegenüberstehen, die sehr genaue Vorstellungen haben und qualitativ hochwertige Arbeit einfordern. Eine vertrauensvolle und bereichernde Partnerschaft wird nur dann möglich sein, wenn die Pflegenden über entsprechendes Wissen, Erfahrung, Methoden und Argumente verfügen.

Mangel an Pflegepersonal

Der „Pflegenotstand" ist in vielen europäischen Staaten Gegenstand der Diskussion[8]. Es scheint zur Zeit schwierig zu sein, genügend Menschen zur Arbeit in der Pflege zu motivieren und jene, die bereits dort arbeiten, über eine längere Zeit zu halten. Offenbar wird die Pflege oder deren Rahmenbedingungen nicht als sonderlich attraktiv angesehen. Zur Verbesserung dieser Situation werden die Pflegenden einiges selbst dazu beitragen müssen, auch wenn über viele Rahmenbedingungen, wie Entlohnung oder Personalstände, an anderer Stelle entschieden wird.

Schlussfolgerungen

Aus dieser kurzen Übersicht von Entwicklungen in den Gesundheitssystemen kann man zwei Schlüsse ziehen:

- Der Bedarf an Pflegeleistungen wird in vielen europäischen Staaten steigen und es ist zu erwarten, dass ein höherer Anteil als bisher durch professionelle Dienstleistungen übernommen wird.
- Die Pflege wird nicht automatisch als der Beruf mit den besten Lösungen für die Probleme der demografischen Entwicklung angesehen und entsprechend

---

8 Vgl. z. B. die « Nurses' Early Exit Study (NEXT)» unter http://www.next.uni-wuppertal.de/dt/index_dt.htm

akzeptiert. Pflegende müssen daher ihre Möglichkeiten gegenüber allen Beteiligten überzeugend darstellen, um ihrer (selbstgestellten) gesellschaftlichen Aufgabe nachkommen zu können.

Möglichkeiten, den gestiegenen Erwartungen gerecht zu werden

Wenn die Pflege bei steigender Nachfrage nach beruflichen Pflegeleistungen und gleichzeitig wachsenden Qualitätserwartungen in einem harten Kampf um Ressourcen erfolgreich sein will, muss sie den Wert ihrer Leistungen klar darlegen können – für sich selbst und andere. Die Pflege muss in ihrem Handeln glaubhaft und vertrauenswürdig sein. Ob dieses Ziel erreicht wird, hängt nicht nur von den Pflegenden ab, sondern auch von der Einschätzung ihrer Umwelt. Die Voraussetzungen für eine positive Bewertung durch ihr Umfeld muss die Pflege jedoch selbst schaffen. Sie muss erklären können, warum gerade ihre Maßnahmen bestens für die Bearbeitung bestimmter Patientenprobleme geeignet sind. Diese Argumente müssen überzeugend sein, damit das Vertrauen in die Problemlösungskompetenz der Pflege wächst. Nur dann werden mehr Ressourcen für die Pflegeleistungen bereitgestellt und die Pflegenden werden in eigenständiger Verantwortung ihren Beruf ausüben können.

! Die Voraussetzung für professionelle Selbstbestimmung ist das Vertrauen in die Handelnden.

Das heutige Selbstverständnis der Pflege als eigenständiger Beruf setzt voraus, dass Pflegende eigene Entscheidungen in der Ausübung ihrer Tätigkeit treffen können und müssen. Damit geht auch die Verantwortung für die Folgen dieser Entscheidungen einher. Dieser Umstand wird besonders deutlich, wenn wir uns vor Augen halten, dass Pflegende in vielen Situationen wichtige Entscheidungen für Menschen treffen, die in ihrer selbstständigen Entscheidungsfindung eingeschränkt sind. Das kann beispielsweise bei der Pflege von Kindern, in der Intensivpflege, in der psychiatrischen Pflege oder bei der Pflege von dementen Personen der Fall sein. Pflegende müssen also ihre Entscheidungen gegenüber den Patienten, deren Angehörigen, aber auch gegenüber ihren Kollegen, Vorgesetzten, sowie ihren Dienstgebern und deren Financiers begründen und rechtfertigen können. Ein deutliches Zeichen für die gesellschaftliche Verantwortung, die der Pflege als eigenständigem Gesundheitsberuf bereits zugeschrieben wird, ist die rechtliche Haftung der Pflegenden für ihr berufliches Handeln.

Mögliche Maßnahmen in der Pflege zur Wahrnehmung ihrer Verantwortung

- Sicherung und Verbesserung der Qualität des Pflegeprozesses und der Pflegeergebnisse im Praxisalltag

- Nachweis der Wirtschaftlichkeit einer prozessorientierten Pflege gegenüber einer unstrukturierten und unsystematischen Pflege
- Pflegeforschung zur Sicherung des Fortschritts von Wissen und Fertigkeiten in der Pflege
- laufende Fort- und Weiterbildung, um neue Erkenntnisse in die Praxis umsetzen zu können
- systematische Einbeziehung der Patienten in Pflegeentscheidungen

! Ob die Pflege will, oder nicht – sie ist mit den aktuellen gesellschaftlichen Entwicklungen verbunden. Wie die Pflege darauf reagiert, liegt allerdings bei den Pflegenden selbst.

Aufgabenstellungen und Denkanstöße
Welche zukünftigen Herausforderungen für Pflegende erwartest du? Welchen Beitrag können die Pflegeberufe dazu leisten?

Die Rolle des Pflegeprozesses bei der Bewältigung der neuen Herausforderungen

Früher war die Pflege ausschließlich durch die Ausführung von ärztlichen Anordnungen legitimiert. Die Pflegenden waren ausführende Organe, die Entscheidungen trafen Ärzte. Eine eigenständige Pflege benötigt andere Grundlagen ihrer Handlungen. Die individuellen Erfahrungen einer einzelnen Pflegenden können nicht alleine Handlungsbasis sein, auch wenn sie von hoher Güte sind. Sie rechtfertigen das Vertrauen in diese eine Pflegende, aber nicht in eine gesamte Berufsgruppe, weil die Erfahrungen immer mit einer konkreten Person verbunden bleiben und nicht verallgemeinerbar sind.

Vergleichbare Problemstellungen gibt es natürlich auch in anderen Berufen. Die Einbindung der Wissenschaft hat sich als eine erfolgreiche Strategie in unserer modernen Gesellschaft erwiesen, um vertrauensbegründende Handlungsgrundlagen zu erarbeiten. Die Wissenschaft entwickelt allgemein anerkanntes Wissen über Begründungen und Zusammenhänge. Wer sich auf wissenschaftliche Erkenntnisse und Verfahren berufen kann, hat eine hohe Glaubwürdigkeit. Gründe für die besondere Stellung der Wissenschaft gegenüber anderen Erkenntnisformen liegen unter anderem in ihrer rationalen Vorgehensweise, in ihren nachvollziehbaren Methoden und in ihrer Eigenschaft, Sachverhalte möglichst eindeutig zu benennen. Die sprachliche Strukturierung der wissenschaftlichen Erkenntnis macht Wissen mitteilbar, die rationalen Regeln der Wissenserzeugung sind offengelegt und transparent (zumindest für alle, die sie nachlesen wollen) und die Ergebnisse sind deshalb auch nachprüfbar. Diese Eigenschaften unterscheiden das wissenschaftliche Wissen vom reinen Alltags- und Erfahrungswissen und sind Grundlagen für das Vertrauen, das wissenschaftlichen Erkenntnissen entgegengebracht wird.

! Vorteile des wissenschaftlich-rationalen Handelns sind: Transparenz, Nachvollziehbarkeit, Vernünftigkeit und Kommunizierbarkeit. Durch den Pflegeprozess beginnen diese Vorteile des wissenschaftlich-rationalen Handelns in der Pflege zu wirken.

Aufgabenstellungen und Denkanstöße
Mache dir deine eigene Haltung gegenüber unterschiedlichen Wissensarten bewusst. Wie viel Vertrauen hast du in dein eigenes Alltagswissen und in das deiner Mitmenschen? Vertraust du wissenschaftlichen Erkenntnissen? Wenn ja, in welchen Situationen? Wenn nein, warum nicht?

Der Pflegeprozess ist eine Brücke zwischen pflegewissenschaftlichem Wissen und der Praxis. Er ist dabei nicht nur eine Möglichkeit wissenschaftliche Erkenntnisse in die tägliche Pflegearbeit einzubeziehen, sondern auch ein Weg, um aktuellen Anforderungen an die Pflege gerecht zu werden.

Eine Herausforderung ist die Übernahme von **Eigenverantwortlichkeit** für das eigene Pflegehandeln, ohne dabei in Eigenbrötlerei zu verfallen. Der Pflegeprozess ist ein Rahmen für den Ausgleich zwischen der Notwendigkeit, Patienten individuell zu betreuen und einem qualitätsvollen, gemeinsamen Vorgehen, wobei „individuelle Betreuung“ in erster Linie die Abstimmung auf die Bedürfnisse der Patienten und nicht jene der Pflegenden meint.

Damit im Zusammenhang steht auch die Fähigkeit zur **Teamarbeit,** die in der modernen Gesellschaft eine sogenannte „Schlüsselkompetenz“ darstellt. Die transparente Struktur des Pflegeprozesses macht Informationen verfügbar, Entscheidungen nachvollziehbar und bietet damit die Grundlage für verständliche und akzeptierte Teamentscheidungen. Mit Hilfe des Pflegeprozesses kann die berufliche Kommunikation inhaltlich klar gestaltet werden – nicht nur innerhalb der Pflege, sondern auch berufsübergreifend.

Qualitativ hochwertige Pflege hängt nicht nur allein vom Engagement und von Fähigkeiten der Pflegenden ab, sondern auch von den Werten, Wünschen, Bedürfnissen und Ressourcen der Patienten. Um gute Arbeit leisten zu können, müssen alle Gesundheitsberufe – so auch die Pflege – die individuellen Voraussetzungen der Patienten ernst nehmen und in ihrem alltäglichen Handeln berücksichtigen. Das Stichwort dafür heißt **„Patientenorientierung“**. Der Pflegeprozess richtet das Denken, die Intuition und das Handeln an den individuellen Problemen des jeweiligen Patienten aus und bringt diese in Verbindung mit einer breiten Wissensbasis (z. B. in Form von wissenschaftlich abgesicherten Pflegediagnosen oder Methodenempfehlungen). Diese Kombination ermöglicht qualitätsvolles, patientenorientiertes Pflegehandeln.

Die Ausbildung zum Pflegeberuf beinhaltet den Erwerb von Wissen, Techniken und Erfahrungen, die zum **Selbstverständnis** der Pflege gehören und die alle professionell Pflegenden auszeichnen. Der Pflegeprozess bietet eine systematische und professionelle Herangehensweise an die praktische Tätigkeit des Pflegens, die allen Pflegenden ein **gemeinsames Verständnis** ermöglicht.

Aufgabenstellungen und Denkanstöße
In welchen Zusammenhängen hast du die Schlagwörter Eigenverantwortlichkeit, Teamarbeit, Patientenorientierung und professionelles Selbstverständnis gehört? Was bedeuten sie für dich? Gibt es eine Verbindung zwischen den Begriffen?

Auswirkungen des Pflegeprozesses für die Patienten

Wir können davon ausgehen, dass die Anwendung des Pflegeprozesses eine Vielzahl von Auswirkungen auf die Patienten hat, die im Handeln der Pflegenden wirksam werden. Hier sind drei, aus der Sicht der Patienten direkt bemerkbare Effekte angeführt.

- Die systematische Einbindung der Patientenperspektive in alle Pflegeaktivitäten ermöglicht dem Patienten, seine eigenen Prioritäten zu setzen und seine Ziele mit Hilfe der Pflegenden zu verfolgen.
- Patienten können sich an ein einheitliches Vorgehen der Pflegenden gewöhnen und wissen besser darüber Bescheid, was sie erwartet, als ohne strukturiertes Vorgehen. Der Pflegeprozess bietet Kontinuität und Erwartbarkeit und fördert damit Wohlbefinden und Zufriedenheit.
- Bei der Einsichtnahme in die Pflegedokumentation durch die Patienten findet sich eine klare Aufbaustruktur der Unterlagen. Die Dokumentation ist für die Patienten nachvollziehbar.

Auswirkungen des Pflegeprozesses für die Pflegenden

- Der Pflegeprozess verlangt die gleichzeitige Anwendung von Wissen, kognitiven und kommunikativen Fähigkeiten, Empathie, Intuition und Erfahrung. Diese Kombination von Theorie und Praxis ist die Grundlage professioneller Pflege und unterscheidet sie von der informellen Pflege (Laienpflege).
- Die Pflegedokumentation hat einen definierten Platz im täglichen Pflegehandeln und ist kein Selbstzweck mehr. Sie dient als Informationsquelle und

Werkzeug bei der Evaluation und der Anpassung von Pflegediagnosen, Zielen und Maßnahmen.

- Innerhalb des Pflegeprozesses kann nur patienten- und lösungsorientiert gehandelt werden. Bei seiner Anwendung werden daher Organisationsformen der Pflegearbeit gefördert, die diesen Werten entsprechen (z. B. Gruppenpflege, Primary Nursing). Organisationsformen, die sich an anderen Zielen orientieren, sind nur sehr schwer mit dem Pflegeprozess vereinbar (z. B. Funktionspflege).
- Alle Schritte des Pflegeprozesses erfordern qualifizierte Arbeit, die in vielen Ländern dem gehobenen Pflegedienst (examinierte/diplomierte Pflegende) vorbehalten sind. Dieser Umstand unterscheidet die qualifizierte Pflege von den Tätigkeiten der Pflegehilfskräfte. Der Pflegeprozess wirft damit auch die Frage nach der praktischen Arbeitsverteilung zwischen gehobenem Pflegedienst und Pflegehilfen auf (z. B. in Altenbetreuungseinrichtungen mit sehr geringem Anteil an gehobenen Pflegediensten).
- Durch den Pflegeprozess wird pflegerisches Handeln pflegerisch begründet. Die daraus entstehende Selbststeuerung der Pflege tritt in Konkurrenz zu den traditionellen medizinischen Hilfsdiensten der Pflegeangehörigen unter ärztlicher Anordnung und Kontrolle. Das Arbeitsverhältnis zwischen der Pflege und anderen Berufsgruppen (besonders der Medizin) verändert sich. Die Kooperation zwischen den Berufen muss neu ausgehandelt werden.
- Der Zeitdruck, unter dem viele Pflegende stehen, legt Rationalisierungen und Standardisierungen nahe. Die Struktur des Pflegeprozesses zeigt auf, wo dies sinnvoll sein kann und wo die Grenzen von schematisierten Abläufen liegen.
- Der Pflegeprozess bietet in einigen Schritten die Möglichkeit für kontrollierte, gegenüber den einzelnen Patienten vertretbare Standardisierungen (z. B. bei der Formulierung von Zielen und Maßnahmen), wenn keine Anzeichen für einen Fall außerhalb der Routine vorliegen. Dieser Umstand stellt eine Chance für Rationalisierungen im Pflegealltag dar, ohne die individuelle Lage jedes einzelnen Patienten aus dem Blick zu verlieren.
- Die Anbindung des Pflegehandelns an wissenschaftliche Erkenntnisse und Verfahren durch den Pflegeprozess bietet die Gelegenheit für die systematische Entwicklung und Verbesserung von Pflegeinterventionen.
- Das Assessment und die Evaluation stellen sicher, dass bei aller Standardisierung im Pflegealltag, die individuelle Situation der Patienten erhoben wird und auch darauf eingegangen werden muss. Die Auseinandersetzung mit dem aktuellen, individuellen Zustand der Patienten schützt vor unangemessenen Pflegeentscheidungen aufgrund von Routine oder einer abgehobenen Experteneinschätzung.
- Die persönliche Beziehung zum Patienten erhält durch den Pflegeprozess einen Rahmen, z. B. bei den Schritten Assessment und Evaluation. Dabei erfolgt ein intensiver Austausch mit den Patienten.

- Das Stellen von Pflegediagnosen erfordert rational-analytisches Vorgehen. Die Einschätzungen und Entscheidungen der Pflegenden müssen in klaren Worten beschreibbar und damit nachvollziehbar und erklärbar sein. Dies ist keine Beschneidung des Urteils von erfahrenen Pflegenden, sondern bietet eine (routinemäßige) Möglichkeit, die eigenen Einschätzungen zu überprüfen und zu belegen, indem sie in Worte gefasst und durch Daten untermauert werden.
- Pflegewissenschaftliche Erkenntnisse können leichter in die rationalen Pflegeentscheidungen des Pflegeprozesses eingebunden werden, als in Entscheidungen aufgrund schwer beschreibbaren Erfahrungswissens. Die Einbeziehung von wissenschaftlichen Ergebnissen sichert Entscheidungen nicht nur ab, sondern bietet auch Möglichkeiten zur Weiterentwicklung.
- Der Pflegeprozess macht die Abgrenzung zwischen dem eigenverantwortlichen Bereich und dem mitverantwortlichen Bereich deutlich und wirft die Frage auf, inwieweit mitverantwortliche Tätigkeiten unter ärztlicher Anordnung in der eigenverantwortlichen Planung und Dokumentation aufscheinen sollen.
- Eine gestärkte Autonomie der Pflege, verbunden mit speziellem Wissen und einer gemeinsamen Fachsprache, unterstützt die Pflegenden bei einer offenen und verständlichen Kommunikation mit Patienten, Angehörigen und anderen Gesundheitsberufen.

Auswirkungen des Pflegeprozesses für das Gesundheitssystem

- Pflegerisch begründete, nachvollziehbare und rational-vernünftige Pflegeentscheidungen bzw. -handlungen lassen sich nicht ohne weiteres aus medizinischen Diagnosen ableiten. Dies hat Auswirkungen auf Bedarfsplanungen, Aufwandsberechnungen und Abgeltungen von Pflegeleistungen.
- Der Pflegeprozess setzt viel Wissen und eine Reihe von praktischen Fertigkeiten voraus. Als Folge davon steigt der Bedarf an qualifizierten Pflegekräften bei der Umsetzung des Pflegeprozesses.
- Das Fachwissen, das zur Anwendung des Pflegeprozesses notwendig ist, stärkt die Autonomie der Pflege, weil Pflege nicht mehr in den Bereich des Allgemeinwissens oder der allgemeinen Fähigkeiten eingeordnet werden kann. Eine gestärkte Autonomie zeigt sich beispielsweise daran, dass Entscheidungen über die Pflege oder in der Pflege durch Pflegende und nicht von pflegefremden Personen getroffen werden.
- Der Pflegeprozess bringt eine klare Abgrenzung der examinierten/diplomierten Pflegenden gegenüber anderen Gesundheitsberufen, aber auch gegenüber den Pflegehilfskräften. Viele Schritte des Pflegeprozesses (z. B. das Stellen einer Pflegediagnose) sind den examinierten/diplomierten Pflegenden vorbehalten. Diese scharfe Grenzziehung kann bei der Arbeitsaufteilung im Team Probleme mit den Kompetenzen hervorrufen.

Praktische Erfahrungen mit dem Pflegeprozess und seinen Elementen

Die Suche nach Studien zum praktischen Einsatz des Pflegeprozesses zeigt positive wie negative internationale Erfahrungen auf.

Beispiel USA

In den USA ist die Anwendung des Pflegeprozesses in vielen Bundesstaaten gesetzlich festgeschrieben. Trotzdem scheint die praktische Anwendung nicht ohne Probleme abzulaufen. Die Autorinnen Geraldine Mason und Moira Attree berichten in einem Artikel aus dem Jahr 1997 über Probleme im Umgang mit Pflegediagnosen. Die Pflegenden hatten Schwierigkeiten, aus den erhobenen Daten des Assessments klinische Einschätzungen zu treffen, die in Pflegediagnosen münden. Dies ist problematisch, weil Pflegediagnosen in den USA für Audits, die Entwicklung von Pflegestandards oder die Verrechnung von Pflegeleistungen eingesetzt werden. Trotz der beschriebenen praktischen Probleme vertreten Mason und Atree die Ansicht, dass die Anwendung des Pflegeprozesses und von Pflegediagnosen sowohl die Selbst- als auch die Fremdwahrnehmung des Pflegeberufes stark beeinflussen. Sie sind der Auffassung, dass der Pflegeprozess und Pflegediagnosen dazu beigetragen haben, ein einheitliches öffentlich-politisches Bild der Pflege und ein geschlossenes Selbstbild bei den Pflegenden zu entwickeln.

Beispiel Nordirland

Carolyn Mason aus Nordirland hat 1999 ihre Empfehlungen für die Einführung neuer Pflegeplanungen und -dokumentationen im „Journal of Advanced Nursing“ formuliert. Sie führt aus, dass neue Arbeitsmethoden dann eine gute Chance auf Erfolg und sinnvollen Einsatz haben, wenn die betroffenen Pflegenden in die Planung und Entwicklung einbezogen sind. Die Anpassung von allgemein empfohlenen Vorgehensweisen an die örtlichen Gegebenheiten ist ein wichtiger Schritt zu einer erfolgreichen Implementierung. Dies setzt natürlich Bereitschaft sowohl auf Seiten der Pflegenden, als auch der Leitung und der Verwaltung voraus.

Diese Ergebnisse werden auch von einem Projektbericht zur Implementierung von Pflegediagnosen und Standard Operating Procedures an der Klinik für Tumorbiologie Freiburg aus dem Jahr 2001 unterstützt.

Beispiel Deutschland

Die Verfasser Etzel und König betonen, wie wichtig die aktive Mitarbeit aller Beteiligten für eine erfolgreiche Umgestaltung der Pflegeroutinen ist. Der dabei entstehende Aufwand scheint sich zu lohnen. Die Evaluation des Projektes ergab, dass die Pflegenden nach der Einführung ein besseres Verständnis für den Pflegeprozess hatten und nach anfänglichen, zeitintensiven Schwierigkeiten angaben, dass ihnen die Pflegedokumentation und die Pflegeplanung leichter von der Hand gingen als zuvor. Es wurden zügigere und effektivere Übergaben zwischen den Schichten festgestellt, was auf die verbesserte Dokumentation zurückgeführt wurde. Die anfängliche Befürchtung, dass die Neueinführungen eine Ausweitung des Pflegedokumentationsaufwandes bewirken würden, konnte nicht bestätigt werden.

Beispiel Schweiz

In der Schweiz hat Christa Gerber nach der Einführung von Pflegeplanung und -dokumentation an drei Häusern eine Verbesserung der Mitarbeiterzufriedenheit, der Patientenzufriedenheit und eine gestiegene Pflegequalität festgestellt.

Beispiel 1 aus Österreich

Untersuchungen in mehreren österreichischen Kliniken[9] zeigen, dass bei nahezu allen Patienten ein dokumentierter Pflegeprozess vorhanden war. Interessant ist, dass das Stellen von Pflegediagnosen auf den untersuchten Stationen zur täglichen Praxis gehörte und die Anwendung der Pflegediagnostik auch auf Stationen mit kurzer Verweildauer möglich war. Von 835 untersuchten Pflegeplanungen wurden bei 782 Pflegeplanungen Pflegediagnosen vorgefunden. In nur 53 Fällen waren keine Pflegediagnosen dokumentiert. Die Ergebnisse zeigen deutlich, welche Pflegediagnosen auf den verschiedenen Stationen am häufigsten vorkamen. Die erstellten Top-Ten Listen gaben klare Hinweise auf sinnvolle Schwerpunkte in der Schulung der Mitarbeiter aus den verschiedenen Bereichen, in denen spezifisches Fachwissen benötigt wird.

Die Untersuchung zeigt, dass NANDA-Pflegediagnosen in der Gesundheits- und Krankenpflege gut anwendbar sind. Die Studienresultate deuten darauf hin, dass Pflegediagnosen vielversprechende Möglichkeiten bieten, Patientengruppen aus pflegerischer Perspektive zu beschreiben und zu vergleichen.

Die Ergebnisse unterstreichen die Vorteile einer vereinheitlichten pflegerischen Fachsprache (72,8% korrekte Formulierung der Pflegediagnosen) und die Notwendigkeit, die entsprechenden Klassifikationssysteme weiter zu schulen, zu verwenden, zu entwickeln und zu verfeinern. Die erfolgte Studie zeigt den Bedarf an weiterer Forschung im Bereich der Pflegediagnostik aber auch im Bereich der

9 Stefan 2003

wissenschaftlichen Entwicklung von Klassifikationssystemen für Pflegeziele und Pflegemaßnahmen auf. Diese Entwicklungen finden auf internationaler Ebene theoretisch bereits statt (NOC-Nursing Outcome Classification, NIC-Nursing Intervention Classification). Die breite Implementierung der Ergebnisse in die Praxis, wie dies bei den NANDA-Pflegediagnosen bereits erfolgte, wurde international noch nicht durchgeführt.

Die Studie zeigte Schulungsbedarf bei den Pflegezielen auf, wobei in der Bewertung der Pflegeziele eine korrekte Beschreibung nach der RUMBA Regel (s. Kap. Pflegeziele) zu 46 % erreicht werden konnte. Mit diesem Ergebnis wurden Aussagen der Mitarbeiter bestätigt, dass ihnen die richtige Beschreibung der Ziele die meisten Schwierigkeiten bereite.

Eine korrekte Beschreibung der Maßnahmen konnte bei 54,9 % der untersuchten Pflegeplanungen erreicht werden. Dies fiel den Pflegenden offenbar leichter als das Dokumentieren der Pflegeziele.

Die Untersuchung legt weiters den Schluss nahe, dass ein vorhandenes Klassifikationssystem im Gegensatz zu individuellen Beschreibungen (derzeit bei Pflegezielen und bei Pflegemaßnahmen) eine qualitativ höherwertige und korrektere Beschreibung in den untersuchten Kliniken förderte (korrekte Beschreibung der Pflegediagnosen nach Klassifikation NANDA: 72,8 %, korrekte Beschreibung der Pflegeziele nach individueller Beschreibung: 46 %, korrekte Beschreibung der Pflegemaßnahmen nach individueller Beschreibung: 54,9 %).

Weiterer Entwicklungsbedarf besteht im Bereich der Verlaufskontrolle und Evaluation.

Die vorliegende Untersuchung ist die erste im Wiener Raum durchgeführte Studie über die Verwendung von Pflegediagnosen im Bereich der Psychiatrie, Neurologie, Geriatrie und Orthopädie. Sie gehört im deutschsprachigen Raum zu den ersten Studien über die praktische Verwendung von NANDA-Pflegediagnosen und ist auch die erste im deutschsprachigen Raum, welche die Quantität und Qualität der dokumentierten Pflegeplanungen beschreibt. Die Studie liefert wichtige Hinweise für die wissenschaftliche Evaluation der praktischen Anwendung von Pflegediagnosen, weist aber gleichzeitig auf den weiteren Forschungsbedarf hin.

Beispiel 2 aus Österreich

In einer Studie an einer neurologischen Klinik in Österreich[10] äußerten 23 % der befragten Mitarbeiter, dass sich durch den Einsatz von Pflegediagnosen die Zusammenarbeit mit anderen Berufsgruppen verbessert hat. 70 % der befragten Pflegenden gaben an, dass sie sich durch Pflegediagnosen in der täglichen Arbeit

10 Allmer F. 2003

unterstützt fühlten. 61,5 % der befragten Mitarbeiter stellten eine Erleichterung für die Pflegeplanung fest. Positive Kommentare der Befragten bezogen sich auf die gezielte Ausarbeitung der Fälle, das Wegfallen von Formulierungsschwierigkeiten, klarere Definitionen als ohne Pflegediagnosen, gezielte Planung durch klarere Zuordnung von Pflegediagnosen, größere Einheitlichkeit und Zeitersparnis. Aber auch Kritik wurde geäußert. Die Verwendung von Pflegediagnosen sei zeitaufwendig und gewöhnungsbedürftig, die Lernphase erfordere viel Aufwand und Übung!

Mehr als drei Viertel der befragten Pflegenden hatten den subjektiven Eindruck, dass sich die Betreuungsqualität durch Pflegediagnosen verbessert hat. Insgesamt äußerten 42,3 % der Befragten eine positive Veränderung ihrer Berufszufriedenheit durch die Anwendung von Pflegediagnosen.

Beispiel Australien

Die Pflegeforscherin Beverly O'Connell hat 1998 eine Studie veröffentlicht, die in australischen Akutkrankenhäusern durchgeführt wurde. Die Ergebnisse ihrer Untersuchung zeigen schwerwiegende Probleme der Pflegenden bei der täglichen Arbeit mit dem Pflegeprozess. Als Gründe für die mangelnde Umsetzung nennt O'Connell etliche strukturelle Mängel: Zeitmangel, wechselnde und unsichere Arbeitssituation der Pflegenden, hohe Personalfluktuation, sehr unterschiedliche Berufserfahrung, Qualifikation und Wissensstand der Pflegenden, Einsatz von Leih- und Aushilfspflegenden, schlechte Kommunikation zwischen Pflegenden sowie der Pflege und anderen Berufsgruppen, eine hohe Anzahl an Patienten verbunden mit kurzer Verweildauer und häufigen Verlegungen.

Die Arbeit von Beverly O'Connell macht den großen Einfluss der Rahmenbedingungen, unter denen Pflege geschieht, deutlich. Sie kann daher auch als ein Beleg für die notwendige aktive Zusammenarbeit von Pflegenden, Pflegeleitung, Organisationsverantwortlichen, Politik und Pflegeforschung gesehen werden.

Weiterführende Hinweise

- Zu 1.2: NEXT-Studie (Nurse's Early Exit) unter http://www.next.uni-wuppertal.de/dt/index_dt.htm
- Zu 1.3: Arbeitsgemeinschaft Historische Pflegeforschung, Abteilung für Pflegeforschung/Wien, Institut für Pflege- und Gesundheitssystemforschung der Johannes Kepler Universität Linz unter http://members.yline.com/~gabriele.dorffner/pflegegeschichte/
- Zentrum für Informatik und wirtschaftliche Medizin (Klassifikationssystem, Beratung und Forschung im Gesundheitswesen): www.fischer-zim.ch

Kapitel 2

Was ist Pflege?

Pflege ist die Diagnose und Behandlung menschlicher Reaktionen auf vorhandene oder potenzielle Gesundheitsprobleme.
Definition der ANA (American Nursing Association)

Lernziele

Nach der Bearbeitung dieses Kapitels bist du fähig
- zu definieren, was für dich Pflege bedeutet.
- anderen zu erklären, was Pflegende tun.
- anderen zu erklären, warum und wozu professionelle Pflege notwendig ist.
- die Begriffe „Gesundheit“ und „Krankheit“ in der Pflege zu diskutieren.
- zu beschreiben, mit welchen Problemlösungsansätzen in der Pflege gearbeitet wird.
- zu erklären, unter welchen Voraussetzungen die unterschiedlichen Problemlösungsansätze zum Einsatz kommen.
- den Stellenwert der Beziehung zwischen Pflegenden und Patienten zu erklären.

Inhaltsübersicht

Kernaussage des Kapitels

Das Wissen über die verschiedenen Wege, wie Pflegende gesundheitliche Probleme von Patienten lösen, ermöglicht ein tieferes Verständnis von Pflege. Dabei werden unterschiedliche Haltungen und Handlungsweisen sichtbar, die sich in der Praxis wiederfinden. Auf dieser Grundlage kann eine Antwort auf die Frage „Was ist Pflege?“ gefunden werden. Die Beschreibung von Pflege ist dabei nicht nur unmittelbar für Patienten und Pflegende von Bedeutung, sondern hat auch Auswirkungen auf die Gestaltung der Rahmenbedingungen von Pflegenden.

Diagnose und Handeln in der Pflege

Die Definition der ANA (American Nursing Association) ist ein Versuch, den Wirkungsbereich des Pflegeberufes in einem Satz zu beschreiben und enthält wesentliche Dimensionen der Pflege. Dabei geht es um das **pflegerische Diagnostizieren** und um das **pflegerische Behandeln.** Die Diagnosen und Behandlungen der Pflege beschäftigen sich mit dem Kranksein, dem Krankheitserleben und dessen Auswirkungen im Alltag und **nicht mit der Krankheit.** Das unterscheidet Pflege von anderen Gesundheitsdisziplinen.

Diagnostizieren in der Pflege heißt, begründet festzulegen, wann und wo ein Mensch pflegerisches Handeln benötigt.

Pflegehandeln beinhaltet Begleiten, Betreuen und Unterstützen von Menschen in Situationen des Krankseins und Gesundwerdens (in allen Bereichen der Aktivitäten des täglichen Lebens).

! Die Definition von Pflege hilft in der täglichen Arbeit sowohl die eigenen Kompetenzbereiche, als auch deren Grenzen wahrzunehmen.

Was tun Pflegende, wenn sie pflegen?

„Ich mache, was ich tue", ist keine aussagekräftige Beschreibung pflegerischer Tätigkeit. Für eine genauere Aussage, sollte man sich seiner Tätigkeitsbereiche bewusst werden. Aber bereits bei ganz grundsätzlichen Feststellungen gibt es unterschiedliche Meinungen.

Beispiel: GuKS[1] Zack arbeitet als Gesundheits- und Krankenschwester in einem Spital. Das bedeutet, dass sie sich sowohl mit Gesundheit, als auch mit Krankheit auseinander setzen muss. Krankheit wird in der Gesellschaft als etwas Negatives gesehen. GuKS Zack weiß jedoch, dass es auch den sogenannten Krankheitsgewinn gibt, bei dem Patienten von ihrer Krankheit durch verstärkte Zuwendung und Aufmerksamkeit profitieren. Trotzdem bleibt, und das ist eindeutig, der Gesundheitsverlust bestimmend. Zu diesem Thema kann stundenlang philosophiert werden. GuKS Zack spricht oft und gerne mit ihren Kolleginnen und Kollegen darüber. Manche meinen, zu viele Diskussionen würden die Umsetzung von Neuerungen in der Praxis gefährden. Häufig wird aber auch die Ansicht vertreten, dass die Reflexion über bestimmte Sachverhalte lebenswichtig und daher unentbehrlich sei.

---

1 GuKS – Gesundheits- und Krankenschwester; analog dazu: GuKP – Gesundheits- und Kranketnpfleger

Aufgabenstellungen und Denkanstöße
Professionalisierung benötigt Theorie und Praxis gleichermaßen. Was bringt die Beschäftigung mit einer Definition von Pflege deiner Meinung nach für die Praxis? Welche Auswirkungen könnte eine gemeinsam erarbeitete Definition von Pflege (Was ist Pflege? Was macht Pflege?) für ein Team haben?

Im Pflegealltag gibt es unterschiedliche, teilweise sehr konkurrierende Meinungen und Aussagen.

Ein Teil der Frage, was Pflegende tun, scheint beantwortet zu sein: Einige denken über ihre Arbeit nach, andere ärgern sich darüber und meinen, man sollte weniger denken, sondern mehr handeln. Die folgende Geschichte über GuKS Zack zeigt auf, welche unterschiedlichen Betrachtungsweisen es geben kann.

Was macht GuKS Zack, wenn sie pflegt?

Eines Tages kommt die Oberschwester unangemeldet vorbei und trifft GuKS Zack bei der Arbeit an. Anstelle die Tätigkeit von GuKS Zack zu loben, stellt sie eine Frage: **„Was machen Sie gerade?"** Etwas überrascht denkt sich GuKS Zack: „Eine seltsame Frage! Was soll diese Frage? Sie muss doch sehen, dass ich arbeite!"

Was könnte GuKS Zack ihr antworten?

Sie könnte ihrer Vorgesetzten von ihrem Vorhaben berichten, Herrn Berger zu waschen.

Möglicherweise wäre die Oberschwester dann zufrieden, aber das ist nicht sicher. Auch wenn GuKS Zack ihr vielleicht nonverbal mitteilt, dass sie gerade beschäftigt ist, wird sich die Oberschwester zwar höflich für die Arbeitsunterbrechung entschuldigen, aber irgend etwas über eine „Arbeitsanalyse-Untersuchung" berichten. Dafür sind Daten erforderlich und sie möchte sich darüber an Ort und Stelle einen Eindruck verschaffen.

Eine weitere Frage der Oberschwester könnte sein: **„Warum führen Sie diese Tätigkeit aus?"**

GuKS Zacks mögliche Antworten dazu:

- Herr Berger braucht jetzt eine Ganzkörperwäsche, damit es ihm wieder gut geht.
- Herr Berger bekommt heute von seinen Kindern Besuch.
- Herr Berger ist unrein.

Interessiert könnte die Oberschwester weiterfragen: **„Welches Ziel verfolgen Sie dabei?"**

Und GuKS Zack könnte etwas ungehalten antworten:
- Herr Berger soll sich ja wohl fühlen, oder!?
- Ich kann ihn doch nicht in diesem Zustand lassen?
- Vielleicht will ich damit die Oberschwester zufrieden stellen?!

Am frühen Nachmittag denkt GuKS Zack nochmals über die merkwürdigen Fragen nach und es fällt ihr ein, was sie nach dem Besuch der Oberschwester tatsächlich getan und welche Tätigkeiten sie bei Herrn Berger tatsächlich durchgeführt hat:
- Ich habe Herrn Berger heute besonders sorgfältig gewaschen.
- Ich habe mit ihm über seine Kinder gesprochen.
- Ich habe mit ihm über die Möglichkeiten der pflegerischen Versorgung zu Hause gesprochen.

Ihr wird der heutige Pflegeaufwand bei Herrn Berger bewusst: Sie hat über eine halbe Stunde gebraucht, um Herrn Berger zu waschen. Normalerweise ist sie in zehn Minuten fertig.

GuKS Zack stellt fest: Mit dem Arbeitsergebnis bin ich zufrieden!
- Herr Berger sagte, dass er sich ausgesprochen sauber fühle und er bedankte sich für meine Bemühungen.
- Außerdem habe ihm das Gespräch über seine Familie sehr gut getan.
- Er hätte jetzt auch mehr Sicherheit bezüglich der geplanten Entlassung und klarere Vorstellungen darüber, wie es zu Hause weitergehen wird.

Eines beschäftigt GuKS Zack noch: Was würde sie im Fall einer genauen Arbeitsanalyse sagen, aus welchen Grund sie heute wesentlich länger als sonst brauchte. Würden ihr die Vorgesetzten deshalb Vorwürfe machen? Sie kann sich deren Argumente gut vorstellen: „Für Luxus haben wir kein Verständnis! Wenn alle so lange brauchen würden, käme die Arbeit viel zu teuer!“

Zwangsläufig müsste GuKS Zack sich rechtfertigen:
- Ich habe Herrn Berger nicht nur gewaschen, sondern mit ihm auch seine psychosoziale Situation besprochen.
- Normalerweise werden die Patienten bei uns von zwei Pflegenden gewaschen und heute war ich allein.
- Ich hatte das Gefühl, dass Herr Berger ein Gespräch über seine geplante Entlassung suchte.
- Es war mir einfach ein Bedürfnis ...

Diese Geschichte macht deutlich, welche unterschiedlichen Antwortmöglichkeiten Pflegende auf die Frage „Was macht die Pflege?“ haben. Es gibt eine große Bandbreite an Antworten, die in Verbindung mit theoriegeleiteten Pflegephilosophien und -modellen möglich sind. Für die konkrete Berechnung der Pflegearbeit ist dieser Umstand erschwerend. Es gibt international Bemühungen ein gültiges und zuverlässiges Leistungsdarstellungsinstrument zu entwickeln. Die derzeit bekannten Pflege-Klassifikationssysteme (NANDA, NIC, NOC, ICNP, HHCC etc.) erfüllen nur bedingt den Anspruch an umfassende Möglichkeiten zur Leistungsbeschreibung.

Aufgrund der uneinheitlichen Leistungsbeschreibungen werden Pflegeleistungen aus pflegefremden Datenquellen abgeleitet. In der Praxis sind dies heute vor allem medizinische Diagnosen (DRGs – Diagnoses Related Groups), obwohl bekannt ist, dass bei Patienten mit übereinstimmender medizinischer Diagnose der Pflege- und Betreuungsaufwand unterschiedlich hoch sein kann. Bei Patienten mit vergleichbaren medizinischen Problemen kann durchaus unterschiedliche Pflegebedürftigkeit festgestellt werden. Sogar, wenn die Pflegediagnosen exakt die selben sind, muss der Betreuungsaufwand bei verschiedenen Patienten noch nicht übereinstimmen. Der Unterschied liegt in den persönlichen Zielen der betroffenen Patienten. Dieser Parameter ist ein wesentlicher kostenbeeinflussender Faktor, der aber in den unterschiedlichen Fallpauschalen zur Leistungsabgeltung (LKF – Leistungsorientierte Krankenhausfinanzierung, DRGs) nicht berücksichtigt wird.

Für eine, der Realität entsprechenden Darstellung der Pflegeleistungen, ist eine systematische Beschreibung der Arbeits- und Handlungsabläufe unumgänglich. Diese führt zu positiven Effekten, sowohl für das Selbstverständnis der Pflege, als auch für ihre „Außenkommunikation". Dazu bietet der Pflegeprozess als theoriegestützte und systematische Vorgangsweise viele Möglichkeiten.

! Mit Hilfe des Pflegeprozesses kann die Pflege zeigen, was sie leistet bzw. leisten muss und welche Personalressourcen zur Erfüllung dieser Leistungen notwendig sind. Dies geschieht anhand von Daten und Fakten, aber auch durch fachliche Argumentation in Verhandlungen und Gesprächen.

Wem soll gezeigt werden, was die Pflege leistet?

In erster Linie sind Pflegende den Patienten gegenüber verpflichtet ihre Arbeit transparent und nachvollziehbar aufzuzeigen. Neben den Patienten und ihren Angehörigen sind auch Kollegen, Vorgesetzte, Arbeit- und Geldgeber, manchmal auch Sachverständige und Gerichte wichtige Gesprächspartner, denen klar und eindeutig vermittelt wird, welche Ergebnisse die Pflege mit welchem Einsatz, bei welcher Problematik erreicht. Der Pflegeprozess liefert dazu Daten und Fakten und unterstützt bei der strukturierten Argumentation.

Ob politisch Verantwortliche und die Krankenkassen letztendlich wirklich wissen wollen, was die Pflege leistet, ist nicht immer klar ersichtlich. Eine Annahme ist, dass sie jedenfalls über die Kosten der Pflege Auskunft erhalten wollen. Zumindest aus diesem Grund muss es den Pflegenden gelingen, die verantwortlichen Stellen mit folgenden Fragen und deren Beantwortung zu konfrontieren:

- Wozu ist die Pflege da?
- Warum wird es teurer, wenn Pflege nicht professionell handelt?
- Welche Probleme und Zielvorstellungen stehen zu Behandlungsbeginn im Vordergrund?
- War der geleistete Pflegeaufwand angemessen?
- Wurden die Pflegeleistungen kostengünstig erbracht?

Das Verhältnis von Gesundheit und Krankheit

Gesundheit und Krankheit erstrecken sich auf alle Lebensbereiche des Menschen: Körper, Psyche/Seele, soziale Beziehungen und auch Spiritualität.

Pflege konzentriert sich nicht nur auf einen Teilbereich, sondern beschäftigt sich mit den Folgen des Gesundheitszustandes in allen Aspekten. Dies spiegelt sich auch in den Klassifikationssystemen von Pflegediagnosen wieder, die alle oben genannten Lebensbereiche von Gesundsein oder Kranksein abdecken.

Die offizielle Bezeichnung „Gesundheits- und Krankenpflege" deutet bereits auf den besonderen Gesundheitsbezug der Pflege hin. Gesundheit wird in der wissenschaftlichen Literatur nicht unbedingt als ein bestimmter körperlicher oder psychischer Zustand definiert. Gesundheit kann auch als ein Kontinuum entlang des körperlichen, psychisch/seelischen und sozialen Befindens verstanden werden. Gesundheit ist demnach auch dann vorhanden, wenn ein Mensch akut an einer Krankheit leidet. So bedeutet etwa eine Einschränkung der körperlichen Gesundheit nicht auch automatisch eine Einschränkung psychischer oder sozialer Gesundheit. In Abwandlung der Gesundheitsdefinition der WHO, könnte Krankheit bedeuten: Krankheit ist nicht die Abwesenheit von Gesundheit, sondern deren Einschränkung. Die Pflege muss diesem Umstand Rechnung tragen und den gesamtheitlichen Blick für die Menschen wahren.

! Pflegende müssen Ressourcen und Defizite gleichermaßen berücksichtigen.

Die Idee der Gesundheitsförderung versucht, ebenso wie die Pflege, der menschlichen Existenz in ihrer Gesamtheit gerecht zu werden. Die Ottawa Charta zur Gesundheitsförderung (WHO 1986) fordert in allen Bereichen die Gesellschaft zu aktivem, gesundheitsförderlichen Handeln auf[2]. Unter dem Punkt „Persönliche Kompetenz entwickeln" findet sich folgender Text:

Gesundheitsförderung unterstützt die Entwicklung von Persönlichkeit und sozialen

2 Für die Ottawa Charta siehe auch die Website der WHO Europa unter http://www.euro.who.int/AboutWHO/Policy/20010827_2?language=German

Fähigkeiten durch Information, gesundheitsbezogene Bildung sowie durch die Verbesserung sozialer Kompetenzen im Umgang mit Gesundheit und Krankheit. Sie will den Menschen helfen, mehr Einfluss auf ihre eigene Gesundheit und Lebenswelt auszuüben und will ihnen zugleich ermöglichen, Entscheidungen in ihrem Lebensalltag zu treffen, die ihrer Gesundheit zugute kommen.

Es gilt, Menschen zu lebenslangem Lernen zu befähigen und ihnen zu helfen, die verschiedenen Phasen ihres Lebens sowie eventuelle chronische Erkrankungen und Behinderungen angemessen zu bewältigen. Dieser Lernprozess muss sowohl in Schulen wie auch zu Hause, am Arbeitsplatz und in der Gemeinde erleichtert werden. Öffentliche Körperschaften, Privatwirtschaft und gemeinnützige Organisationen sind hier ebenso zum Handeln aufgerufen wie die traditionellen Bildungs- und Gesundheitsinstitutionen.

Zwischen dem Konzept der Gesundheitsförderung und der Pflege bestehen viele Übereinstimmungen.

! Die Aufgaben der Pflegenden sind sowohl krankheits- als auch gesundheitsbezogen aufzufassen.

Problemlösungsansätze in der Pflege

In der professionellen Pflege sind Pflegende permanent mit Menschen konfrontiert, die Probleme unterschiedlichen Ausmaßes bei der Gestaltung und Bewältigung ihres Lebens haben. Die Aufgabe der Pflegenden ist es, diesen Menschen so gut wie möglich im Umgang mit ihren Problemen beizustehen und sie bei der Bewältigung und Lösung zu unterstützen. Es gibt verschiedene grundsätzliche Methoden, um zu Problemlösungen zu gelangen.

Ein problemlösender Ansatz ist eine Handlungsweise oder Strategie, mit deren Hilfe Entscheidungen getroffen werden, die zur Lösung von Problemen führen.

In der Pflege kommen die unterschiedlichsten Ansätze der Problemlösung zur Anwendung. Dabei wird zwischen **rational** und **weniger rational** problemlösenden Ansätzen unterschieden. Bei den weniger rationalen Ansätzen wird eher unsystematisch vorgegangen und vorzugsweise auf Basis von Gefühl oder Intuition entschieden. Bei diesen Ansätzen ist es schwierig, den Weg der Problemlösung nachzuvollziehen, ihn zu argumentieren und zu dokumentieren. Trotzdem haben die weniger rationalen Vorgehensweisen eine bedeutende Rolle in der Pflege.

Bei den rational orientierten Ansätzen zur Problemlösung kann erklärt und begründet werden, warum man sich für eine bestimmte Lösung entschieden hat. Diese Art Probleme zu lösen ist aufwendiger, da bestimmte Regeln eingehalten werden müssen.

Wie im normalen Leben, so werden auch bei der pflegerischen Tätigkeit verschiedene Ansätze zur Problemlösung verwendet. Bei einer geplanten Vorgehensweise sollte jedoch ein stärker rational orientierter Ansatz bevorzugt werden.

Rational problemlösende Ansätze

Bei einem rational (verstandesmäßig) problemlösenden Ansatz wird zuerst ein Ziel gesetzt und dann systematisch an der Lösung eines Problems gearbeitet. Damit ist die Lösung des Problems nicht garantiert, aber die Beschlussfassung ist nachvollziehbar und beruht auf:

- einer großen Anzahl von Daten und Fakten
- der Beurteilung von Alternativen für die Lösung eines Problems
- der Einschätzung möglicher Konsequenzen von Aktionen, die zur Problemlösung erforderlich sind
- der Vorstellung von Ursache und Wirkung zwischen Maßnahme und Problemlösung.

Ein Ergebnis des rationalen Vorgehens sind begründete und argumentierbare Entscheidungen, die überprüfbar und anderen gut mitteilbar sind. Dies ist mit nicht rationalen Entscheidungsgrundlagen nicht möglich, weil sie nicht den verbindenden, allgemeinen Regeln der Logik entsprechen. Gefühle und Eingebungen laufen bei jedem Menschen individuell anders ab.

In der Praxis ist es für Pflegende, Psychologen und Ärzte nicht immer möglich, rein rationale Ansätze zur Problemlösung einzusetzen. Oft sind Entscheidungen notwendig, obwohl nicht alle Fakten vorliegen. Eine derartige Situation kann beispielsweise eintreten, wenn ein Mensch nach einem Verkehrsunfall akut in das Krankenhaus eingeliefert wird. In diesem Fall können sich die Entscheidungsgrundlagen unter Umständen sehr schnell verändern.

Wissenschaftlicher Problemlösungsansatz

Die Wissenschaft hat große Erfolge dadurch erzielt, dass die Lösung von Problemen **systematisch und zielgerichtet** angegangen wurde.

Wissenschaftler verwenden auf der Suche nach Zusammenhängen eine Vorgehensweise, die in der Regel aus den folgenden sechs Schritten besteht (vgl. beispielsweise Diekmann 2002):

1. Analyse und Beschreibung eines Problems
2. Formulieren von Hypothesen
3. Planung der Datenerhebung und der Datenauswertung
4. Durchführung der Datenerhebung
5. Überprüfung der Hypothesen durch Datenanalyse
6. Interpretation und/oder Umsetzung der Forschungsergebnisse

Wissenschaftler versuchen mit Hilfe einer Untersuchung zu überprüfen, ob die formulierten Hypothesen wahr oder falsch sind. Deshalb steht die Durchführung von Untersuchungen im Mittelpunkt.

Intuition und Kreativität sind auch in der Wissenschaft verwendete Methoden, um neue Erkenntnisse aufzuspüren. In diesem Punkt ist die Tätigkeit von Pflegewissenschaftlern und Pflegepraktikern sehr ähnlich. Die Unterschiede ergeben sich im weiteren Ablauf. Pflegewissenschaftler führen zeitintensive wissenschaftliche Forschungen durch, um ihre Intuition zu überprüfen. Das ist in der Praxis nicht möglich, weil hier andere Anforderungen als in der Wissenschaft gestellt werden.

In der komplexen Praxis der Pflege:
- treten häufig Probleme auf, die unmittelbar gelöst werden müssen.
- ist die Problemlösung für Patienten innerhalb kurzer Zeit wichtiger, als wissenschaftlich belegbare Resultate.
- fließen – so weit wie möglich – verfügbare wissenschaftliche Untersuchungen in die Pflege ein. Die Pflegesituation wird nicht dazu benutzt, wissenschaftliche Untersuchungen zu beginnen. Es können allerdings während der Pflege Fragen entstehen, die eine wissenschaftliche Untersuchung anregen.

! Der Pflegeprozess wurde entwickelt, um den Weg der rationalen Problemlösung unter den Bedingungen der Praxis anwenden zu können.

Der Pflegeprozess leitet sich aus den Phasen des allgemeinen problemlösenden Prozesses ab. Nicht nur Pflegende, sondern auch Ärzte, Physiotherapeuten oder Psychologen arbeiten nach dieser Methode der Problemlösung.

Pflege mit Methode

Methodisches Pflegen beinhaltet eine systematische Pflegeaktivität mit zielgerichtetem Charakter.

Unter systematischem Handeln in der Pflege wird bewusstes, planmäßiges pflegerisches Handeln verstanden, das Schritt für Schritt durchgeführt wird.

Beispiel: Herr Friedrich hat einen Schlaganfall erlitten. Eine Hemiplegie rechts und neuropsychologische Störungen führen zu Schwierigkeiten beim An- und Auskleiden. Diese Einschränkungen resultieren aus Defiziten im motorischen Bereich. Das zielgerichtete Greifen mit der gelähmten Hand bereitet Probleme. Eine zusätzliche Schwierigkeit besteht im Erkennen bestimmter Kleidungsstücke, z. B. scheint er den Pullover nicht als Pullover zu erkennen. Aufgabe der Pflegenden ist es, Herrn Friedrich Schritt für Schritt mit dem selbstständigen An- und Auskleiden zu konfrontieren. Dazu gehört das Üben der instrumentellen Fähigkeiten (z. B. Förderung der Koordination und Greifübungen) sowie das Vorbereiten und das Benennen der Kleidungsstücke in der richtigen Reihenfolge. Es werden systematisch Fähigkeiten und Fertigkeiten trainiert, um das Ziel des selbstständigen An- und Auskleidens zu erreichen.

Es wird systematisch gepflegt, um ein festgelegtes Ziel mit einer im vorhinein bestimmten Arbeitsweise oder Strategie zu erreichen.

Beim methodischen Pflegen ist immer ein Prozess erkennbar. Der Begriff „Prozess" wird hier folgendermaßen definiert:

Eine unumkehrbare Serie von Veränderungen im Laufe der Zeit, die eine Kontinuität in eine bestimmte Richtung aufweisen. Die Richtung der Veränderungen wird durch das Ziel bestimmt. Das bedeutet, dass sich die Veränderung in Phasen vollzieht. Die verschiedenen Phasen des Pflegeprozesses sind zwar voneinander zu unterscheiden, nicht aber voneinander zu trennen, da sie sich aufeinander beziehen. Man spricht auch vom zyklischen Charakter des Prozesses.

! Methodisch zu pflegen heißt, bewusst systematisch zu handeln, um durch eine ausgewählte Arbeitsweise (Strategie, Plan) ein vorab bestimmtes Ziel zu erreichen.

Die Veränderungen vollziehen sich in Phasen, verlaufen in eine bestimmte Richtung. Die Phasen des methodischen Pflegens sind: Informationssammlung, Situationseinschätzung, Diagnosestellung, Planung, Durchführung, Evaluation.

! Der Pflegeprozess ist eine problemlösende Methode und ein unumstößliches Fundament für das methodische Pflegen.

Weniger rational problemlösende Ansätze

Die Trial-and-error-Methode: „Versuch und Irrtum" in der Pflege

Ein Problem nach der „Trial-and-error-Methode" zu lösen, heißt etwas auszuprobieren. Das kann funktionieren oder auch nicht – Versuch und Irrtum. Die „Trial-and-error-Methode" findet in zwei Fällen Anwendung:

- Es steht nur wenig Zeit für Entscheidungen zur Verfügung und schnelles Handeln ist gefordert.
- Es steht kein gesichertes Wissens für die Entscheidung zur Verfügung.

Bei der Anwendung von „Versuch und Irrtum" besteht bei der Erreichung eines erwarteten Zieles immer ein gewisses Risiko, weil sich die Konsequenzen nicht abschätzen und voraussagen lassen.

! Versuch und Irrtum-Methoden sind riskant!
Sie sollten in der professionellen Pflege nur in speziellen Situationen eingesetzt werden (z. B. Akutsituationen oder Situationen, in denen es keine oder nicht ausreichende Erkenntnisse gibt).

Pflegende, die auf diese Weise versuchen Probleme zu lösen oder Entscheidungen zu treffen, setzen den Patienten einem Risiko aus. Dem Patienten kann Schaden zugefügt werden, weil die Pflegenden nicht sicher wissen, ob die Pflege

- innerhalb der vorgesehenen Zeitspanne wirksam ist und
- keine nachteiligen Auswirkungen hat.

Traditionen in der Pflege

Wenn auf der Basis von Traditionen Probleme gelöst oder Entscheidungen getroffen werden, spielen historische Werte, Normen und Auffassungen eine bedeutende Rolle. In der Pflege gibt es viele Beispiele für Traditionen. Einige davon sind:

- Die Körperpflege findet morgens statt, unabhängig vom Zustand und der Verfassung des Patienten (Müdigkeit, Schmerzen, etc.). Es „gehört" sich nun einmal, dass die Körperpflege in den frühen Morgenstunden durchgeführt wird.
- Der Patient muss vor der Visite „fertig gepflegt" sein.
- In vielen Pflegeinstitutionen ist es bis in die Gegenwart üblich, dass Pflegende hauswirtschaftliche Aufgaben verrichten.
- Das Abendessen wird um 16:30 Uhr ausgeteilt, das Frühstück um 7:30 Uhr.

Traditionen werden von Generation zu Generation weitergegeben. Sie entwickeln sich im Zusammenhang mit zeit- und ortsgebundenen Werten und Normen der Berufsgruppe. So war es lange Zeit der Fall, dass Pflegende den traditionellen Ablauf behinderten, wenn sie die Patienten erst nach dem Frühstück waschen wollten und nicht um fünf Uhr morgens. Dadurch liefen sie Gefahr, von den Kollegen als „schlechte" Pflegende verurteilt zu werden.

Traditionen leben von dem Gedanken: „So haben wir es schon immer gemacht und bisher hat es niemandem geschadet". Der Versuch einer Abänderung stößt häufig auf heftigen Widerstand. Pflegende, die Traditionen durchbrechen möchten, werden abgelehnt.

Traditionen haben jedoch auch positive Auswirkungen auf den Pflegeberuf. Die Vorteile, die sich beispielsweise durch die Hygiene und die Humanisierung entwickelten, sind heute deutlich sichtbar. Pflegende sind in der Regel von der Notwendigkeit einer hygienischen und verantwortungsbewussten Arbeitsweise überzeugt. Sie akzeptieren selbstverständlich die Tradition, einen Patienten menschenwürdig zu behandeln.

Traditionen geben Sicherheit im Handeln, enthalten jedoch kein aktuell gesichertes und überprüftes Wissen, wodurch oftmals Argumentationsnotstand entsteht.

! Die Sicherheit im Handeln nach Traditionen bezieht sich nur auf die Zustimmung der Kollegen, nicht jedoch auf die Richtigkeit der Handlung.

Im Gegensatz zu Traditionen geben anerkannte und regelmäßig evaluierte Standards auch Sicherheit in Bezug auf überprüftes Wissen, das dem Patienten nützt.

Problematisch an Traditionen ist, dass sie nur schwer zu verändern sind.

! Traditionen können sich positiv und negativ auf die Beschlussfassung und Problemlösung während der Berufsausübung auswirken. Sie müssen daher kritisch reflektiert werden.

Intuition in der Pflege

Eine Intuition ist das nicht auf Reflexion beruhende Erkennen eines Sachverhalts. Sie funktioniert wesentlich aus dem Unterbewusstsein heraus.

Intuition ist eine grundlegende Fähigkeit zur Informationsverarbeitung und zur angemessenen Reaktion bei großer Komplexität der Handlungssituation[3]. Sie führt sehr oft zu richtigen bzw. optimalen Ergebnissen. Es gibt zwei verschiedene Stufen der Intuition: die Gefühlsentscheidung und die auf Verstand beruhende Intuition. Dabei werden Informationen unbewusst verarbeitet und das Bewusstsein wird erst „eingeschaltet", wenn das Unterbewusstsein auf bekannte Muster im Langzeitgedächtnis stößt, die aufgrund von vielen gemachten Erfahrungen abgespeichert wurden. Intuition bedeutet nicht unbedingt eine sofortige Lösung, oft hilft es auch „eine Nacht darüber zu schlafen". Forschungen haben gezeigt, dass die Intuition häufig gleichwertige oder bessere Lösungen liefert als ein ausgeklügelter Variantenvergleich. Zumindest kann ein Variantenvergleich durch Intuition überprüft werden. Das veranlasst manche Menschen zur scherzhaften Bemerkung, ein Variantenvergleich sei in Wirklichkeit dazu da, die intuitive Lösung zu bestätigen.

Intuition kann sich nur in naiver Weise beweisen, sie zerfällt bei Hinterfragung, weil die unbewussten Prozesse nicht nachvollziehbar dargestellt und damit auch nicht mitgeteilt werden können.

---

3 vgl. beispielsweise Bräutigam 2003

! Der ausschließliche Einsatz von Intuition zur Problemlösung ist nicht professionell. Gefühle und Ahnungen können zu richtigen Resultaten führen, sie können aber auch täuschen.

Pflegende mit langjähriger Berufserfahrung wissen häufig auf der Basis von Intuition, dass mit einem Patienten etwas nicht in Ordnung ist. Diese Intuitionen sind für die pflegerische Praxis sehr hilfreich, weil sie auf professionellen Kenntnissen, Erfahrungen und Sachverstand beruhen. Erfahrene Pflegende retteten schon manchem Patienten das Leben, weil sie ihren Intuitionen nachgingen und doch noch einmal, scheinbar unbegründet, nach dem Patienten sahen und so rechtzeitig lebensrettende Maßnahmen einleiten konnten. Auch im Umgang mit psychisch Kranken oder Bewusstlosen spielt die Intuition eine hilfreiche Rolle.

Zur Intuition gehören folgende Aspekte:

- Die Begabung auf Anhieb eine (meist) "richtige" Entscheidung zu treffen, ohne zum Zeitpunkt der Entscheidung die zugrunde liegenden Zusammenhänge bewusst zu verstehen,
- Die schnelle und angemessene Einsicht in Zusammenhänge, ohne bewusste rationale Ableitung oder Schlüsse. Unter diesem Gesichtspunkt sind auch neue Ideen und Erfindungen zu sehen, die auf der Grundlage einer Eingebung oder Intuition entstehen,
- Eine unbewusste Verknüpfung von abgespeicherten kognitiven und emotionalen Erfahrungen und Erlebnissen. Die Verbindung der Elemente führt zu einer Entscheidung.
- Indirekt der gesunde Menschenverstand. Intuition hat einen engen Zusammenhang mit der "inneren" Logik der Gegebenheiten und mit früheren Erfahrungen.

Eine besondere Form der Eingebung oder Intuition ist der „Geistesblitz“, bei dem unerwartet ein neuer Gedanke entsteht.

Die Funktionen der Intuitionen in der Pflege sind (nach Benner):

- Erkennen von Anzeichen, die zu einem bestimmten Muster führen können. *Beispiel:* Eine Pflegende mit viel Erfahrung in Akutsituationen kann häufig auf der Basis relativ vager und schwierig zu beschreibender Erscheinungen das Muster, das zum Schock führt, erkennen.
- Übertragung bekannter Muster auf neue Patienten und Situationen, aufgrund bereits gesammelter Erfahrungen
- Vorhersehen, vorausahnen.

Professionelle Arbeit darf sich nicht nur nach Intuitionen richten. Ebenso wenig kann man auf den Einsatz von Intuitionen verzichten.

! Intuitionen müssen durch systematische Erkenntnisse untermauert werden, um Täuschungen zu vermeiden. Dadurch können Ahnungen überprüft und gegebenenfalls korrigiert werden.

Aufgabenstellungen und Denkanstöße
Erinnere dich an deine letzte Arbeitswoche und überlege, in welchen Situationen die Problemlösungsstrategien „Trial-and-Error", Tradition und Intuition angewendet wurden. Welche Ergebnisse wurden dabei erzielt?

Pflege als Interaktionsgeschehen

Pflege ist ein Interaktionsvorgang, bei dem Pflegende und Patienten in Kontakt treten, um ein gemeinsames Ziel zu erreichen.

Dabei gehen sie eine Wechselbeziehung ein und beeinflussen ihr Verhalten gegenseitig. Einflussfaktoren sind die gegenwärtige Situation und die persönliche Lebensgeschichte.

Die Beziehung zwischen Pflegenden und Gepflegten kann sowohl positiv konstruktiv, als auch spannungsvoll destruktiv für beide Beteiligten sein. Beide Formen der Beziehung sind durch eine Reihe von Merkmalen gekennzeichnet.

Konstruktive Beziehung

- vertrauensvolle Atmosphäre
- gesteigertes Wohlbefinden beider Beteiligten
- Abbau von Unsicherheit und Ängsten
- Respekt, Akzeptanz und Wertschätzung als gleichwertige Partner
- Zuwendung und menschliche Wärme
- funktionierende Kommunikation und aktive Zusammenarbeit bei der Durchführung der Pflegeplanung

Destruktive Beziehung

- Misstrauen zwischen den Beteiligten
- herabgesetzte Befindlichkeit
- Verschlossenheit und Zurückgezogenheit
- Gleichgültigkeit und Unbeteiligtheit
- Resignation
- Aggression und fehlende Compliance
- Arroganz

! Die Pflegenden sind verantwortlich für die Schaffung einer Atmosphäre, die in der Pflege wirksam werden kann.

Beispiel: In einer Teambesprechung wird diskutiert, dass die Patienten während des Nachtdienstes von GuKP Wansch ein hohes Maß an Bedürftigkeit zeigen, indem sie oftmals den Patientenruf betätigen. Die Nachtdienste sind für ihn anstrengend und unruhig. Kollegen, die diese Probleme seltener haben, erzählen von ihrer Vorgangsweise im Nachtdienst. GuKS Meier berichtet, dass sie gleich nach der Dienstübergabe den Kontakt zu allen Patienten sucht, um sich einen persönlichen Eindruck zu verschaffen. Dabei signalisiert sie den Patienten „Ich bin für Sie da", indem sie sich nach deren Befinden und Bedürfnissen erkundigt. Ihre Nachtdienste verlaufen zumeist ruhig.

GuKS Meier gestaltet ihren Nachtdienst aktiv. Sie minimiert unplanmäßige Vorkommnisse bereits im Vorhinein durch Agieren statt Reagieren. GuKP Wansch hingegen ist aufgrund seiner passiven Haltung vor allem mit dem Reagieren statt dem Agieren beschäftigt. Auch er setzt sich mit den Bedürfnissen der Patienten auseinander. Für ihn geschieht dies jedoch nicht planmäßig sondern zu einem Zeitpunkt, zu dem dies von den Patienten bereits aktiv eingefordert wird. Dies führt zu einer vermeidbaren Belastung von GuKP Wansch.

! Pflegende haben automatisch eine Beziehung zu ihren Patienten, ob sie wollen oder nicht. Bewusste Interaktion (verbale und non-verbale Kommunikation) ist ein wirksames Instrument für die aktive Gestaltung der Beziehung von Pflegenden und Patient.

Aufgabenstellungen und Denkanstöße

Überlege, wie die unterschiedlichen Verhaltensweisen von GuKS Meier und von GuKP Wansch die Beziehung zwischen Pflegenden und Patienten beeinflussen.

Kapitel 3

Pflegeassessment

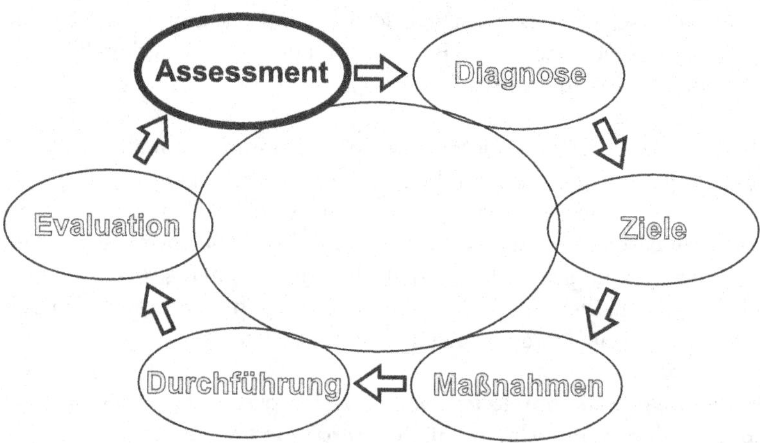

Der Anfang ist die Hälfte des Ganzen.
Aristoteles

Lernziele

Nach der Bearbeitung dieses Kapitels bist du fähig:
- die Bedeutung des Assessments für die professionelle Pflege zu erläutern.
- die Inhalte eines professionellen Pflegeassessments zu nennen.
- die Zusammenhänge von Pflegeassessment und dem gesamten Pflegeprozesses zu erläutern.
- die Bedeutung des Pflegeassessments für die Beziehungsarbeit mit Patienten und Angehörigen zu erklären.
- verschiedene Möglichkeiten des Assessments zu benennen.

Inhaltsübersicht

Kernaussage des Kapitels

In diesem Abschnitt wird die Bedeutung des Assessments für die Pflege dargestellt. Neben Überlegungen zum Gestalten eines umfassenden Assessments werden Arbeitshilfen in der Gesprächsführung und im Umgang mit der Dokumentation angeboten.

Das Pflegeassessment steht am Beginn der Beziehungsarbeit mit dem Patienten und ist zugleich auch Vorbereitung für die Entlassung. Das Assessment ist Grundlage für den gesamten Pflegeprozess und ein Schritt in Richtung Vertrauensbildung, gegenseitiger Wertschätzung und Respekt. Diese Komponenten sind Basis für erfolgreiches pflegetherapeutisches Handeln. Das Bild, das sich Patienten von den Pflegenden machen, wird entscheidend durch die Gestaltung des Erstkontaktes und des Assessments beeinflusst. Um eine effiziente Erhebung durchführen zu können, müssen Pflegende ihre grundlegende Haltung zur Pflege reflektieren und für sich klären:
- Welche Ziele verfolgen Pflegende mit dem Assessmentgespräch?
- Welche persönlichen Vorgehensweisen haben Pflegende für das Assessment gewählt?
- Wie definieren Pflegende die Grenzen ihrer Erhebung?
- Welchen zeitlichen Rahmen wollen Pflegende zum Erheben des Assessments einhalten?
- Wie dokumentieren Pflegende pflegerelevante Informationen am Erhebungsbogen?

Assessment, Anamnese, Erstgespräch

Der international gebräuchliche Begriff für Anamnese lautet Assessment. Dieser Begriff des Assessments setzt sich auch im deutschsprachigen Raum zunehmend durch, da er die Aufgaben und Tätigkeiten von Pflegenden während der Erhebungsphase genau beschreibt. **Anamnese** (griech.: „Erinnerung") bedeutet das Erheben der Vorgeschichte und der aktuellen Befindlichkeit. **Assessment** bedeutet übersetzt soviel wie „abschätzen, beurteilen, einschätzen". Der Begriff „Assessment" umfasst neben der Erhebung messbarer Daten, der Vorgeschichte und der Befindlichkeit des Patienten, auch das Erfassen der Deutung und Bedeutung der Situation aus der Sicht des Patienten. Dies sind die zentralen Aufgaben von Pflegenden in der ersten Phase des Pflegeprozesses.

Ein weiterer Begriff, der im Zusammenhang mit dem Assessment verwendet wird, ist der des Erstgesprächs. Das Verständnis von **Erstgespräch** reicht von der erstmaligen Kontaktaufnahme bis zu einem umfassenden Assessmentgespräch. Da es keine festgelegte Begriffsbedeutung gibt, wird der Begriff Erstgespräch weiterhin unterschiedlich zur Anwendung kommen.

Pflegeassessment und Beziehungsgestaltung

Der gehobene Dienst für Gesundheits- und Krankenpflege ist für die umfassende pflegerelevante Erhebung der Patientensituation, einschließlich der Ressourcen und individuellen Bedürfnisse des Patienten verantwortlich. Dieser Auftrag entspricht einem professionellen Selbstverständnis und ist in einigen Ländern gesetzlich verankert.

In der Praxis gibt es unterschiedliche Vorgehensweisen (Meinungen und Traditionen) bei der Durchführung des Assessments. Die vorhandenen grundlegenden Haltungen und die daraus folgenden Konsequenzen sollten bewusst gemacht und reflektiert werden.

! Die Art und Weise, wie Pflegende an Tätigkeiten herangehen, wird entscheidend durch ihre Einstellung beeinflusst.

Hauptinstrumente des Pflegeassessments sind die gezielte Begegnung mit dem Patienten und das direkte Gespräch. Dazu gehört nicht nur die verbale Kommunikation, sondern auch die klinische Beurteilung. So wird ein Patient beispielsweise seine eingeschränkten Bewegungsabläufe vorzeigen, um verständlich zu machen, welche Alltagsprobleme damit verbunden sind. Diese Hinweise können Pflegende nutzen, um die subjektive Bedeutung der Einschränkungen für den Betroffenen zu ermitteln.

Die Patientensicht ist eine wesentliche Richtschnur für das weitere pflegerische Vorgehen. Die Pflegenden stimmen ihre Maßnahmen auf das individuelle

Erleben der Patienten ab, um deren Bedürfnissen im Rahmen einer professionellen Betreuung gerecht zu werden.

Im Gespräch können z. B. unrealistische, nicht erfüllbare Erwartungen seitens des Patienten und der Angehörigen aufgezeigt und korrigiert werden. Dazu ist eine offene Gesprächssituation notwendig.

Wird im Gespräch starr nach einer Checkliste vorgegangen, kann der Patient in eine passive Rolle gedrängt werden. Unzufriedenheit und Konflikte können bereits hier ihren Ausgang nehmen.

Wird hingegen der Patient aufgefordert seine Sichtweise, Erfahrungen und Problemlösungsansätze aktiv in das Gespräch einzubringen, erfährt er Wertschätzung und Akzeptanz. Diese Vorgehensweise unterstützt ein konstruktives therapeutisches Klima.

Im Assessment geht es um mehr als nur die Erhebung von Daten und Fakten. Es wird der Grundstein für die Beziehung zwischen Patient und Pflegenden gelegt. Die weitere Motivationsarbeit und die Annahme von fachlichen Anregungen wird von der Qualität der Beziehung geprägt. Das Kennenlernen der Person und ihres individuellen Umgangs mit Beeinträchtigung durch Krankheit ist ebenso bedeutsam, wie die Erfassung der Auswirkungen der Erkrankung auf die Aktivitäten des täglichen Lebens.

! Ohne Berücksichtigung der Patientenperspektive kann keine wertschätzende Beziehung zum Patienten aufgebaut werden.

Der einzige Mensch, der sich vernünftig benimmt, ist mein Schneider.
Er nimmt jedes Mal neu Maß, wenn er mich trifft,
während alle anderen immer die alten Maßstäbe anlegen
in der Meinung, sie passten auch heute noch.
George Bernhard Shaw

Die Ausgangspositionen von Patient und Pflegenden sind unterschiedlich. Bei der Aufnahme eines Patienten ist für die Pflegenden aufgrund ihres Fachwissens und ihrer Erfahrung schon ein Ablauf ersichtlich, der Orientierung und Sicherheit im Handeln gibt; z. B. welche Untersuchungen an einem Patienten durchgeführt werden, welche Unterstützung der Patient wo und in welchem Ausmaß brauchen wird; wie sich der Tagesablauf gestalten wird. Viele Patienten befinden sich erstmals in einer Situation außerhalb ihres gewohnten Umfeldes und Einflussbereiches und erleben dadurch Ungewissheit und Unsicherheit. Diese neue, ungewohnte Situation wirft viele Fragen auf.

Diese können sehr unterschiedlich sein:

- Welche Erfahrung haben die professionellen Helfer, z. B. Pflegende, mit dieser Erkrankung?
- Wer ist für mich zuständig?

- Wie sieht die Prognose aus?
- Worauf muss ich achten?
- Welche „Spielregeln" sind in der Kooperation mit den Gesundheitsberufen einzuhalten?
- Wie und wem kann ich meine Bedürfnisse mitteilen?

Pflegende sind häufig einem Zeitdruck ausgesetzt. Eine Möglichkeit damit umzugehen, ist das möglichst rasche Ausfüllen eines Aufnahmebogens, ohne mit dem Patienten wirklich in ein Gespräch einzutreten. Diese Einstellung kann sich besonders dann entwickeln, wenn die Bedeutung des Pflegeassessments für die darauf folgenden Pflegeschritte im Pflegeprozess nicht gesehen wird. Ist dies der Fall, kann die Erhebung zu einem reinen Abfragen eines Fragebogens werden, der dann der Krankengeschichte beigelegt wird. Die Erhebung hat dabei keine Relevanz für den weiteren Verlauf der Pflege, da das traditionsgebundene, versorgungsorientierte Vorgehen im Vordergrund steht.

Ziele des Assessments

Einer der Hauptgründe für schlechtes Verstehen liegt darin begründet,
dass die Leute sich selbst nicht darüber im Klaren sind,
was sie überhaupt sagen wollen.
Cyril N. Parkinson

Ziele des Assessments sind der **Beziehungsaufbau** zwischen Patient und Pflegende und die **Erhebung des Pflegebedarfs.** Beziehungsgestaltung bedeutet Einbeziehen, Orientieren und Informieren des Patienten. Dazu sind Wertschätzung, Auf-Einander-Zugehen, gegenseitiger Respekt und Akzeptanz notwendig. Der Pflegebedarf ergibt sich aus den im Assessment gewonnenen Erkenntnissen.

Um zielgerichtet handeln zu können, brauchen Pflegende Klarheit darüber, was sie durch das Assessment erreichen können und wollen. Klare Zielvorstellungen zum Assessment sind für die Motivation der Pflegenden entscheidend, da Arbeit ohne erkennbaren Sinn, Widerwillen und Abwehr hervorruft.

! Das Pflegeassessment zählt zu den Kernkompetenzen der professionellen Gesundheits- und Krankenpflege.

Im professionellen Pflegeassessment wird geklärt, welche Einschränkungen der Patient erfährt und in welchem Ausmaß er noch für sich selbst sorgen kann. Die bestehenden Ressourcen sind zu erfassen und in den folgenden Pflegehandlungen einzubeziehen.

Beispiel: Herr Maier ist trotz seiner Bettlägerigkeit motiviert, seine Körperpflege nach Möglichkeit selbst zu übernehmen. Die Pflegenden müssen diese Ressource erkennen und Herrn Maier auch die Gelegenheit geben, Teile seiner Körperpflege (z. B. das Gesicht waschen) selbst durchzuführen.

Ein professionelles Pflegeassessment erhebt die persönliche Sichtweise des Patienten hinsichtlich seiner Erkrankung, seines Selbstwertgefühls und seiner Ansichten zu einer angemessenen und gesunden Lebensgestaltung. Die individuellen Vorstellungen des Patienten zu Gesundheit und Krankheit beeinflussen die Zusammenarbeit von Patient und Pflegenden und müssen daher in der Pflege berücksichtigt werden. Aus dem Assessment muss klar hervorgehen, wodurch der Leidensdruck des Patienten entsteht und welche Bedeutung dies für ihn hat. Die Aufgabe der Pflegenden liegt nicht nur in der Erhebung der persönlichen Sichtweisen des Patienten. Sie müssen darüber hinaus die Bedeutung der individuellen Patientenäußerungen für das pflegerische Handeln erkenntlich machen.

Beispiel: Frau Steiner fehlen Zukunftsperspektiven, weil sie aufgrund der Diagnose „Krebs" der Meinung ist, dass nun alles aus sei. Die, aus der Sicht von Frau Steiner, scheinbar hoffnungslose Situation schränkt die Möglichkeiten zur Unterstützung durch die Pflege beträchtlich ein. Zu einer aktiven Mitarbeit von Frau Steiner bedarf es intensiver Aufklärungs- und Motivationsarbeit der Pflegenden.

Werthaltungen, Menschenbilder, Meinungen oder Vorurteile, beeinflussen die individuelle Wahrnehmung und können daher leicht zu Missverständnissen bei der Interpretation von Patientenäußerungen führen. Das Verständnis, das die Pflegende während des Assessments von der Situation des Patienten gewinnt, muss an den Patienten rückgemeldet werden, damit dieser abweichende Deutungen durch die Pflegende erkennen und korrigieren kann. Dem Patienten wird eine Zusammenfassung gegeben, um festzustellen, ob die Pflegende die Ausführungen des Patienten richtig verstanden und interpretiert hat oder ob es zu falschen Vermutungen und Assoziationen gekommen ist (s. Abschnitt „Gesprächsführung im Rahmen des Pflegeassessments").

! Ziel des Assessments ist ein gemeinsames Verständnis der aktuellen Situation von Patient und Pflegenden, damit die Pflegeplanung und die daraus folgenden Maßnahmen sowohl fachlich richtig sind als auch der konkreten Problematik des Patienten entsprechen.

Im Prozess des Assessments besteht für den Patienten auch die Möglichkeit sich zu seinen Problemen und Einschränkungen zu äußern und sich manches „von der Seele zu reden". Er kann seine Position zu den vorgeschlagenen pflegediagnostischen Überlegungen, Pflegezielen und -maßnahmen einbringen.

Die Pflegenden können aufgrund des Assessments den Pflegebedarf in Form von Pflegediagnosen einschätzen, notwendige Maßnahmen von pflegerischer Seite planen und diese dem Patienten mitteilen.

Pflegende müssen entscheiden, in welcher Form sie mit Patienten in belastenden Situationen (z. B. Aufnahme, fremde Umgebung, neue Gesundheitssituation ...) kommunizieren und Informationen zur Verfügung stellen. Dies kann mündlich oder mittels einer schriftlichen Zusammenfassung der wesentlichen Ergebnisse erfolgen (z. B. Therapieverträge). Mit einem schriftlichen Entwurf können sich Patienten im Allgemeinen leicht orientieren und gezielt mitarbeiten.

Beispiele für schriftliche Informationen sind:
- Tagespläne zur Orientierung
- Bewegungsprogramme nach Operationen als gezielte Anleitungen zur Rehabilitation
- Liste für die persönlichen Hygienemaßnahmen des Patienten zur Vermeidung von Infektionen

Folgende stressauslösende Faktoren können das Assessment beeinflussen:
- Fehlende Information
- Unverständliche Fachsprache
- Irritierende Umgebungsfaktoren (z. B. Geräusche, Geräte, gleichzeitige diagnostische und therapeutische Maßnahmen, Miterleben von schwerer Krankheit anderer Patienten, unbekannte räumliche Umgebung)
- Krankheitszentrierte, unpersönliche Betreuung
- Assessment im Mehrbettzimmer

! In Stresssituation ist das Verstehen und Behalten von Mitteilungen eingeschränkt.

Inhalt des Assessments

Das Assessment ist als ein interaktiver Prozess zu verstehen, in dem Informationen vom Patienten zur Pflege und umgekehrt ausgetauscht werden. Die Pflegende erhebt Daten des Patienten und der Patient erhält einen Orientierungsrahmen über die weitere Vorgangsweise der Pflege. Das umfasst sowohl die Regeln der Zusammenarbeit, die Aufklärung über die unterschiedlichen Rollen von Patient und Pflegende, organisatorische Belange und die Erklärung der weiteren pflegeprozessorientierten Schritte. Erwartungshaltungen von Patient und Pflegender werden ausgetauscht und aufeinander abgestimmt, wobei die Pflegende die bestehenden Möglichkeiten anhand ihrer Fachkompetenz darstellt. Dies ist Grundlage für eine konstruktive Arbeitsbeziehung. Der gegenseitige Informationsaustausch fördert das Verständnis sowie die Akzeptanz des Patienten für die Tätigkeiten der Pflege, wie beispielsweise die Datensammlung anhand eines Assessmentinstruments.

Inhaltlich berücksichtigt das Assessement die körperlichen, seelischen, kulturellen und psychosozialen Bedürfnisse des Menschen aus der Sicht der Pflege. Es bedarf Werkzeuge, die Assessment-Instrumente genannt werden, um diese Vielfalt an Informationen systematisch erheben und strukturieren zu können. Dazu zählen alle Formen von Anamnesebögen und Gesprächsleitfäden. Die Palette an verwendeten Assessment-Instrumenten reicht von teilstandardisierten Leitfäden bis zu komplett vorgegebenen Erhebungsbögen. Wichtig erscheint den Autoren, dass in einer Betreuungseinheit ein einheitliches Instrument zum Einsatz kommt.

Für die Datensammlung werden unterschiedliche Informationsquellen herangezogen, die nach ihrer Herkunft unterschieden werden können:

Primäre Datenquellen

- Direkte Aussagen des betroffenen Patienten
- direkt erhobene Messdaten

Sekundäre Datenquellen

- alle Arten von Dokumenten, z. B. Begleitpapiere, Überweisungsdokumente, Transferierungsberichte, Entlassungsbriefe, medizinische Krankengeschichte, Krankentransportbegleitblätter, Gutachten
- Aussagen von Angehörigen, Freunden, Arbeitskollegen, Nachbarn, Rettungssanitäter, Hausarzt, Heimhilfen, Hauskrankenpflegepersonal, Sachwalter usw.

Aufgabenstellungen und Denkanstöße

Liste mit Kollegen alle wesentliche Informationsquellen über Patienten in deinem Arbeitsbereich auf. Diese Aufstellung kann bei der Einschulung von neuen Mitarbeitern oder Praktikanten von Nutzen sein.

Daten können verschiedene Qualitäten haben, die sich nach ihrer Wahrnehmbarkeit unterscheiden lassen:

Mit den Sinnen wahrnehmbare Daten

- *Messdaten:* Diese Daten werden mit Hilfe von genormten Messinstrumenten erfasst. Mehrere Personen kommen bei der Anwendung des Messinstrumentes unter gleichen Bedingungen zu den gleichen Ergebnissen.
- *Beobachtungsdaten:* Die Wahrnehmung des Patienten ist abhängig von den Sinnen der Pflegenden (Ohr, Auge, Geruch, Druck, Wärme, Berührung). Die menschliche Wahrnehmung funktioniert nicht immer gleich. Sie verändert sich beispielsweise in Stresssituationen oder bei emotionaler Belastung.

Nicht mit den Sinnen wahrnehmbare Daten
Diese Daten können von den Pflegenden nicht direkt erfasst werden, sondern nur über Aussagen des Patienten (z. B. Schmerzempfinden, Wohlbefinden).

Die Datensammlung zu einem Patienten enthält üblicherweise alle Formen von pflegerelevanten gesundheitsspezifischen Daten. Durch das gewählte Assessment-Instrument erfolgt die Erhebung und Beobachtung in geplanter und geordneter Weise. Deshalb sind die gesammelten Daten bereits durch die Systematik des Assessment-Instruments vorstrukturiert.

Für den diagnostischen Prozess ist eine weitere Bearbeitung der Informationen notwendig. Die Datenstrukturierung kann dabei nach unterschiedlichen Gesichtspunkten erfolgen. Eine systematische und strukturierte Vorgehensweise, die begründbar, beschreibbar und dadurch nachvollziehbar ist, spiegelt eine professionelle Haltung wieder.

Aufgabenstellung und Denkanstöße
Überlege dir Vor- und Nachteile von strukturierten Datenerhebungen. Welche Erfahrungen hast du bisher mit der strukturierten Datenerhebung gemacht?

Ergebnisse des Assessments

Durch das Pflegeassessment wird die Situation des Patienten und sein Pflegebedarf ermittelt. Die Instrumente des Gesprächs und der Begegnung ermöglichen die Erwartungen und Sichtweisen des Patienten einzubeziehen. Umgekehrt wird für den Patienten das Leistungsangebot von Seiten der Pflege transparent. Dadurch wird nachvollziehbar, wie sich der Weg zur Entlassung gestalten kann.

Ein weiteres Resultat des Pflegeassessments ist die stellvertretende Erhebung für das ganze Team. Da die Kernpunkte des Gespräches in der Pflegeplanung schriftlich festgehalten werden, sind die Grundinformationen über den jeweiligen Patienten rasch verfügbar und ermöglichen Einblick in die individuelle Patientensituation. Ein bedeutender Faktor für die erfolgreiche Verwendung von Assessment- oder Planungsbögen ist die persönliche Auseinandersetzung mit den Instrumenten. Dies kann beispielsweise im Rahmen von stationsspezifischen Anpassungen oder in Fortbildungen geschehen.

Durch die schriftliche Fixierung der erhobenen Information ist es möglich, dass der Pflegebedarf und die daraus folgende Planung aus der Dokumentation ersichtlich ist. Die Pflegenden des Betreuungsteams können dadurch mit ihrer Arbeit direkt bei den dokumentierten Abmachungen ansetzen. Die erhobenen Informationen sollten auch dem Patienten in geeigneter Form zugänglich gemacht werden. Die Information über die Bewertung ihrer Situation durch Pflegende ist ein Patientenrecht, das in einigen Ländern gesetzlich festgeschrieben ist. In Österreich ist das Informationsrecht der Patienten im Gesundheits- und Krankenpflegegesetz und im Krankenanstaltengesetz enthalten.

Das Pflegeassessment erfüllt Funktionen für Pflegende und Patienten:
- Durch das Assessment wird der Inhalt und der Ablauf der kommenden Pflegeinterventionen klar.
- Das Assessment eröffnet für Betroffene und Angehörige die Gelegenheit zu fachkompetenter Beratung.
- Das Assessment macht Pflegenden und Patienten vorhandene Ressourcen, Stärken und Schwächen bewusst.
- Durch das Assessment wird der Grundstein für das Verständnis und die Akzeptanz des Patienten für die Pflegemaßnahmen gelegt. Die Einbeziehung des Patienten verbessert die Chancen auf seine aktive Mitarbeit. Auf diesem Beziehungsniveau können auch gesundheitsförderliche Aspekte der Pflege eingebracht werden.

Ein gut geführtes Assessment erfordert in hohem Ausmaß Beziehungskompetenz und sprachlich-kommunikative Fähigkeiten der Pflegenden.

Durchführung des Assessments

Die Durchführung des Assessments wird von der Grundhaltung, den Denkrichtungen und den Wertvorstellungen der erhebenden Pflegenden beeinflusst. Das Assessmentgespräch vermittelt dem Patienten ein Bild von Pflege. Treten Pflegende kompetent auf, kann dieses Bild einen professionellen Eindruck beim Patienten hinterlassen, das Vertrauen schafft.

! Im professionellen Assessment erfolgt die Begegnung mit Respekt, Wertschätzung und Akzeptanz.

Aufgabenstellungen und Denkanstöße
Kläre für dich deine Einstellung zu den Themen Pflege, Gesundheit, Patient und Umwelt:
- Welches Menschenbild hast du?
- Was verstehst du unter „krank“, was unter „gesund“?
- Welchen Einfluss hat die Umwelt eines Menschen auf seine Gesundheitssituation?
- Was sind für dich Aufgaben der Pflege?

So unterschiedlich, wie die Antworten auf diese Fragen ausfallen können, so verschieden sind auch die grundsätzlichen Zugänge zum Pflegeassessment. Beispielsweise kann die Datensammlung und Dateninterpretation bei einem Patienten mit einem Schlaganfall bei einer stark fürsorglichen Grundhaltung und bei einer stark ressourcenorientierten Grundhaltung zu unterschiedlichen Ergebnissen führen. Die fürsorgliche Pflege betont den Ausgleich von bestehenden Defiziten, die ressourcenorientierte Pflege hingegen die aktiven Potenziale eines Patienten. Die Unterschiede, die sich aus den verschiedenen Ansätzen ergeben, sind in der Praxis kein Problem, solange das gesamte Pflegeteam einheitlich vorgeht. Bei uneinheitlicher Vorgangsweise können Konflikte entstehen.

Pflegeleitbilder[1], die für alle Teammitglieder, unabhängig von ihrer persönlichen Einstellung, verbindlich sind, können zur Bewältigung dieser Konflikte beitragen.

Vorbereitung des Assessmentgesprächs

Das Assessmentgespräch erfolgt systematisch, strukturiert und dokumentiert. Zur Erfüllung dieser Anforderungen ist eine Vorbereitung für das Gespräch erforderlich.

Aufgabenstellungen und Denkanstöße
Überlege, wie das Assessmentgespräch in deinem Arbeitsumfeld durchgeführt wird.

- Wird der Zeitpunkt und der Verlauf des Gesprächs dem Zufall überlassen?
- Wird nach einer bestimmten Struktur vorgegangen, z. B. nach einem Gesprächsleitfaden?
- Gibt es Orientierungshilfen zur Anwendung von Assessmentinstrumenten?
- Werden Strategien für die Gesprächsführung, z. B. in Form von Standards vorgeschlagen?
- Berücksichtigen die Assessmentinstrumente typische Pflegeaspekte, die in deinem Bereich wichtig sind, um die Pflegebedürftigkeit von Patienten rasch einschätzen zu können?
- Sind gute Bedingungen für ein störungsfreies Assessmentgespräch vorhanden?

1 Ein Pflegeleitbild ist eine gemeinsam erarbeitete Übereinkunft darüber, wie Pflege verstanden und ausgeübt wird

In der persönlichen Vorbereitung sind einige Dinge zu beachten, um ein aussagekräftiges und strukturiertes Assessment zu führen. Die Erhebung von pflegerelevanten Informationen sollte nicht allein dem Redefluss des Patienten überlassen werden. Deshalb ist es notwendig, sich im Vorhinein für die jeweilige Situation eine angemessene Strategie zurechtzulegen. Diese kann von Fachbereich zu Fachbereich unterschiedlich aussehen.

Dabei sind folgende Überlegungen zu beachten:

Möchte ich die pflegerelevanten Themenbereiche mit dem Patienten vorzugsweise in einer fixen Abfolge besprechen (z. B. zuerst den Bereich ‚Luft', dann den Bereich ‚Wasser' usw.), oder lasse ich einen freien thematischen Ablauf des Gespräches zu?

Vorteile einer fixen Gesprächsstruktur sind die geringe Gefahr, Themen zu vergessen und eine klare Orientierung über die bereits behandelten und die noch offenen Themen. Ein fixer Gesprächsablauf stellt weitgehend sicher, dass bestimmte Themen von den Pflegenden schon im Vorfeld des Assessments nicht voreilig als nicht relevant beurteilt werden.

> *Beispiel:* Herr Glaser kommt mit einem Ulcus cruris auf eine Aufnahmestation. GuKS Binder vermutet nach dem ersten Eindruck, dass die Gewebeschädigung das offensichtliche Hauptproblem von Herrn Glaser ist. Erst im Rahmen des umfassenden Assessments erfährt GuKS Binder von psychosozialen Schwierigkeiten, die im Zusammenhang mit dem offenen Bein aufgetreten sind. Herr Glaser wird nicht mehr von seinen Kindern und Freunden besucht, worunter er sehr leidet. Er zieht sich selbst mehr und mehr zurück, weil er eine ablehnende Haltung des Umfeldes fürchtet.

Eine starre Gesprächsführung kann den Beziehungsaufbau zum Patienten beeinträchtigen. Der Patient hat nicht die Möglichkeit über seine subjektive Sichtweise in der Form zu berichten, die er gewohnt ist. Eine starre Gesprächsführung durch die Pflegenden kann als technokratisch oder ausfragend erlebt werden. Themen, die dem Patienten wichtig sind, werden möglicherweise nicht behandelt oder bekommen nicht die Bedeutung, die sie für den Patienten haben. Durch eine flexible Gesprächsführung können Pflegende besser auf die Bedürfnisse des Patienten eingehen.

> *Beispiel:* Frau Juvic hat immer wieder kolikartige Schmerzen im rechten Unterbauch. Für den Beziehungsaufbau ist es notwendig, dass sie im Assessmentgespräch zuerst über ihre vorrangigen Probleme spricht. GuKS Muster akzeptiert die Reihenfolge, die von Frau Juvic vorgegeben wird, achtet aber darauf, dass kein Themenbereich vernachlässigt wird.

Traue ich mir die nötige Sicherheit zu, das Assessment als halbstrukturiertes Gespräch zu führen?

Eine Abfrage nach Vorlage (z. B. Verwendung des Assessmentinstruments als Fragebogen) kann vom Patienten als unpersönlich empfunden werden und hat möglicherweise negative Auswirkung auf die Qualität des Gespräches. Mit zunehmender Übung ist ein Assessment in einer halbstrukturierten Interviewform vorzuziehen. Dabei müssen die Pflegenden die Struktur der thematischen Gliederung des Assessmentinstruments genau kennen, um dem Gesprächsfluss des Patienten folgen und dabei die angesprochenen Inhalte richtig zuordnen zu können. Dies fällt Pflegenden in der Praxis mit zunehmender Routine immer leichter.

Welche abschließenden Informationen über die weitere Pflegeplanung gebe ich dem Patienten?

Nach der Informationssammlung wird das Bild, das die Pflegende über die Situation des Patienten gewonnen hat, für diesen zusammengefasst und mit seiner Sichtweise nochmals abgestimmt. Danach erhält der Patient eine erste Vorinformation bezüglich der weiteren Vorgehensweise (z. B. Pflegeplanung, Tagesablauf, Untersuchungen). Dies gibt dem Patienten Orientierung und kann seine Bereitschaft zur Mitarbeit erhöhen.

Aufgabenstellungen und Denkanstöße
Mache dir bewusst, wie du dein Assessment bisher gestaltet hast. Haben sich dabei deine Wahrnehmungen mit jenen der Patienten gedeckt?

Hilfsmittel zur Unterstützung im Assessment

In der Pflegepraxis werden verschiedene Hilfsmittel, wie Anamnesebögen, Checklisten, Computerprogramme, Skalen und Indizes eingesetzt. Die Hilfsmittel zum Pflegeassessment können sich an unterschiedlichen Systematiken orientieren und werden in Anlehnung an Pflegemodelle und Verhaltensmuster entwickelt.

Für einige Informationen stehen definierte Skalen und Indizes zur Verfügung, welche die Beschreibung von Daten standardisieren. Messtechnisch spricht man von einer **Skala,** wenn Wahrnehmungen entlang einer fixen Beobachtungsstruktur gruppiert werden. Das bedeutet, dass es zu einem Merkmal verschiedene Untergruppen gibt, die durch eindeutige Kriterien definiert sind. Praktische Beispiele im Bereich der Einschätzung von Druckgeschwüren sind die Einstufung nach Daniel oder im Bereich der Bewertung der Selbstständigkeit eines Patienten die modifizierte Klassifikation nach Jones.

Ein **Index** ist die Zusammenfassung mehrerer Messwerte zu einem einzigen Wert. Indizes werden verwendet, um Phänomene zu beschreiben, die mehrere Dimensionen haben. Ein Beispiel ist der Body-Mass-Index (BMI), der die Dimensionen „Körpergröße" und „Körpergewicht" zu einer einzigen Maßzahl zusammenfasst.

Skalen und Indizes, die auf wahrnehmbaren und messbaren Daten beruhen, geben zumeist genaue Kriterien für die Einstufung an und ermöglichen dadurch vergleichbare Angaben.

Es gibt auch Einschätzungsinstrumente für Daten, die nur auf den **Selbsteinschätzungen des Patienten** basieren. Die erzielten Werte sind nicht mit jenen von anderen Patienten vergleichbar, halten aber die Selbsteinschätzung des Patienten in kurzer und prägnanter Form fest. Beispiele dafür sind die Schmerzskala oder Schlafprotokolle zur subjektiven Bewertung des Schlafes.

Skalen und Indizes sind eine Möglichkeit bestimmte Eigenschaften des Patienten oder seine aktuelle Situation knapp und aussagekräftig einzuschätzen und zu dokumentieren. Werte von Skalen und Indizes sind Anhaltspunkte für die Diagnosestellung, die Planung, die Durchführung und die Evaluation in der Pflege.

Ablauf des Pflegeassessmentgesprächs

Das echte Gespräch bedeutet:
aus dem Ich heraustreten und an die Tür des Du klopfen.
Albert Camus

Das Pflegeassessmentgespräch lässt sich in drei Schritte gliedern:
- Orientierung
- Durchführung
- Zusammenfassung.

Orientierung

Am Anfang des Gespräches ist es wichtig einen Überblick über die Situation und den Gesprächsverlauf zu gewinnen. Das beginnt mit der Vorstellung der beteiligten Personen. Versichere dem Patienten, dass alle Angaben vertraulich behandelt werden und schaffe eine vertrauensfördernde Umgebung.

Sprich den Patienten mit seinem vollen Namen an, stelle dich selbst mit Namen vor. Anredeformen sind wichtig, weil der Name als Teil der Person empfunden wird. Mache deutlich, in welcher beruflichen Funktion du mit dem Patienten sprichst.

Informiere den Patienten/die Bezugsperson über die voraussichtliche Dauer des Assessmentgespräches. Teile dem Patienten/der Bezugsperson mit, dass er entscheidet, ob er persönliche Fragen beantworten möchte, bzw. dass diese auch später besprochen werden können.

Informiere den Patienten/die Bezugsperson über die Ziele des Pflegeassessments:

- die Erhebung des individuellen Pflegebedarfs und der Ressourcen
- die Optimierung der Pflegeplanung

Beispiele:
„Herr Huber, mein Name ist Gudrun Schiller. Ich bin Krankenschwester an dieser Station. Damit wir Ihre Pflege bestmöglich planen können, möchte ich Ihnen einige Fragen stellen. Selbstverständlich stehe ich Ihnen auch für Fragen zur Verfügung."
oder
„Um Sie gut pflegen zu können, benötigen wir von Ihnen einige Informationen. Daher möchte ich Ihnen einige Fragen stellen und mir dazu Notizen machen. Die Gesprächsinhalte werden vertraulich behandelt. Das Gespräch wird ca. 30 Minuten dauern."

Durchführung

Die große Herausforderung besteht darin, die Fragen dem Verständnis und dem Sprachgebrauch des Patienten und des Interviewers anzupassen. Für viele Fragestellungen müssen Pflegende einen individuell passenden Weg finden, um die Fragen zu den Problembereichen richtig zu formulieren.

Beginne das Gespräch mit offenen Fragen, damit auch der Patient Zeit für den Einstieg ins Gespräch findet. In weiterer Folge können konkrete Themenbereiche angesprochen werden. Je geübter Pflegende sind, desto offener und flexibler können sie das Assessmentgespräch führen.

Dafür sind folgende Fragen hilfreich:
1. Was führt Sie zu uns?
   Was sehen Sie als Ihr gesundheitliches Hauptproblem?
2. Was bedeutet ihre derzeitige gesundheitliche Situation für Sie?
   Wie erleben Sie ihre Situation?
   Was beschäftigt Sie diesbezüglich am meisten?
   Was wünschen Sie sich derzeit am meisten?
3. Wie gehen sie mit Ihrer Situation um?
   Wie werden Sie damit fertig?
   Wie stellen Sie sich eine für Sie zufriedenstellende Lösung vor?
   Was können Sie selbst zur Lösung beitragen?
   Wie können wir erkennen dass es ihnen besser geht?
   Wie können wir erkennen dass sie zufrieden sind?
4. Wie wirkt sich Ihre Situation auf ihren Alltag aus?
   Wie beeinflusst dies Ihre Lebensgestaltung, Ihre täglichen Aktivitäten?
   Wo sind Sie auf Hilfe angewiesen?
5. Was bedeutet Ihre Situation für Ihre Angehörigen?

6. Wie können wir Sie am besten unterstützen?
   Was erwarten sie dabei von uns?

Aufgabenstellungen und Denkanstöße
Ergänze die Liste, wenn dir weitere Fragen wichtig erscheinen.

Die Pflegenden leiten das Gespräch. Deshalb ist es notwendig den Überblick zu behalten. Das bedeutet, immer wieder den „roten Faden" des Gesprächs aufzunehmen und das Gespräch auf die wichtigen Themenbereiche zu lenken, um mögliche Pflegeproblemschwerpunkte festzustellen.

Lasse dir vom Patienten genau schildern, wie er seine Situation/Krankheit erlebt oder erlebt hat. Falls etwas unklar erscheint, frage nach.

Konzentriere dich beim Gespräch aber nicht nur auf das Gesagte, sondern beobachte den Patienten mit allen Sinnen, lasse deine Beobachtungen (Gestik, Mimik, Körperhaltung, Tonfall etc.) auch in das Gespräch einfließen und dokumentiere auftretende Widersprüche.

Beispiele:
Herr Engerth gibt an, keine Probleme bei der Körperpflege zu haben, er riecht jedoch stark nach Urin und Exkrementen.
Frau Wieser behauptet keinerlei gesundheitliche Probleme zu haben. Ihre Haut wirkt jedoch ausgesprochen trocken und schuppig, die Lippen sind zyanotisch und sie bekommt schwer Luft.

Zusammenfassung

In der Endphase des Gespräches ist es sinnvoll die wesentlichsten Erkenntnisse des Assessments in verständlicher Form darzustellen. Mit dem Patienten wird besprochen, wie die Situation aus pflegerischer Sicht bewertet wird. Dies fördert ein gemeinsames Verständnis der Situation von Patient und Pflegenden. Durch die Abstimmung der Sichtweisen wird der Patient aktiv in die weiteren Schritte des Pflegeprozesses einbezogen.

Am Ende des Assessmentgesprächs wird mit dem Patienten geklärt, wer von den Angehörigen bzw. Bezugspersonen in welchem Umfang über die Situation informiert und in bestimmte Pflegemaßnahmen einbezogen werden soll.

In der Schlussphase des Assessmentgespräches wird der Patient auf mögliche nächste Schritte vorbereitet.

Gesprächsführung im Rahmen des Pflegeassessments

Gedacht heißt nicht immer gesagt,
gesagt heißt nicht immer richtig gehört,
gehört heißt nicht immer verstanden,
verstanden heißt nicht immer einverstanden,
einverstanden heißt nicht immer angewendet,
angewendet heißt noch lange nicht beibehalten.
Konrad Lorenz

Bei ansprechbaren Patienten ist das Gespräch ein Hauptbestandteil des Assessments. Deshalb ist es für Pflegende notwendig, die grundlegenden Regeln der pflegerischen Gesprächsführung zu beherrschen.

Grundsätze der Gesprächsführung im Pflegeassessment

Für erfolgreiche Gespräche mit dem Patienten im Rahmen des Assessments ist die Orientierung an folgenden Grundsätzen hilfreich:

Ermutige den Patienten, sich mitzuteilen
Zu Beginn des Gespräches wird eine vertrauensvolle Gesprächssituation hergestellt.

Wenn du den Patienten ermutigst sich zu äußern, vermittelst du ihm, dass seine Meinungen und Empfindungen wichtig sind.

Gib dem Patienten Gelegenheit auf seine Art und Weise über seine Situation zu sprechen
Verhörsituationen, in denen sich der Patient ausgefragt fühlt, können dazu führen, dass er sich aus dem Gespräch zurückzieht. Lass den Patienten zunächst zu themenbezogenen, aber weiten und offenen Fragen sprechen, bevor konkrete, punktuelle Nachfragen gestellt werden[2]. Sprechpausen sind Bestandteil eines Assessmentgespräches. Lasse dich davon nicht irritieren.

Gründe für den Rückzug des Patienten können sein:
- Überflutung mit Fragen
- ständige Unterbrechung des Erzählflusses
- das Gefühl, sich rechtfertigen zu müssen (z. B. bei Warum-Fragen)
- bohrende, insistierende Fragen

---

2 siehe Einstiegsfragen im Abschnitt „Anwendungshinweise zum pdo AB"

Formuliere Fragen so, dass sie keine vorgefertigten Antworten nahe legen
Fragen, die eine bestimmte Antwort begünstigen, sind Suggestivfragen. Beispiele dafür sind:
- Es macht Ihnen doch nichts aus, wenn Sie erst morgen zum Röntgen kommen?
- In ihrem Alter werden Sie bestimmt keine Schlafprobleme haben, oder?
- Ihre Frau wird sich sicher um Sie kümmern?

> **Aufgabenstellungen und Denkanstöße**
> Überlege, ob du in der Vergangenheit Suggestivfragen verwendet hast. Wenn ja, wie lauten sie?

Achte auf die Art der Fragestellung
Es können direkte und indirekte, sowie offene und geschlossene Fragen eingesetzt werden. Welche Frageform konkret gewählt wird, hängt von der Einschätzung der Pflegenden ab.

Direkte Fragen zu Themen, die sehr intim (z. B. Ausscheidung, Sexualität) oder gesellschaftlich nicht erwünscht sind (z. B. Alkoholismus, Aggression), können zum Rückzug oder zu falschen Auskünften des Patienten führen. Bei vermuteten oder geäußerten Suizidgedanken des Patienten hat sich allerdings das direkte Ansprechen des Themas in der Praxis bewährt.

Zum Einstieg in einen neuen Themenbereich sind offene Fragen gut geeignet. Für das konkrete Nachfragen können auch geschlossene Fragen verwendet werden.

Beachte die körperlichen und psychischen Auswirkungen des Gespräches
Das Assessmentgespräch kann verschiedene Auswirkungen auf den Patienten haben. Er kann erschöpft, nervös oder unruhig werden. Der Blutdruck kann sich verändern oder der Patient beginnt zu schwitzen. Wird die Belastung für den Patienten zu groß, sollte das Gespräch unterbrochen und zu einem späteren Zeitpunkt weitergeführt werden.

Konzentriere dich auf die Informationssammlung
Während des Assessmentgesprächs tauchen bereits die ersten Vermutungen über die pflegerische Bewertung der Patientensituation und mögliche Maßnahmen auf. Diese werden aber nicht in das Gespräch eingebracht, da sie von noch nicht erhobenen Informationen ablenken können. Die pflegerische Diagnose und Planung erfolgt nach dem Gespräch. Dasselbe gilt für allgemeine Ratschläge, die möglicherweise auch Kompetenzüberschreitungen darstellen können.

Beispiele für „gut gemeinte" Ratschläge, die nicht ins Assessmentgespräch gehören, sind:
- „Wenn Sie sich von Ihrem Partner trennen, wird es Ihnen besser gehen."

- „Ihr Blutfettspiegel wird sich sicherlich normalisieren, wenn sie 10 kg abnehmen."
- „An Ihrer Stelle würde ich Wohnungsbeihilfe beantragen."

Achte auf eine verständliche Sprache
Verwende ein Sprachniveau, das der Patient versteht. Zu beachten sind auch mögliche unterschiedliche Bedeutungen von Begriffen oder Redewendungen in verschiedenen sozialen und kulturellen Gruppen.

Bleibe sachlich und nimm eine professionelle Haltung ein
Versuche Äußerungen von Patienten/Angehörigen möglichst wertfrei entgegenzunehmen. Eine übertriebene Reaktion auf Patientenaussagen (z. B. Zustimmung oder Ablehnung) kann das Gespräch beeinträchtigen. Beispielsweise verschließen sich Patienten bei ablehnenden Reaktionen. Bei übertriebener Zustimmung kann das Urteilsvermögen der Pflegenden beeinflusst werden.

Reagiere auf kritische Bemerkungen (z. B. Unzufriedenheit mit der Betreuung) ruhig und frage nach den beanstandeten Ereignissen, den Ursachen für die Kritik und dem individuellen Erleben des Patienten. Lasse dich nicht auf eine Wertung oder auf die Rechtfertigung des Verhaltens anderer ein.

Achte auf die Sprechweise und auf nonverbale Mitteilungen und Zeichen
Geäußerte Inhalte und die Art, wie diese vermittelt werden, müssen nicht immer übereinstimmen. Beispielsweise können Körperhaltung und Gestik anderes aussagen, als das Gesprochene. Dokumentiere diese Widersprüche und frage nach, um deine Unklarheiten zu beseitigen.

Vergewissere dich, dass du den Patienten richtig verstanden hast
Fasse die wesentlichen Punkte der Patientenaussage zusammen. Gib dem Patienten die Gelegenheit, dein Verständnis zu korrigieren. Nur so kannst du verlässliche und relevante Informationen erheben.

Objektiviere die Informationen, indem du nach messbaren Größen fragst.
Beispiel: Herr Stifter sagt, er habe regelmäßigen Stuhlgang. Auf Nachfrage präzisiert er seine Aussage auf Stuhlgang alle 3 Tage.

Nicht mit allen Patienten kann problemlos kommuniziert werden. Mögliche Barrieren im Assessmentgespräch sind:

- Höreinschränkungen
- Bewusstseinsveränderungen (z. B. durch Fieber, Medikamente, Alkohol, Toxine)
- kulturelle Unterschiede (z. B. unterschiedliche Bedeutungszuschreibungen, Geschlechterrollen, Wertvorstellungen)
- Sprache (z. B. Fremdsprachigkeit, Dialekt, Sprach- und Sprechstörungen)
- psychische Beeinträchtigungen (z. B. Psychose, mangelnde Konzentrationsfähigkeit)

Zeitpunkt und Dauer des Assessments

Es ist vorteilhaft das Assessment möglichst früh mit dem Patienten durchzuführen, um eine Beziehung herzustellen und Orientierung zu geben. Dabei ist darauf zu achten, den Patienten nicht zu überfordern.

Die Situation des Patienten und die zeitlichen Ressourcen der Pflegenden bestimmen die Festsetzung des Gesprächstermins. Die Abstimmung des Gesprächszeitpunktes mit Untersuchungsterminen, Visiten und anderen Fixpunkten schafft den notwendigen Freiraum für ein Gespräch ohne Zeitdruck. Jede Organisationseinheit sollte festlegen, innerhalb welchen Zeitraumes das Assessmentgespräch durchgeführt werden soll.

Beispiel: Innerhalb von 48 Stunden nach der Aufnahme liegt ein dokumentiertes Pflegeassessment vor.

Nach der Erfahrung der Autoren benötigt ein mit Routine durchgeführtes, umfassendes und für die Beteiligen zufriedenstellendes Assessmentgespräch im Durchschnitt 30–60 Minuten. Die tatsächliche Dauer des Gespräches ist von der individuellen Situation des Patienten, der Routine der Pflegenden und der Ausrichtung der Organisationseinheit (z. B. HNO, Interne Abt., Psychiatrie) abhängig.

In manchen Organisationen werden, je nach der voraussichtlichen Aufenthaltsdauer, Assessmentinstrumente mit unterschiedlichem Umfang verwendet (z. B. verkürztes Assessment bei Tonsillektomie). Es obliegt dem gehobenen Dienst für Gesundheits- und Krankenpflege das Assessment bei jedem Patienten angemessen durchzuführen. Die Verantwortung für mögliche Probleme aufgrund nicht erhobener Informationen durch die Anwendung eines verkürzten Erhebungsinstrumentes, verbleibt bei den durchführenden Pflegenden. Auf jeden Fall ist bei einem verkürzten Assessment darauf zu achten, dass die Grundsätze der sicheren Pflege[3] eingehalten werden (vgl. Abschnitt „Pflegevisite: Stufen der Pflegequalität").

Der Umfang und die Inhalte des Assessments können nach der Bedürfnishierarchie nach Maslow geordnet werden, wobei den Bereichen „physische Existenz" und „individuelle Sicherheit" die höchste Priorität zukommt. Sie stellen einen Mindeststandard für das Pflegeassessment dar (vgl. Abschnitt „Prioritäten und Bedürfnisse").

Umgang mit Assessmentinstrumenten (Anamnesebögen)

Die gebräuchlichen Assessmentinstrumente erfüllen eine mehrfache Funktion. Sie dienen als Gedächtnisstütze für das Abfragen von pflegerelevanten Berei-

3 Stufen der Pflegequalität nach Fiechter/Meier: Stufe 1 „Sichere Pflege"

chen. Gleichzeitig sind sie ein Dokument, das für den Nachweis des durchgeführten Assessments herangezogen wird und auf denen der Patientenzustand zum Zeitpunkt des Assessments festgehalten wird.

Assessmentinstrumente umfassen normalerweise alle pflegerelevanten Lebensbereiche eines Menschen und bieten detaillierte Möglichkeiten zur Informationserfassung. Die thematischen Bereiche können beispielsweise nach ATLs, allgemeinen Selbstpflegeerfordernissen nach Orem oder anderen Ordnungssystemen gegliedert sein. Nicht alle Bereiche sind für die individuelle Situation eines Patienten relevant. Deshalb erfolgt der Umgang mit einem Assessmentinstrument in zwei Stufen:

1. Groberhebung
Mit Einstiegsfragen werden für jeden Bereich mögliche Probleme ausgelotet (z. B. Luft, Wasser, Ausscheidung, Allein sein und soziale Interaktion; vgl. Abschnitt „Anwendungshinweise zum pdo AB"). Ergibt sich bei der Einstiegsfrage kein Hinweis auf vorliegende Probleme, wird dieser Bereich nicht weiter vertieft.

> *Beispiel:* Herr Appel ist nach einer akuten Pankreatitis infolge einer Gallenwegserkrankung in stationärer Behandlung. Die Gattin und seine beiden Söhne sind bei der Aufnahme anwesend. Sie vermitteln den Eindruck einer intakten Familie. Herr Appel toleriert Nulldiät und Magensonde und spricht auf die eingeleitete Therapie gut an. Im durchgeführten Assessment werden die Themen Suizidrisiko, Gewalttätigkeit gegen andere, Risiko der sozialen Vereinsamung nicht angesprochen. Auf dem Assessmentbogen wird vermerkt, dass diese Abschnitte in den Themenbereichen für die Pflege nicht relevant sind. Dies kann beispielsweise durch ein ‚n.r.' (nicht relevant), oder durch eine Buchhalternase (⌒) gekennzeichnet werden.

2. Vertiefung
Gibt es durch Äußerungen des Patienten oder aufgrund von Beobachtungen der Pflegenden Hinweise auf pflegerelevante Sachverhalte, erfolgt ein Fokussieren in diesem Bereich. Es wird in diesem Abschnitt gezielt nachgefragt, um zu einer detaillierten Beschreibung zu gelangen.

> *Beispiel:* Frau Huber gibt an keine Probleme mit der Atmung zu haben. Die Pflegenden beobachten, dass Frau Huber kurzatmig ist und zyanotische Lippen hat. GuKS Kostic dokumentiert die Beobachtung im Bereich Luft bzw. Atmung. Sie erhebt gezielt, seit wann Frau Huber diese Kurzatmigkeit hat, ob sich dies auf ihr Wohlbefinden auswirkt. Sie fragt Frau Huber, ob ihr mögliche Ursachen, wie frühere oder aktuelle Herzerkrankungen, Rauchen, Medikamente, bekannt sind.

Pflegeassessment – eine Übungssache!

Übersicht über Kompetenzstufen

	Anfänger	Fortgeschrittener	Experte
Pflegeassessment	schematisches Vorgehen nach vorgegebenem Anamneseblatt Vorgegebener Anamnesebogen leitet das Gespräch	Flexibles Vorgehen anhand des Anamnesebogens. Das Gespräch wird durch die Themenbereiche des Anamnesebogens geleitet.	Der Patient wählt das, für ihn wichtigste Thema zum Gesprächsbeginn. Freies Gespräch mit dem Patienten, der Anamnesebogen dient der Kontrolle und Dokumentation.
Form der Erhebung	Im Vordergrund steht das Sammeln von Daten.	Neben dem Sammeln von Daten wird der Beziehungsaufbau berücksichtigt.	Beziehungsaufbau und Datensammlung nehmen einen gleichberechtigten Stellenwert ein.
Notizen	Der Anamnesebogen wird während des Gespräches ausgefüllt.	Stichworte und Notizen werden mitgeschrieben, der Anamnesebogen wird erst nach dem Gespräch vollständig ausgefüllt.	Stichworte und Notizen werden mitgeschrieben, der Anamnesebogen wird erst nach dem Gespräch vollständig ausgefüllt.
Dauer	Lange Dauer, aufgrund von „Learning by doing" der Pflegenden. Diese Phase ist notwendig, um das Assessmentinstrument anwenden zu lernen und Orientierung zu erhalten. Diese Phase kann nicht übersprungen werden.	Routine und Orientierung im Assessment und rascher Erkenntnisgewinn vorhanden. Vorsicht: Dies kann möglicherweise dazu führen, dass das Gespräch für Patienten zu schnell abläuft und den Beziehungsaufbau beeinträchtigt.	Große Routine beim Assessment und rascher Erkenntnisgewinn vorhanden. Die notwendige Zeit für den Beziehungsaufbau wird berücksichtigt.

Schwierigkeiten und Grenzen im Assessment

Voraussetzung für ein gelungenes Assessment ist die Bereitschaft von Patient und Pflegenden zur Zusammenarbeit. Es gibt Situationen, in denen ein Patient aufgrund einer persönlichen Krisensituation, bestimmten Persönlichkeitsmerkmalen oder krankheitsbedingter Ursachen nicht mitarbeiten kann. Hier kann es hilfreich sein, zuerst eine Beziehung herzustellen und das Assessment auf einen späteren Zeitpunkt zu verschieben.

Besonders in Krisensituationen wie einer Akutaufnahme, die rasches Handeln erfordern (z. B. akutes Abdomen, Gefäßverschluss, akute Psychose) ist die Durchführung eines umfassenden Assessments nicht möglich. In diesen Situationen sind die Notfallmaßnahmen durchzuführen. Das umfassende Assessment wird zu einem späteren Zeitpunkt durchgeführt.

In Situationen, in denen nicht absehbar ist, wann der Patient am Assessment mitarbeiten kann, wird eine Erhebung aufgrund von beobachtbaren Merkmalen und eventuellen Aussagen von Angehörigen durchgeführt. Die Vorgangsweise wird im Assessmentbogen dokumentiert und begründet.

Nicht alle Probleme und Bedürfnisse des Patienten fallen in den Zuständigkeitsbereich der Pflege. Aufgabe der Pflegenden ist es, diesen Umstand zu erkennen, die Informationen den jeweiligen Berufsgruppen zuzuordnen und an die entsprechenden Mitarbeiter des multiprofessionellen Teams weiterzuleiten.

Aufgabenstellungen und Denkanstöße
Überlege, in welche Abschnitten des für dich gültigen Berufsgesetzes das Assessment berücksichtigt wird. Überprüfe, inwieweit deine bisherige Praxis mit den Anforderungen des Berufsgesetzes übereinstimmt.

Der pflegediagnosenorientierte Anamnesebogen

PFLEGEDIAGNOSENORIENTIERTER ANAMNESEBOGEN - Seite 1/7 (Thematische Gliederung: Allgemeine Selbstfürsorgebedürfnisse nach **OREM**)

PATIENTEN- KLEBEETIKETTE	**Gewicht**........ **Größe**........ **Religiöse Betr.**:........ **Zahnersatz:** O OK O UK **Sehhilfe:** O Brille O Kontaktlinsen **Hörgerät:** O rechts O links **Depositen:** O ja O nein **Sonst. Hilfen**........ **Allergie**........ **Mobile Krankenpflege**........ **Soziale Dienste**........
Pflegeanamnese erhoben am: .... (Datum) **von:** .... (NAME IN BLOCKSCHRIFT) .... (Unterschrift) **durchgeführt mit:** .... (Patient, Bezugsperson ...)	**Verständigung an:** Name........ Tel. .... **Adresse**........ **Sonstiges:**........ ....

LUFT

Probleme mit der Atmung O Nichtraucher O Raucher	**Veränderung der Oxygenierung**
O Nein O Ja Welche:........	00030 Gasaustausch, beeinträchtigt - Ä+S:........ O
....	
....	00031 Freihalten der Atemwege, beeinträchtigt - Ä+S:........ O
Seit wann aufgetreten:........	
Wie aufgetreten: O in Ruhe O bei Belastung	00032 Atemvorgang, beeinträchtigt - Ä+S:........ O
....	
Selbsthilfemaßnahmen u. Hilfsmittel:........	00033 Spontanatmung, beeinträchtigt - Ä+S:........ O
....	
....	00034 Entwöhnung v. Respirator, gestörte Reaktion - Ä+S:........ O
Tracheostoma: O ohne Kanüle O mit Kanüle O ohne Cuff O mit Cuff	
....	
Beobachtungen der Pflegenden / Ressourcen des Pat.:........	
....	

WASSER

Probleme mit dem Flüssigkeitshaushalt	**Veränderung der Durchblutung**
O Nein O Ja Welche:........	00024 Durchblutungsstörung - Ä+S:........ O (kardial, renal, zerebral, gastrointestinal, peripher)
....	
....	00025 Flüssigkeitsvolumen, unausgeglichen, hohes Risiko - RF:........ O
Seit wann:........ **Durstgefühl:** O normal O erhöht O verringert	
Bedarf an Flüssigkeit/Trinkmenge:........ Liter/Tag	00026 Flüssigkeitsüberschuss - Ä+S:........ O
Aussehen d. Zunge:........	
Trinkhilfen:........	00027 Flüssigkeitsdefizit - Ä+S:........ O
Hautturgor:........	
Ödeme:........	00028 Flüssigkeitsdefizit, hohes Risiko - RF:........ O
Beobachtungen der Pflegenden / Ressourcen des Pat.:........	
....	00029 Herzleistung, vermindert - Ä+S:........ O
....	
....	00160 Ausgewogenheit des Flüssigkeitshaushaltes, Bereitschaft zur Verbesserung - Ä+S:........ O

NAHRUNG

Probleme bei der Ernährung	**Veränderung der Nahrungsaufnahme**
O Nein O Ja Welche:........	00001 Überernährung - Ä+S:........ O
....	
....	00002 Mangelernährung - Ä+S:........ O
....	
....	00003 Überernährung, hohes Risiko - RF:........ O
Seit wann:........	
Diät:........ - seit wann:........	00045 Mundschleimhaut, verändert - Ä+S:........ O
Essgewohnheiten:........	
Zahn-/Kieferzustand:........	00048 Zahnentwicklung, beeinträchtigt - Ä+S:........ O
Zustand der Mundschleimhaut:........	
O **Ernährung parenteral** O **Ernährung enteral per Sonde**	00103 Schlucken, beeinträchtigt - Ä+S:........ O
Art (Typ):........ Gelegt am:........	
Stillgewohnheiten:........	00104 Stillen, unwirksam - Ä+S:........ O
Beobachtungen der Pflegenden / Ressourcen des Pat.:........	
....	00105 Stillen, unterbrochen - Ä+S:........ O
....	
....	00106 Stillen, erfolgreich - Ä+S:........ O
....	
....	00107 Nahrungsaufnahme des Säuglings, beeinträchtigt - Ä+S:........ O
....	
....	00134 Nausea (Übelkeit, Brechreiz) - Ä+S:........ O
....	
....	00163 Ernährung, Bereitschaft zur Verbesserung - Ä+S:........ O

PFLEGEDIAGNOSENORIENTIERTER ANAMNESEBOGEN - Seite 2/ 7 (Thematische Gliederung: Allgemeine Selbstfürsorgebedürfnisse nach **OREM**)

AUSSCHEIDUNG

Probleme beim Stuhlgang

O Nein O Ja Welche:..

....

seit wann:.............................., **Letzter Stuhl am:**....................

Auffälligkeiten bzw. Veränderungen bezüglich

Häufigkeit:........................ Menge:........................

Farbe:........................ Geruch:........................

Konsistenz:........................

Abführhilfen:..

Künstlicher Ausgang:..

seit wann:..

Besondere Gewohnheiten:..

....

....

Beobachtungen der Pflegenden / Ressourcen des Pat.:........................

....

....

Veränderung der Ausscheidung

00011 Verstopfung - Ä+S:........................ O

00015 Verstopfung, hohes Risiko - RF:........................ O

00012 Verstopfung, subjektiv - Ä+S:........................ O

00013 Durchfall - Ä+S:........................ O

00014 Stuhlinkontinenz - Ä+S:........................ O

Probleme bei der Urinausscheidung

O Nein O Ja Welche:..

....

....

seit wann:..

Auffälligkeiten bzw. Veränderungen bezüglich

Häufigkeit: tagsüber.................... mal - Zeitabstand.................. Std.,

nachts.................... mal - Zeitabstand.................. Std.,

Menge:........................ Farbe:........................

Geruch:........................

Harnableitungssystem: Art (Typ):........................

Gelegt am:.................... Größe (Charriere):....................

Beobachtungen der Pflegenden / Ressourcen des Pat.:........................

....

....

00016 Urinausscheidung, beeinträchtigt - Ä+S:........................ O

00018 Reflexurininkontinenz - Ä+S:........................ O

00019 Dranguininkontinenz - Ä+S:........................ O

00022 Dranguininkontinenz, hohes Risiko - RF:........................ O

00020 Urininkontinenz, funktionell - Ä+S:........................ O

00021 Urininkontinenz, total - Ä+S:........................ O

00023 Harnverhalten (akut, chronisch) - Ä+S:........................ O

00166 Urinausscheidung, Bereitschaft zur Verbesserung - Ä+S:.............. O

Probleme mit der Haut (inkl. allergische Reaktionen)

O Nein O Ja Welche:..

....

....

Ausschlagartige Hautveränd. O nein O ja wo........................

Beschreibung..

....

Intertrigo O nein O ja wo........................

Beschreibung..

....

Hämatome/Petechien/Blutungen O nein O ja wo........................

Beschreibung..

....

Andere Wunden/Hautläsionen O nein O ja wo........................

Beschreibung..

....

Dekubitus/Dekubitusrisiko (Lokalisation und Beschreibung)

Skala:..

....

....

....

....

Schweißsekretion O normal

O vermehrt (plötzliche Schweißausbrüche) O vermehrt (kontinuierlich)

Häufigkeit: O vermehrt tagsüber O vermehrt nachts

Besonderheiten:..

....

Beobachtungen der Pflegenden / Ressourcen des Pat.:........................

....

....

00041 Latexallergische Reaktion - Ä+S:........................ O

00042 Latexallergische Reaktion, hohes Risiko - RF:........................ O

00044 Gewebeschädigung (Integrität des Gewebes verändert) - Ä+S:............ O

00046 Hautdefekt, bestehend (Integrität der Haut verändert) - Ä+S:............ O

00047 Hautdefekt, hohes Risiko - RF:........................ O

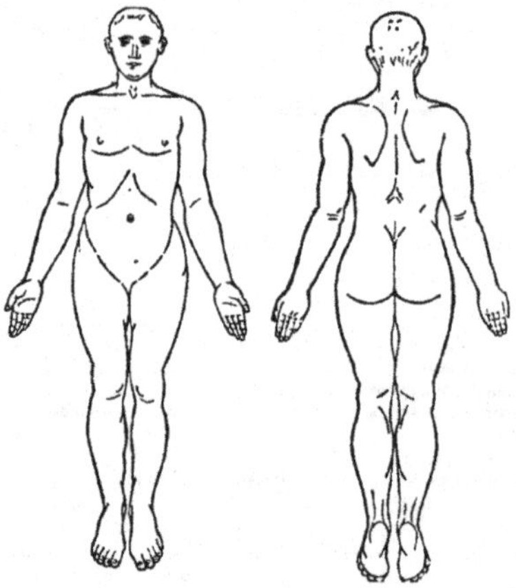

PFLEGEDIAGNOSENORIENTIERTER ANAMNESEBOGEN - Seite 3/ 7 (Thematische Gliederung: Allgemeine Selbstfürsorgebedürfnisse nach **OREM**)

AKTIVITÄT UND RUHE

Probleme beim sich Bewegen

O Nein O Ja Welche:...

....

Seit wann...

Beobachtungen der Pflegenden:...

....

....

Mobilitätsbeeinträchtigung - Ressourcenerhebung

Mdfzt Klass n Jones	0	1	2	3	4
	selbst-ständig	großteils selbst-ständig	teilweise selbst-ständig	geringfügig selbst-ständig	unselbst-ständig/ abhängig
Bewegung im Bett (Lagewechsel, Aufsetzen, Hinlegen):	o	o	o	o	o
Text: ...					
Transfer außerhalb des Bettes (z.B. Bett/Rollstuhl/Nachtstuhl/WC):	o	o	o	o	o
Text: ...					
Mobil sein mit dem Rollstuhl (incl. Hindernissen ausweichen):	o	o	o	o	o
Text: ...					
Fortbewegung zu Fuß (incl. Stiegensteigen):	o	o	o	o	o
Text: ...					

Beobachtungen der Pflegenden / Ressourcen des Pat.:.........................

....

....

Zusätzliche Probleme durch Rückenmarksläsion:

....

....

Veränderung der Aktivität

00040 Inaktivitätssyndrom, hohes Risiko - RF........................ O

00092 Aktivitätsintoleranz - Ä+S:........................ O

00093 Müdigkeit - Ä+S:........................ O

00094 Aktivitätsintoleranz, hohes Risiko - RF:........................ O

00085 Körperliche Mobilität, beeinträchtigt - Ä+S:........................ O

00091 Mobilität im Bett, beeinträchtigt - Ä+S:........................ O

00090 Transfer, beeinträchtigt - Ä+S:........................ O

00089 Rollstuhlmobilität, beeinträchtigt - Ä+S:........................ O

00088 Gehen, beeinträchtigt - Ä+S:........................ O

00154 Umhergehen, ruhelos - Ä+S:........................ O

00123 Halbseitige Vernachlässigung - Ä+S:........................ O

00009 Dysreflexie, autonom - Ä+S:........................ O

00010 Dysreflexie, autonom, hohes Risiko - RF:........................ O

Selbstpflegedefizit - Ressourcenerhebung:

Mdfzt Klass n Jones	0	1	2	3	4
	selbst-ständig	großteils selbst-ständig	teilweise selbst-ständig	geringfügig selbst-ständig	unselbst-ständig/ abhängig
Essen/Trinken:	o	o	o	o	o
Text: ...					
Körperpflege:	o	o	o	o	o
Text: ...					
Kleiden:	o	o	o	o	o
Text: ...					
Ausscheiden:					
Harn - Tag:	o	o	o	o	o
Nacht:	o	o	o	o	o
Text: ...					
Stuhl - Tag:	o	o	o	o	o
Nacht:	o	o	o	o	o
Text: ...					
Haushalt:	o	o	o	o	o
Text: ...					
Freizeit:	o	o	o	o	o
Text: ...					

Gewohnheiten:...

....

Beobachtungen der Pflegenden / Ressourcen des Pat.:.........................

....

....

Veränd. d. persönl. Pflege / Selbstpflegedefizit (SPD)

00102 SPD Essen/Trinken - Ä+S:........................ O

00108 SPD Waschen/Sauberhalten - Ä+S:........................ O

00109 SPD Kleiden/Pflege d. äußeren Erscheinung - Ä+S:........................ O

00110 SPD Ausscheiden - Ä+S:........................ O

00098 Haushaltsführung, beeinträchtigt - Ä+S:........................ O

00097 Beschäftigungsdefizit - Ä+S:........................ O

Probleme beim Schlafen

O Nein O Ja **Welche:**...

Seit wann...

Schlafgewohnheiten d. Pat.:...

....

Beobachtungen der Pflegenden / Ressourcen des Pat.:.........................

....

Veränderung der Ruhezeiten

00095 Schlafgewohnheiten, gestört - Ä+S:........................ O

00096 Schlafentzug........................ O

00165 Schlafen, Bereitschaft zur Verbesserung........................ O

PFLEGEDIAGNOSENORIENTIERTER ANAMNESEBOGEN - Seite 4/ 7 (Thematische Gliederung: Allgemeine Selbstfürsorgebedürfnisse nach **OREM**)

ALLEIN SEIN UND SOZIALE INTERAKTION

Probleme bei d. Kommunikation (verbal/nonverbal)
O Nein O Ja Welche:.......................................

Selbsthilfe: ....

Beobachtungen der Pflegenden / Ressourcen des Pat.: ....

Veränderung d. Kommunikation
00051 Kommunikation, verbal, beeinträchtigt - Ä+S:.................. O
00157 Kommunikation, Bereitschaft zur Verbesserung - Ä+S:.................. O

soziale Situation (Familie, Beziehung, Beruf)
....

Probleme O Nein O Ja Welche:.......................................

Bezugsperson.......................................

Sind Familienangehör. od. andere Personen von Ihnen abhängig?
O Nein O Ja Welche:.......................................

Haben Sie zu Hause alles hinlänglich regeln können?
O Ja O Nein Was nicht:.......................................

Wünsche bzgl. Besuche.......................................

Welche Auswirkung hat Ihre jetz. Situation auf Sie u. Ihre Familie?
....

Beobachtungen der Pflegenden / Ressourcen des Pat.: ....

Veränderung in d. Sozialisation
00052 Soziale Interaktion, beeinträchtigt - Ä+S:.................. O
00053 Soziale Isolation - Ä+S:.................. O
00054 Einsamkeit, hohes Risiko - RF:.................. O

Veränderung d. Rolle
00055 Rollenerfüllung, unwirksam - Ä+S:.................. O
00056 Elterliche Pflege, beeinträchtigt - Ä+S:.................. O
00057 Elterliche Pflege, beeinträchtigt, hohes Risiko - RF:.................. O
00058 Eltern/Kindbeziehung, beeinträchtigt, hohes Risiko - RF:.................. O
00164 Elterliche Pflege, Bereitschaft zur Verbesserung - Ä+S:.................. O
00060 Familienprozess, verändert - Ä+S:.................. O
00063 Familienprozess, verändert (alkoholismusbedingt) - Ä+S:.................. O
00159 Familienprozess, Bereitschaft zur Verbesserung - Ä+S:.................. O
00064 Elternrollenkonflikt - Ä+S:.................. O

Hinweise auf ein Risiko od. Folgen von körperlichen/ psychischen Gewalteinwirkungen
O Nein O Ja Welche:.......................................

Einschneidende Veränderung in d. Lebenssituation:.......................................

Suicidversuch(e) in d. Vergangenh.:.......................................

Beobachtungen der Pflegenden / Ressourcen des Pat.: ....

Veränderung der emotionalen Integrität
00138 Gewalttätigkeit gegen andere, hohes Risiko - RF:.................. O
00151 Selbstverstümmelung - Ä+S:.................. O
00139 Selbstverstümmelung, hohes Risiko - RF:.................. O
00140 Gewalttätigkeit gegen sich, hohes Risiko - RF:.................. O
00150 Suizid, hohes Risiko - RF:.................. O
00142 Vergewaltigungssyndrom - (Ä+S:).................. O
00143 Vergewaltigungssyndrom, gesteigerte Reaktion - (Ä+S:).................. O
00144 Vergewaltigungssyndrom, stille Reaktion - (Ä+S:).................. O

Sexualität (Veränderungen, Einschränkungen, Schwierigkeiten bei Identität, Funktion u. Reproduktion) ....

Angaben/Hinweise d. Pat./Beobachtungen der Pflegenden ....

00059 Sexualität, beeinträchtigt - Ä+S:.................. O
00065 Sexualverhalten, unwirksam - Ä+S:.................. O

PFLEGEDIAGNOSENORIENTIERTER ANAMNESEBOGEN - Seite 5/ 7 (Thematische Gliederung: Allgemeine Selbstfürsorgebedürfnisse nach OREM)

ABWENDUNG VON GEFAHREN

Bestehende Infektionsgefahr
O nein O ja welche...........

Gefahren im Zshg. mit der Regulierung der Körpertem[p]
O nein O ja
Körpertemperatur verändert:
O nein O ja
O erhöht.......... °C seit wann..........
O erniedrigt.......... °C seit wann..........
Beobachtungen der Pflegenden / Ressourcen des Pat.:..........

Möglichkeit, sich selbst vor Verletzungen, Sturz, Krankheit oder Vergiftungen zu schützen
O ja O nein
Beobachtungen der Pflegenden / Ressourcen des Pat.:..........

Erhöhtes Risiko zu ersticken
O nein O ja
Beobachtungen der Pflegenden / Ressourcen des Pat.:..........

Erhöhtes Aspirationsrisiko v.Flüssigkeiten / Nahrung
O nein O ja
Beobachtungen der Pflegenden / Ressourcen des Pat.:..........

Kann Behandlungprogr. an-/übernehmen u. verstehen
O ja O nein
Beobachtungen der Pflegenden / Ressourcen des Pat.:..........

Erkennt und trifft gesundheitsfördernde Maßnahmen
O nein O ja welche..........
Beobachtungen der Pflegenden:..........

Hinweise auf Störung d. Blutzirkulation peripher/zentral
O nein O ja Lokalisation..........
Beobachtungen der Pflegenden / Ressourcen des Pat.:..........

Schmerzen
O nein O ja Lokalisation..........
Seit wann.......... Häufigkeit..........
Art (Qualität).......... Intensität (Skala v. 1-10*)..........
Ausstrahlung..........
Schmerzauslösende Faktoren..........
Schmerzverstärkende Faktoren..........
Schmerzlindernde Faktoren..........
Beobachtungen der Pflegenden / Ressourcen des Pat.:..........

Veränderung d. Körperregulation
00004 Infektion, hohes Risiko - RF:.......... O
00005 Körpertemperatur, verändert, hohes Risiko - RF:.......... O
00006 Körpertemperatur, erniedrigt - Ä+S:.......... O
00007 Körpertemperatur, erhöht - Ä+S:.......... O
00008 Wärmeregulation, unwirksam - Ä+S:.......... O

Veränderung d. körperl. Integrität
00035 Körperschädigung, hohes Risiko - RF:.......... O
00043 Selbstschutz, unwirksam - Ä+S:.......... O
00037 Vergiftung, hohes Risiko - RF:.......... O
00038 Verletzung, hohes Risiko - RF:.......... O
00155 Sturz, hohes Risiko - RF:.......... O
00087 Perioperativ positionierte Verletzungen, hohes Risiko - RF:.......... O
00036 Erstickung, hohes Risiko - RF:.......... O
00039 Aspiration, hohes Risiko - RF:.......... O

Veränderung der Teilnahme
00078 Behandlungsempfehlungen, unwirksame Handhabung - Ä+S:.......... O
00079 Kooperationsbereitschaft, fehlend - Ä+S:.......... O
00082 Behandlungsempfehlungen, erfolgreiche Handhabung - Ä+S:.......... O
00084 Gesundheitsförderung, persönlich - Ä+S:.......... O
00099 Gesundheitsverhalten, beeinträchtigt - Ä+S:.......... O
00162 Behandlungsempfehlungen, Bereitschaft zur Verbesserung - Ä+S:.......... O

00086 Periphere neurovaskuläre Störung, hohes Risiko - RF:.......... O
00049 Anpassungsvermögen, interkraniell, vermindert - Ä+S:.......... O

00132 Schmerzen, akut - Ä+S:.......... O
00133 Schmerzen, chronisch - Ä+S:.......... O

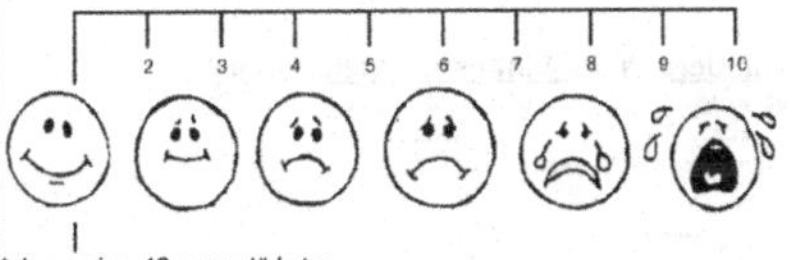

2 3 4 5 6 7 8 9 10

* 1 = gering, 10 = am stärksten

PFLEGEDIAGNOSENORIENTIERTER ANAMNESEBOGEN - Seite 6/ 7 (Thematische Gliederung: Allgemeine Selbstfürsorgebedürfnisse nach OREM)

INTEGRITÄT DER PERSON

Fähigkeit, mit dem veränderten Gesundheitszustand umzugehen O ja O nein
Angaben d. Pat.:..
Beobachtungen der Pflegenden / Ressourcen des Pat.:..

Fähigkeit, vorhandene Ressourcen zu erkennen und anzunehmen O ja O nein
Beobachtungen der Pflegenden:..

Bereitschaft der Angehörigen, in das Betreuungskonzept einbezogen zu werden O ja O nein
Sonstige Angaben/Hinweise..
Beobachtungen der Pflegenden:..

Fähigkeit, Entscheidungen zu treffen O ja O nein
Sonstige Angaben/Hinweise..

Fähigkeit, altersentsprechend den Anforderungen d. tgl. Lebens begegnen zu können O ja O nein
Beobachtungen der Pflegenden:..

Möglichkeit, sich der veränderten Umgebung anzupassen O ja O nein
Beobachtungen der Pflegenden:..

Akzeptanz des eigenen Körpers O ja O nein
Sonstige Angaben/Hinweise..

Wertschätzung der eigenen Person u. Fähigkeiten
O positiv O negativ
Beobachtungen der Pflegenden:..

Realitätsbezug zur eigenen Person/zum sozialen Umfeld - **Beobachtungen der Pflegenden:**..

Veränderung der Sinneswahrnehmungen O ja O nein
welche..
Sonstige Angaben/Hinweise..

Veränderung d. Bewältigungsformen (Coping) / Betroffene

00069 Bewältigungsformen (Coping) d. Betroffenen, ungenügend - Ä+S:....... O
00070 Anpassung, beeinträchtigt - Ä+S:.................... O
00071 Bewältigungsformen (Coping), defensiv - Ä+S:.................... O
00072 Verneinung, unwirksam - Ä+S:.................... O
00100 Postoperative Genesung, verzögert - Ä+S:.................... O
00101 Genesungsprozess, beeinträchtigt - Ä+S:.................... O
00158 Bewältigungsformen (Coping), Bereitschaft zur Verbesserung - Ä+S:...... O

Veränderung der Bewältigungsformen (Coping) / Familie

00073 Bewältigungsform (Coping) d. Familie, behinderndes Verhalten - Ä+S:... O
00074 Bewältigungsform (Coping) d. Familie, mangelnde Unterstützung-Ä+S:.. O
00075 Bewältigungsform (Coping) d. Familie, Bereitschaft z. Verbess. - Ä+S:... O
00080 Behandlungsempfehlungen, unwirksame Handhabung, Familie - Ä+S:... O
00083 Entscheidungskonflikt - Ä+S:.................... O
00111 Wachstum u. Entwicklung, verzögert - Ä+S:.................... O
00156 Plötzlicher Säuglingstod, hohes Risiko - RF:.................... O
00112 Entwicklung, verzögert, hohes Risiko - RF:.................... O
00113 Wachstum, verändert, hohes Risiko - RF:.................... O
00115 Kindliche Vehaltensorganisation, unausgereift, hohes Risiko - RF:.. O
00116 Kindliche Vehaltensorganisation, unausgereift - Ä+S:.................... O
00117 Kindl. Verhaltensorganisation, Bereitschaft zur Verbesserung - Ä+S:..... O
00114 Verlegungsstress-Syndrom - Ä+S:.................... O
00149 Verlegungsstress-Syndrom, hohes Risiko - RF:.................... O

Störung d. Selbst-Konzepts

00118 Körperbild, Störung - Ä+S:.................... O
00119 Selbstwertgefühl, chronisch gering - Ä+S:.................... O
00120 Selbstwertgefühl, situationsbedingt gering - Ä+S:.................... O
00153 Selbstwertgefühl, situationsbedingt gering, hohes Risiko - RF:........ O
00167 Selbstbild, Bereitschaft zur Verbesserung - Ä+S:.................... O
00121 Persönliche Identität, Störung - Ä+S:.................... O
00122 Sinneswahrnehmungen, gestört (im Detail angeben: visuell, akustisch kinästhetisch, gustatorisch, taktil, olfaktorisch) - Ä+S:.................... O

PFLEGEDIAGNOSENORIENTIERTER ANAMNESEBOGEN - Seite 7/ 7 (Thematische Gliederung: Allgemeine Selbstfürsorgebedürfnisse nach **OREM**)

Äußerungen von Verzweiflung, veränderte Lebensenergie (verbal, nonverbal) - Angaben/Hinweise.........

Beobachtungen der Pflegenden / Ressourcen des Pat.:.........

Spiritueller Zustand

00124 Hoffnungslosigkeit - Ä+S:......... O

00125 Machtlosigkeit - Ä+S:......... O

00152 Machtlosigkeit, hohes Risiko - RF:......... O

00050 Energiefeldstörung - Ä+S:......... O

00066 Verzweiflung (seelisches Leiden) - Ä+S:......... O

00067 Verzweiflung (seelisches Leiden), hohes Risiko - RF:......... O

00068 Spirituelles Wohlbefinden, Bereitschaft zur Verbesserung - Ä+S:......... O

Kann Informat. z. Situation, Gesundheitsproblemen/ Wünschen einholen, verarbeiten und umsetzen

O ja O nein

Beobachtungen der Pflegenden / Ressourcen des Pat.:.........

00126 Wissensdefizit - Ä+S:......... O

00161 Wissen, Bereitschaft zur Verbesserung - Ä+S:......... O

Fähigkeit, Gedanken richtig und situationsgerecht zu verarbeiten O ja O nein

Beobachtungen der Pflegenden / Ressourcen des Pat.:.........

00127 Orientierung, beeinträchtigt - Ä+S:......... O

00128 Verwirrtheit, akut - Ä+S:......... O

00129 Verwirrtheit, chronisch - Ä+S:......... O

00130 Denkprozess, verändert - Ä+S:......... O

00131 Gedächtnis, beeinträchtigt - Ä+S:......... O

Bemerkbare Trauerreaktion

O nein O ja ....

Veränderung der emotionalen Integrität

00135 Trauern, unbewältigt - Ä+S:......... O

00136 Trauern, vorzeitig - Ä+S:......... O

00137 Traurigkeit, chronisch - Ä+S:......... O

Hinweise auf die vermehrte Beschäftigung mit einem seelischen Trauma O nein O ja

welche.........

00141 Posttraumatische Reaktion - Ä+S:......... O

00145 Posttraumatische Reaktion, hohes Risiko - RF:......... O

Angstzustände O nein O ja

Sonstige Angaben/Hinweise.........

00146 Angst - Ä+S:......... O

00147 Todesangst - Ä+S......... O

Gibt es dzt. eine Situation, vor der Sie sich fürchten?

O nein O ja welche.........

00148 Furcht - Ä+S:......... O

Probleme der pflegenden Angehörigen/Laienhelfer

....

00061 Rolle als Pflegende, Belastung - Ä+S:......... O

00062 Rolle als Pflegende, Belastung, hohes Risiko - RF:......... O

www.vereinsepp.at (Juli 2005)

Modifizierte* **KLASSIFIKATION NACH JONES**: (Klassifikationsmöglichkeit von 0 - 4:)

DEFINITION

0 = **Selbständig** (auch in der Verwendung von Hilfsmittel), keine direkten Pflegeleistungen sind zu erbringen

1 = **Großteils selbständig**, der Patient bedarf nur geringer Hilfestellung und/oder Anleitung, direkte Pflegeleistungen sind nur in geringem Ausmaß zu erbringen

2 = **Teilweise selbständig** und teilweise auf Hilfestellung/Anleitung angewiesen; der Patient ist etwa zu 50% selbständig, das Ausmaß der zu erbringenden direkten Pflegeleistung/Anleitung liegt ebenfalls bei etwa 50%

3 = **Geringfügig selbständig**, der Patient beteiligt sich nur in geringem Ausmaß an der Aktivität und ist großteils auf Hilfestellung/Anleitung angewiesen, der Patient ist aber kooperativ

4 = **Unselbständig/Abhängig**; der Patient ist nicht in der Lage, sich an der Aktivität zu beteiligen und ist vollständig abhängig; bzw. mehrmals täglich sind intensive Selbsthilfetrainings mit maximaler Unterstützung und Anleitung zu absolvieren; bzw. ein Patient wie in Grad 3, jedoch unkooperatives Verhalten bei der Pflege

* modifiziert von Albert Urban Hug & Partner und vom Verein **SEPP** (Verein zur **S**ystematischen **E**ntwicklung **P**rofessioneller **P**flege)

Anwendungshinweise zum pflegediagnosenorientierten Anamnesebogen (pdo AB)

Der pflegediagnosenorientierte Anamnesebogen ist ein Assessmentinstrument, das Pflegende sowohl in der Phase des Assessments, als auch bei der Diagnosenstellung unterstützt, indem er den diagnostischen Prozess anregt. Der komplette Anamnesebogen findet sich auch auf der beigelegten CD in elektronischer Form. Das hier vorgestellte Instrument ist nur eines von vielen, die in der Praxis angewendet werden. Die praktischen Erfahrungen damit haben aber gezeigt, dass dieser Bogen für Pflegende in der täglichen Arbeit von Nutzen ist.

Schulungen und Erfahrung sind notwendig, um den pdo AB erfolgreich in der Praxis einzusetzen. Dieser Abschnitt enthält praktische Tipps und spezifische Hinweise zur Verwendung.

Der hier beschriebene pdo AB ist nach den acht allgemeinen Selbstpflegeerfordernissen nach Dorothea Orem strukturiert.

Allgemeine Hinweise

Nicht ermittelbare und nicht beobachtbare Bereiche im Anamnesebogen müssen mit „n.e." (nicht erhebbar) gekennzeichnet werden. Mit einem Schrägstrich (/), einer Buchhalternase (⌣) oder mit „n.r." (nicht relevant) werden Bereiche gekennzeichnet, in denen der Patient keine Probleme angibt und auch von den Pflegenden keine zu beobachten sind! Ein angekreuztes „JA" oder „NEIN" muss durch entsprechende Daten (Symptome, Kennzeichen, Merkmale [subjektiv oder objektiv]) begründet sein!

Struktur des pflegediagnosenorientierten Anamnesebogens

Allgemeines Datenfeld (Quick-Infofeld)

Das Handzeichen der erhebenden Pflegenden, der Name der Person mit der die Anamnese erhoben wurde und das Datum des Assessments werden nachvollziehbar eingetragen.

Im Allgemeinen Datenfeld werden folgende Informationen festgehalten: Körpergewicht und Körpergröße, verwendete Hilfsmittel, Sozialdienste, pflegerelevante Allergien sowie Name, Adresse und Telefonnummer der Vertrauensperson. Wünscht der Patient religiöse Betreuung, wird auch die Religionszugehörigkeit erfasst.

Bei Platzmangel kann auch die Rückseite des pdo AB verwendet werden. Manche Pflegende verwenden zusätzlich weitere Dokumentationsunterlagen, z. B. für die Sozialanamnese.

Die thematischen Bereiche sind in zwei Spalten unterteilt, die unterschiedliche Funktionen haben.

Assessmentdaten (linke Spalte)

Die linke Spalte enthält die erhobenen Daten des Assessments. In diesem Bereich werden die Angaben des Patienten und die Beobachtungen der Pflegenden eingetragen.

Pflegediagnosen (rechte Spalte)

Die rechte Spalte enthält NANDA-Pflegediagnosentitel, die den jeweiligen Themenbereichen zugeordnet sind. Anhand der eingetragenen Angaben in der linken Spalte ist es den Pflegenden möglich, passende Pflegediagnosentitel als Arbeitshypothese herauszufiltern. Die weitere Vorgangsweise in der Diagnosestellung wird im Kapitel Pflegediagnostik, Abschnitt „Der pflegediagnostische Prozess – der Weg zur Pflegediagnose" beschrieben.

Luft

In diesem Abschnitt wird der Pflegebedarf in Bezug auf die Atmung erhoben.

Erfasst werden Symptome und mögliche Ursachen, die in Zusammenhang mit der Atmung stehen.

Folgende Fragen helfen das Assessment beim Thema „Luft" zielführend zu gestalten:

Einstiegsfragen
- Haben Sie Beschwerden in Bezug auf die Atmung und wie gehen Sie damit um?
- Haben Sie Beschwerden bei körperlichen Anstrengungen und wie gehen Sie damit um?

Vertiefende Fragen
- Seit wann bestehen Atmungsveränderungen?
- Wann treten die Atmungsveränderungen (Probleme) auf, z. B. in Ruhe, bei Belastung?
- Haben Sie jahreszeitlich bedingte Atemeinschränkungen?
- Was unternehmen Sie beim Auftreten von Atemnot?
- Rauchen Sie und wenn ja, was und wie viel pro Tag?
- Benötigen Sie atemunterstützende Hilfsmittel wie Medikamente oder Inhalationsgeräte?

Folgende Anzeichen können auf Atembeschwerden hindeuten:
- Atemnot
- Husten (trocken, feucht, schmerzhaft, gelegentlich, ständig, anfallweise, tagsüber, nachts)
- erhöhte/erniedrigte Atemfrequenz
- veränderter Atemrhythmus (z. B. Kussmaul-Atmung)
- flache/vertiefte Atmung

Weitere Hinweise für eine veränderte Atmung bzw. Atemwegserkrankungen sind:
- Angst
- Unruhe
- Erschöpfung
- Nasenflügelatmung
- verzögerte Ausatmung
- Zyanose
- besondere Atemgeräusche (z. B. Giemen, Pfeifen, Keuchen, Röcheln, Rasseln)
- Atmen mit besonderem Einsatz der Atemhilfsmuskulatur
- Atmen überwiegend mit offenem Mund
- Bauchatmung
- Schaukelatmung
- Schnappatmung
- Singultus (Schluckauf)
- Trommelschlägelfinger
- Einziehungen mit Angabe der Lokalisation
- Apnoe (Schlafapnoe)
- Dyspnoe
- Sputumveränderungen bzw. -auffälligkeiten (wässrig, schleimig, eitrig, blutig, schaumig, übel riechend, wenig, viel, mehrschichtig etc.)

Dokumentation

Die Symptome sind, wie auch die Selbsthilfemaßnahmen bzw. die Hilfsmittel, die der Patient zur Linderung der Atembeschwerden einsetzt, zu dokumentieren: Medikamente, Lagerungen, Inhalationen, Pausen einlegen, absaugen etc.
- Kommt der Patient mit dem Spray und/oder Inhalator zurecht?
- Verwendet der Patient Lagerungshilfsmittel bzw. Speziallagerungen (z. B. Oberkörper hoch, V-, T-Lagerung)
- Legt der Patient selbstständig Bewegungspausen ein?
- Ist das Absaugen von Sekreten notwendig (tracheal oder endotracheal)?
- Atmet der Patient mit Unterstützung der Atemhilfsmuskulatur?

- Nimmt der Patient atmungserleichternde Positionen ein, z. B. den Kutschersitz?
- Steht er unter Sauerstofftherapie?

Unter „Beobachtungen der Pflegenden" werden Fakten dokumentiert, die der Patient anders angibt als sie sich darstellen. Darunter sind Daten zu verstehen, die von den Pflegenden beobachtet und interpretiert werden.

Wasser

In diesem Abschnitt wird der Pflegebedarf in Bezug auf die Flüssigkeitsaufnahme und den Flüssigkeitshaushalt erhoben.

Folgende Fragen helfen das Assessment beim Thema „Wasser" zielführend zu gestalten:

Einstiegsfragen
- Was und wie viel trinken Sie normalerweise?
- Wann bzw. wie oft nehmen Sie Getränke zu sich?
- Haben Sie das Gefühl ausreichend zu trinken?
- Bereitet Ihnen die Flüssigkeitsaufnahme Schwierigkeiten?
- Haben Sie in letzter Zeit Gewicht zu- oder abgenommen?

Vertiefende Fragen
- Welche Besonderheiten sollten wir bezüglich Ihrer Trinkgewohnheiten berücksichtigen?
- Was trinken Sie gerne?
- Haben Sie Abneigungen gegenüber bestimmten Getränken?

Dokumentation

Erhoben werden Symptome und mögliche Ursachen, die in einem mittelbaren oder unmittelbaren Zusammenhang mit dem Flüssigkeitshaushalt stehen, sowie Faktoren, welche die Flüssigkeitsaufnahme erschweren und/oder behindern bzw. die Ausscheidung beschleunigen.

Beispiele dafür sind:
- mangelndes Durstgefühl
- Schluckstörungen
- Flüssigkeitsverluste (z. B. Erbrechen, Durchfälle, Drainagen, Fieber, Verbrennungen)
- Wissensdefizit (Mangel an Kenntnissen über Bedeutung der Flüssigkeitszufuhr)
- Verweigerung der Flüssigkeitsaufnahme

- eingeschränkte Mobilität
- Durchblutungsstörungen (peripher, cerebral, renal, gastrointestinal, kardiopulmonal), die ebenfalls diesem Thema zugeordnet werden

Erfasst werden auch Fakten, die in Zusammenhang mit einer vermehrten Flüssigkeitsaufnahme bzw. einem Missverhältnis zwischen Aufnahme und Ausscheidung von Flüssigkeiten stehen.

Hinweise für einen Flüssigkeitsüberschuss sind:
- Ödeme
- Kurzatmigkeit
- Dyspnoe
- abnorme Atemgeräusche
- Blutdruckveränderungen
- auffallende Gewichtszunahmen etc.

Hinweise, die für ein Flüssigkeitsdefizit sprechen sind:
- Durst
- Müdigkeit
- Schwäche
- veränderter Bewusstseinszustand
- Kopfschmerzen
- plötzlicher Gewichtsverlust
- trockene Haut/Schleimhäute/Zunge
- erhöhter Puls
- Hypotonie
- harter Stuhl
- konzentrierter Harn etc.

Erhoben werden Daten wie:
- Minimal-/Maximalmenge an Flüssigkeit (Angabe in ml)
- mögliche Lieblingsgetränke
- benötigte Trinkhilfen
- Beschaffenheit der Haut (trocken, feucht, schuppig, gespannt, faltig)
- Ödeme (Lokalisation, Ausmaß, Gewichtszunahme, Umfangunterschiede an den Extremitäten)

Dokumentiert werden zusätzlich bekannte medizinische Ursachen wie:
- Erkrankung der Herzklappen
- Aneurysmen
- Reizleitungsstörungen am Herzen
- Herzinsuffizienz
- Sepsis
- verminderter venöser Rückfluss etc.

Dokumentiert werden Symptome, die auf eine Veränderung der Herzkraft und mögliche Auswirkungen auf die körperliche Mobilität bzw. Aktivität hindeuten:
- Müdigkeit
- Schwindel
- Synkopen
- Ödeme
- Schockzeichen
- Oligurie
- Anurie
- akute Verwirrtheit
- Unruhe
- Angst
- Veränderungen im EKG-Monitoring (bradykarde und tachykarde Rhythmusstörungen)

Der Punkt „Beobachtungen der Pflegenden/Ressourcen des Pat." steht zur Erfassung der Eindrücke der Pflegenden während des Assessments und der Ressourcen des Patienten zur Verfügung.

Nahrung

In diesem Abschnitt wird der Pflegebedarf in Bezug auf die Nahrungsaufnahme erhoben.

Folgende Fragen helfen das Assessment beim Thema „Nahrung" zielführend zu gestalten:

Einstiegsfragen
- Wann bzw. wie oft nehmen Sie Essen zu sich?
- Was und wie viel essen Sie normalerweise?
- Haben Sie in letzter Zeit an Gewicht zu- oder abgenommen?
- Wie ist Ihr Appetit?
- Bereitet Ihnen die Nahrungsaufnahme Schwierigkeiten?
- Ernähren Sie sich Ihrer Meinung nach gesund?

Vertiefende Fragen
- Was essen Sie gerne?
- Haben Sie Nahrungsmittelunverträglichkeiten?
- Was sollen wir bezüglich Ihrer Ernährungsgewohnheiten berücksichtigen?
- Haben sich Ihre Ernährungsgewohnheiten in der letzten Zeit verändert?

Dokumentation

Dokumentiert werden mögliche Ursachen, Symptome und Risikofaktoren, die Probleme im Zusammenhang mit der Ernährung anzeigen:
- Übergewicht
- Untergewicht
- Appetitlosigkeit
- Übelkeit
- Brechreiz (Schwindel, Gleichgewichtsstörungen – „Seekrankheit“)
- beobachtete oder berichtete Veränderungen im Essverhalten
- konsumierende Erkrankungen (Tumore)
- Risikofaktoren für eine Überernährung (Essen am späten Abend, Essen aufgrund von inneren und äußeren Spannungszuständen, Bewegungsmangel etc.)
- Veränderungen der Mundschleimhaut und der Mundhöhle (trockene/feuchte Schleimhäute, Beläge, Ulzerationen, Bläschen, Entzündungen, Blutungen, Ödeme der Mundschleimhaut, Geschmacksstörungen, Schmerzen in der Mundhöhle etc.)
- Veränderungen des Zahnstatus, des Kiefers
- Einschränkungen beim Schlucken
- Magen-/Darmerkrankungen
- Probleme und Ressourcen beim Stillen

Erhoben werden zusätzlich:
- individuelle Ernährungsvorschriften des Patienten, z. B. für Diabetiker
- individuelle Ess- und Stillgewohnheiten (Lieblingsspeisen, Anzahl und Zeitpunkt der Mahlzeiten, kulturspezifische Gewohnheiten, essen allein oder in Gesellschaft)
- Nahrungsverabreichung per Sonde: Typ der Sonde, wann gelegt, welche Sondennahrung?

Unter „Beobachtungen der Pflegenden“ werden die Eindrücke der Pflegenden und die Ressourcen des Patienten dokumentiert und weitere Informationen eingeholt, z. B.:
- Körpergewicht und Körpergröße (wenn nicht im allgemeinen Datenfeld erfasst)
- Adipositas
- Kachexie
- Besonderheiten in Bezug auf Medikamentenverabreichung
- Probleme beim Schlucken (Husten beim Schlucken, Verbleib von Nahrung in der Mundhöhle, Aspiration, wiederholtes Schlucken, Regurgitation [Wiederherauswürgen])
- Fazialisparese (Kauschwierigkeiten, Sprechstörungen etc.)

- Daten in Bezug auf das Stillen (wann, wie oft, ausreichend Muttermilch vorhanden, ev. Ersatzpräparate, Ruhepause nach dem Stillen, Wiegen des Säuglings nötig, wird Pumpe benötigt etc.)
- Hastiges Essen und Schlucken von unzureichend gekauter Nahrung
- Nahrungsverweigerung (teilweise oder vollständig)

Ausscheidung

In diesem Abschnitt wird der Pflegebedarf in Bezug auf Ausscheidungsvorgängen von Darm, Blase und Haut erhoben.

Folgende Fragen helfen das Assessment beim Thema „Ausscheidung" zielführend zu gestalten:

Einstiegsfragen
- Haben Sie eine regelmäßige Verdauung oder haben Sie Beschwerden (Verstopfung/Durchfall)?
- Haben Sie Einschränkungen, bzw. Probleme beim Urinieren?
- Haben Sie an Ihrem Körper Hautveränderungen, wie z. B. Ausschläge oder Wunden?

Vertiefende Fragen
- Was unternehmen Sie prophylaktisch, um Ausscheidungsprobleme zu vermeiden?
- Seit wann bestehen Ausscheidungsprobleme?
- Was tun Sie gegen Verstopfung/Durchfall?
- Welche Hilfsmittel verwenden Sie bei bestehenden Ausscheidungsproblemen?
- Wann war der letzte Stuhlgang?
- Enthält der Stuhl Blut, Schleim oder unverdaute Speisen?
- Bekommen Sie leicht blaue Flecken, wenn Sie sich anschlagen?
- Schwitzen Sie außergewöhnlich stark?

Dokumentation
Probleme beim Stuhlgang

Dokumentiert werden mögliche Symptome und Risikofaktoren, die Probleme im Zusammenhang mit der Stuhlausscheidung anzeigen:
- Verstopfung
- Durchfall
- Stuhlinkontinenz
- Blähungen

- schmerzhafter Stuhlgang
- Hämorrhoiden
- Rhagaden, Fissuren
- Bauchschmerzen oder -krämpfe
- Jucken, Brennen, Nässen im Bereich des Perineums
- Abdominales oder rektales Druck- oder Völlegefühl
- Übelkeit, Erbrechen

Mögliche Ursachen sind:
- Fremde Umgebung
- Mobilitätsprobleme
- Flüssigkeitsmangel
- Schmerzen
- (chronischer) Gebrauch von Medikamenten
- Stress
- Angst
- Diäten

Sind Veränderungen der normalen Stuhlausscheidungsgewohnheiten bekannt, sind zusätzlich folgende Aspekte zu erfassen:
- Menge
- Farbe (schwarz, hellbraun)
- Geruch (faulig, jauchig, säuerlich)
- Konsistenz (hart, dünnflüssig)
- Werden regelmäßig Abführhilfen verwendet: Medikamente, Klistiere, diätetische Maßnahmen etc.
- Künstlicher Ausgang (Anus praeter naturalis): welcher, wo, seit wann, wer pflegt mit welchen Pflegemitteln, wie oft? Hautirritationen: Entzündungen, Allergien etc.

„Besondere Gewohnheiten": Häufigkeit der gewohnten Stuhlentleerung, bestimmte Tageszeit, Inkontinenzhilfen, Stoma-Versorgung, Sauberkeit/Pflege etc.

Unter „Beobachtung der Pflegenden" werden die Eindrücke der Pflegenden (Umgang mit eingeschränkter Privatsphäre; Beimengungen: Blut, Schleim, Parasiten; Patient schmiert mit Stuhl etc.), notwendige Hilfsmittel und die Ressourcen des Patienten dokumentiert.

Probleme mit der Urinausscheidung

Dokumentiert werden mögliche Ursachen, Symptome und Risikofaktoren, die Probleme im Zusammenhang mit der Urinausscheidung anzeigen:

Welche Probleme gibt der Patient an bzw. sind zu beobachten?

- Schmerzen beim Urinieren
- Brennen
- Jucken
- häufiger Harndrang
- Urininkontinenz
- Harnverhalten
- Harntröpfeln
- Nykturie
- Restharn
- Hautveränderungen (z. B. Druckstellen) aufgrund des Ableitungssystems oder durch Inkontinenz
- Unkontrollierter Urinabgang bei körperlicher Betätigung, in Konfliktsituationen etc.

Zusätzlich sind zu erheben:

- Seit wann bestehen die Probleme?
- Sind mögliche Ursachen zu eruieren (beeinträchtigte Wahrnehmung, Spasmen, erhöhter intraabdominaler Druck, beeinträchtigte Mobilität, veränderte Umgebung, Stress, Unaufmerksamkeit, geringes Selbstwertgefühl, Konflikte etc.)?
- Vorliegende Auffälligkeiten: Tageszeitliche Häufungen von Inkontinenzsituationen (tagsüber, nachts)? In welchen Abständen? Besonderheiten der Farbe (z. B. trüb, blutig, klar, rotbraun), des Geruches (z. B. scharf, säuerlich, jauchig), der Menge (z. B. Oligurie, Polyurie, Anurie).
- Harnableitungssysteme: Form der Ableitung? Welche Größe (in Charriere)? Aus welchem Grund besteht sie? Seit wann besteht sie?

Unter „Beobachtungen der Pflegenden“ werden die Eindrücke der Pflegenden erhoben:

- Bisheriger Umgang des Patienten mit der Inkontinenz (z. B. Verwendung von Inkontinenzhilfen, durchgeführtes Kontinenztraining)

Probleme mit der Haut (inkl. allergische Reaktionen)

Dokumentiert werden mögliche Ursachen, Symptome und Risikofaktoren, die Probleme im Zusammenhang mit der Haut als Ausscheidungsorgan anzeigen.

Welche Probleme bzw. Veränderungen gibt der Patient an bzw. sind zu beobachten?

- Der Hautzustand kann trocken, fett, spröde, blass, marmoriert etc. sein.
- Unterschiedliche Arten von Hautveränderungen (z. B. Blasen, Schwielen, Schuppen, Wunde, Ulcus, Dekubitus, Intertrigo, Ausschlag, Hämatome, Pe-

techien, Blutungen, Hautläsionen, allergische Reaktionen), unterschiedliche Ausmaße und Lokalisationen in der Lokalisationsgrafik markieren, sowie Differenzierungen bezüglich Ausdehnung, Tiefe, Beschaffenheit (z. B. Beläge, Nekrose, sezernierend, eitrig, schmierig) angeben.
- Veränderungen der Schweißsekretion (Nachtschweiß, kalter/warmer Schweiß, übelriechender Schweiß).

Die Risikoeinschätzung für Dekubitus wird häufig anhand der erweiterten Norton-Skala oder der Braden-Skala durchgeführt und dokumentiert.

Unter „Besonderheiten" können mögliche Auslöser für Schweißausbrüche, notwendige Kleider- und Bettwäschewechsel etc. erhoben werden.

Zusätzlich sind zu erheben:
- Seit wann bestehen die Probleme?
- Sind mögliche Ursachen oder Risikofaktoren festzustellen (z. B. Mobilitätsbeeinträchtigungen, Bettruhe, Feuchtigkeit/Inkontinenz, verschlechterter Allgemeinzustand, veränderte Durchblutung, Verletzungen, Allergene)?

Unter „Beobachtungen der Pflegenden" werden weitere Eindrücke der Pflegenden, z. B. Auffälligkeiten bezüglich Finger- und Zehennägel, Haare sowie die Ressourcen des Patienten dokumentiert. Wünscht der Patient spezielle Pflegemittel, so werden diese hier vermerkt.

Aktivität und Ruhe

Bei diesem Thema wird der Pflegebedarf in Bezug auf Bewegung, Schlaf und Freizeitverhalten erhoben.

Folgende Fragen helfen das Assessment beim Thema „Aktivität und Ruhe" zielführend zu gestalten:

Einstiegsfragen
- Wie bewältigten Sie Ihre Alltagsaktivitäten bisher?
- Wie empfinden Sie ihren Schlaf?

Vertiefende Fragen zu den einzelnen Bereichen

Aktivität

- Bestehen Bewegungseinschränkungen?
- Benutzen Sie Hilfsmittel? Wenn ja, in welchen Bereichen können wir Sie unterstützen und was ist Ihnen dabei besonders wichtig?

- Schaffen Sie es derzeit, ihre täglichen Verrichtungen, wie Essen und Trinken, Körperpflege, Kleiden und Toilettenbenutzung ohne Hilfe auszuführen? Wenn nicht, in welchen Bereichen können wir Sie unterstützen und was ist Ihnen dabei besonders wichtig?

Schlafen

- Wie lange schlafen Sie normalerweise?
- Wann gehen Sie normalerweise schlafen?
- Fühlen Sie sich nach dem Schlafen ausgeruht?
- Haben Sie Ein- oder Durchschlafstörungen?
- Benutzen Sie Einschlafhilfen oder Einschlafrituale?
- Haben Sie spezielle Schlafgewohnheiten?
- Leiden Sie unter Albträumen?

Freizeit

- Wie gestalten Sie Ihre Freizeit?
- Was sind Ihre Hobbies?
- Nutzen Sie ihre Freizeit so, wie Sie möchten?
- Was tun Sie zur Entspannung bzw. wie erholen Sie sich am besten?

Dokumentation

Probleme beim sich Bewegen

Dokumentiert werden mögliche Ursachen, Symptome und Risikofaktoren, die Probleme im Zusammenhang mit der Mobilität anzeigen:

Mögliche Ursachen für Beeinträchtigungen im Bereich der Mobilität sind:

- Schwächen (Paresen), Lähmungen (Plegien)
- mangelnde Ausdauer
- Altersextreme (z. B. Säuglinge, sehr alte Menschen)
- Kontrakturen
- fehlende Gliedmaßen
- Missbildungen
- Deformationen
- Tremor
- Rigor
- Spasmen
- Krämpfe
- Koordinationsstörungen

- Wahrnehmungsstörungen (inklusive Hemineglect)
- Gleichgewichtsstörungen
- beeinträchtigte Körperkontrolle
- Atemnot
- Schmerzen
- Veränderte Bewegungsmuster aufgrund von psychischen Veränderungen (z. B. Angst, Niedergeschlagenheit, Getriebenheit)
- kognitive Beeinträchtigungen (z. B. intellektueller Abbau im Rahmen einer Demenz)
- verordnete Bettruhe, Verbände, Gips, therapeutische Bewegungseinschränkungen etc.

Das Ausmaß der Beeinträchtigung wird anhand der Klassifikation nach Jones in 5 Stufen angegeben (siehe Seite 7 des pflegediagnosenorientierten Anamnesebogens).

Die Symptome, der Zeitpunkt des Auftretens und wie sich das jeweilige Problem individuell beim Patienten zeigt, werden ebenso beschrieben wie die betroffenen Körperregionen.

Die beeinträchtigte Mobilität kann beim Gehen, beim Fahren mit dem Rollstuhl, bei Transfers, beispielsweise vom Bett in den Rollstuhl und zurück und bei Lageveränderungen im Bett auftreten.

Falls ein vorhandenes Dekubitusrisiko nicht schon im Bereich „Haut“ erhoben wurde, wird es hier erfasst.

Unter „Beobachtungen und Ressourcen“ wird beispielsweise dokumentiert, wie weit sich der Patient selbst helfen kann oder ob Hilfe von anderen Personen benötigt wird. Mobilitätshilfen werden hier ebenfalls beschrieben, wenn sie nicht schon am ersten Blatt im allgemeinen Datenfeld (Quickinfofeld) erhoben wurden.

Zusätzliche Probleme durch Rückenmarksläsionen

Dieser Teil beschäftigt sich mit den vorhandenen Zeichen einer Dysreflexie (bei Verletzungen oberhalb vom 7. Thorakalwirbel [Th7]).

Mögliche Hinweise sind:

- Spannungserhöhung der Muskulatur
- Blutdruckveränderungen
- Brady- und Tachycardien
- Schwitzen
- rote Hautflecken (oberhalb der Rückenmarksverletzung)
- Blässe (unterhalb der Rückenmarksverletzung)
- Bindehautschwellung
- Dauererektion des Penis

Selbstpflegedefizit- und Ressourcenerhebung

In diesem Bereich werden die Mängel in der Selbstpflege des Patienten, aber auch die vorhandenen Ressourcen, bezogen auf Essen und Trinken, Körperpflege, Kleiden/Pflegen der äußeren Erscheinung, Ausscheidung, Haushalt und Freizeit, erhoben.

Mögliche Ursachen für ein Selbstpflegedefizit (SPD) werden ebenso dokumentiert wie auch notwendige Hilfsmittel zur Erhaltung und Förderung der Selbstständigkeit des Patienten.

Das Ausmaß der Beeinträchtigung wird ebenfalls anhand der Klassifikation nach Jones in fünf Stufen angegeben. Seit wann und wie sich das jeweilige Problem individuell beim Patienten zeigt, wird detailliert beschrieben, z. B.:
- Der Patient kann das Fleisch nicht schneiden.
- Der Patient kann sich nicht den Oberkörper waschen.
- Der Patient kann sich nicht selbstständig die Hose anziehen.
- Der Patient kann nicht selbstständig auf der Toilette sitzen etc.

Unter „Gewohnheiten" können spezielle Vorlieben bei der Körperpflege erhoben werden, wie beispielsweise:
- die Häufigkeit der Körperpflege und zu welchen Tageszeiten
- welche Pflegeprodukte
- bevorzugte Kleidungsstücke etc.

Zum Thema „Haushalt" erfolgt die Einschätzung der Beeinträchtigungen in der Haushaltsführung, sofern sie im Rahmen des Assessments möglich ist und umfasst:
- Einkaufen
- Reinigung
- Heizen
- Mangel an nötigen Geräten oder Hilfsmittel
- Mangel an sozialer Unterstützung und finanziellen Mitteln
- extramurale Hilfsdienste etc.

Zum Thema „Freizeit" werden
- die Beschäftigungswünsche des Patienten,
- eine bestehende Langeweile und
- gewohnte Hobbys und Lieblingsbeschäftigungen erfasst.

Unter „Beobachtungen und Ressourcen" werden die Möglichkeiten zur Selbstpflege des Patienten und die Rolle der pflegenden bzw. unterstützenden Angehörigen dokumentiert.

Probleme beim Schlafen

In diesem Bereich werden folgende Punkte erhoben:
- Schlafgewohnheiten
- Ein- und Durchschlafhilfen
- Schlafstörungen und -defizite

Mögliche Ursachen sind:
- Fremde, veränderte Umgebung
- Schmerzen
- Therapiemaßnahmen
- Schlafen tagsüber
- Stress
- Überanstrengung
- Verpflichtungen
- Angst
- Inaktivität
- Medikamentenmissbrauch
- Albträume
- störende Umgebungsfaktoren (z. B. schnarchender Bettnachbar, Geräusche von medizinischen Geräte)
- eigenes Schnarchen

Symptome und Probleme, die beim Ein- oder Durchschlafen bestehen können:
- häufiges Aufwachen
- Schlafentzug
- Tag-Nacht-Rhythmus-Umkehr
- nicht einschlafen können
- frühzeitiges Erwachen
- unruhiger Schlaf
- Schlaflosigkeit
- Schlafapnoe
- erhöhte Reizbarkeit
- Desorientiertheit
- Lustlosigkeit
- Lethargie
- Müdigkeit
- verminderte Leistungsfähigkeit
- Schläfrigkeit tagsüber

Unter „Gewohnheiten“ werden der Schlafbedarf und die Maßnahmen dokumentiert, die der Patient bisher eingesetzt hat:
- Schlafbedürfnisse

- gewohnte Schlafdauer
- Einschlafrituale
- „schlaffördernde“ Speisen oder Getränke (z. B. Schlaftee)
- Lesen
- Fernsehen
- entspannende Musik
- spezielle Bettausstattung (Lagerungshilfen) etc.

Unter „Beobachtungen der Pflegenden“ werden ergänzende Eindrücke dokumentiert:
- häufiges Gähnen
- Zeichen, wie Ringe unter den Augen
- ausdrucksloses Gesicht
- Unruhe
- Tremor
- Veränderungen der Körperhaltung etc.

Allein sein und soziale Interaktion

Bei diesem Thema wird der Pflegebedarf in Bezug auf Kommunikation, Sozialisation, Rollenverhalten, Sexualität (geschlechtsspezifisches Rollenverhalten) und emotionale Integrität erhoben.

Folgende Fragen helfen das Assessment zum Thema „Allein sein und soziale Interaktion“ zielführend zu gestalten:

Einstiegsfragen
- Gibt es jemanden, den wir verständigen sollen?

Vertiefende Fragen zu den einzelnen Bereichen

Kommunikation
- Wie geht es Ihnen beim Gespräch mit anderen Menschen?
- Finden Sie manchmal nicht die „richtigen Worte“?
- Bei Fremdsprachigkeit: Welche Muttersprache haben Sie?

Rollenverhalten
- Welche Auswirkung hat Ihre jetzige Situation auf Ihre Familie?
- Fühlen Sie sich von Ihrer Familie unterstützt?
- Welche Aufgaben übernehmen Sie in Ihrer Familie?
- Sind Sie mit Ihrer Aufgabenerfüllung zufrieden?
- Haben Sie einen Freundeskreis?
- Sind Sie kontaktfreudig?

- Sind Sie aktives Mitglied in einem Verein oder einer Organisation?
- Welchen Beruf haben Sie erlernt?
- Sind Sie derzeit berufstätig, und wie geht es Ihnen an Ihrem Arbeitsplatz?

Kinder und Jugendliche
- Welche Schule besuchst du, und wie geht es dir dort?
- Gibt es etwas worauf du dich freust, wenn du in die Schule gehst?
- Wer unterstützt dich, wenn du Hilfe brauchst?

Gewalt gegen sich oder andere
- Gibt es Situationen, in denen Sie sehr gereizt reagieren?
- Glauben Sie, dass Ihr Verhalten manchmal auf andere Menschen bedrohlich wirken kann?
- Wurden Sie schon einmal Opfer von Gewalt oder aggressiven Auseinandersetzungen?
- Haben Sie manchmal Gedanken sich selbst etwas anzutun?
- Bei Verdacht auf Suizidabsichten wird konkret nachgefragt: Haben Sie derzeit die Absicht ihr Leben zu beenden? Wie wollen Sie das machen?

Sexualität (geschlechtsspezifisches Rollenverhalten)
- Ein Bereich des Menschseins ist Sexualität. Gibt es in diesem Bereich etwas, das Sie belastet und über das Sie sprechen möchten (z. B. Funktionsstörungen, therapiebedingte Störungen, sexuelle Identität, Verhütung)? Wenn nicht, können wir mit dem nächsten Thema fortfahren.
- Planen Sie derzeit familiäre Veränderungen? (z. B. Familienplanung, Kinderwunsch)

Dokumentation

Dokumentiert werden mögliche Ursachen, Symptome und Risikofaktoren, die Probleme im Zusammenhang mit dem Alleinsein und der sozialen Interaktion anzeigen:

Probleme bei der Kommunikation (verbal/nonverbal)

Folgende Beeinträchtigungen können sich zeigen:
- Kommunikation in einer anderen Sprache
- abweichendes Sprachmuster (z. B. schnell/langsam, stotternd, zögernd, murmelnd, monoton, verwaschen, undeutlich, abgehackt)
- Unfähigkeit, Unwilligkeit bzw. Weigerung zu sprechen
- verändertes Sprachverständnis (z. B. versteht die Sprache nicht, häufiges Nachfragen, unpassende Antworten, Schwierigkeiten beim Formulieren)

Unter „Selbsthilfe" werden Kommunikationshilfen erhoben, die der Patient bereits anwendet bzw. benötigt (z. B. Schreibgeräte, Tafel, Hörgerät, Wörterbuch).

Durch Beobachtungen und andere Wahrnehmungen der Pflegenden können Hinweise und Angaben über mögliche Ursachen erfasst werden, wie beispielsweise:

- mangelnde Kenntnisse der deutschen Sprache
- verminderte kognitive Fähigkeiten
- Schwerhörigkeit
- Missbildungen, die ein erfolgreiches Kommunizieren erschweren (z. B. Gaumenspalte)
- physische Hemmnisse (z. B. Tracheostoma, Intubation)
- verminderte Hirndurchblutung lt. medizinischer Befunde
- Aphasie
- psychische Hemmnisse (z. B. Angstzustände, Schüchternheit)
- Medikamentenwirkung/-nebenwirkung
- Stoffwechselstörungen lt. medizinischer Befunde (z. B. Blutzuckerentgleisungen)
- Intoxikationen (z. B. Coma hepaticum, Coma uraemicum)
- Kulturunterschiede etc.

Familien-, Beziehungs- und soziale Situation

In diesem Bereich werden das soziale Netzwerk und die Bezugs-/Vertrauensperson des Patienten eruiert. Geklärt wird auch, wem über pflegerische Belange Auskunft gegeben werden darf!

Mögliche Symptome und Probleme sind:

- ungenügende, übermäßige oder unwirksame soziale Kontakte
- Einsamkeit, ein Gefühl des Abgelehntwerdens
- Klagen über mangelndes Interesse der Angehörigen, Freunde
- Erfolglosigkeit beim Aufnehmen von Kontakten
- fehlende Bezugspersonen
- Verlust einer Bezugsperson
- Ängste/Wissensdefizite in Verbindung mit der Elternrolle
- Fehlen der Eltern/eines Elternteils, z. B. durch Trennung von den Eltern, Tod der Eltern
- Ablehnung des Kindes
- schwere bzw. chronische Erkrankung der Eltern
- Drogenabhängigkeit der Eltern/eines Elternteiles
- fehlender Lebenssinn/-inhalt
- der Alterstufe unangemessene Interessen und/oder Aktivitäten
- minderjährige Eltern oder fehlende Reife der Eltern

- fehlende Orientierung im sozialen Verhalten
- kognitive Beeinträchtigung der Eltern/eines Elternteiles
- Verschlossenheit
- Unsicherheit bei sozialen Kontakten im Rahmen von gesellschaftlichen Anlässen
- Probleme mit Familienmitgliedern
- körperlicher und/oder psychischer Missbrauch durch die Erziehungsperson(en)
- Armut etc.

Zusätzlich sind zu erfassen:
- Besuchswünsche
- Auswirkungen der derzeitigen Situation auf die Familie des Patienten, z. B. abhängige Familienmitglieder sind nicht versorgt (Partner, Kinder, Haustiere etc.), Verleugnung der bisherigen Rolle in der Familie, im Beruf oder in der Gesellschaft
- veränderte Wahrnehmung der gewohnten Verpflichtung etc.

Unter „Welche Auswirkungen hat ihre jetzige Situation auf Sie und Ihre Familie?“ werden auch Aussagen des Patienten über Alkoholmissbrauch in der Familie und die sich daraus ergebenden Probleme dokumentiert.

Unter dem Punkt „Beobachtungen der Pflegenden“ werden Auffälligkeiten im Umgang der Familienmitglieder miteinander (verbal, nonverbal) oder im Umgang der Familie mit der Situation beschrieben. Bestehende Ressourcen werden ebenfalls dokumentiert:
- Haushaltshilfen
- soziale Dienste
- Nachbarschaftshilfe (wenn sie nicht schon beim Thema „Haushaltsführung“ erhoben wurden)

Hinweise auf ein Risiko oder Folgen von körperlichen/psychischen Gewalteinwirkungen

In diesem Bereich werden Probleme und Sorgen des Patienten dokumentiert, die sich auf sein Aggressionspotential bzw. sein Suizidrisiko beziehen.

Erhoben werden:
- einschneidende Veränderungen in der Lebenssituation
- Unfälle
- Sterbefall in der Familie/im Freundeskreis
- Scheidung/Trennung
- bestehende Angst oder Furcht

- frühere Suizidversuche
- Konfrontation mit körperlicher und/oder psychischer Gewalt
- Missbrauch etc.

Beschrieben werden die Risikofaktoren für Gewalttätigkeit gegen sich oder andere. Meist liegen offensichtliche Anzeichen (Aussagen des Patienten) dafür vor. Zur Erfassung von Gewalt ist die Anwendung von Einschätzungstabellen hilfreich (z. B. Brøset-Skala[4]).

Mögliche Äußerungen, die auf Suizidgefahr hindeuten sind:

- „Ich will mich nicht mehr quälen müssen!"
- „Es interessiert keinen, was mit mir geschieht!"
- „Ich bin es doch gar nicht wert ...!"
- „Das Beste wäre, wenn ich nicht mehr da wäre!"
- „Ich bin für meine Angehörigen doch nur ein Klotz am Bein!"
- „Am liebsten würde ich nur noch schlafen!"

Früheres selbstschädigendes Verhalten und Suizidversuche sind von Bedeutung für die Einschätzung einer akuten Suizidgefahr. Liegt ein begründeter Verdacht vor, wird konkret nachgefragt und/oder es wird ein Arzt oder Psychologe beigezogen.

Unter „Beobachtungen der Pflegenden" werden die Eindrücke der Pflegenden beschrieben:

- Feindseligkeit
- Zorn
- Angst
- aggressive Handlungen (z. B. Sachbeschädigungen, Gewaltanwendung gegenüber anderen Personen, Sammeln von Waffen oder als Waffe tauglicher Gegenstände)
- Niedergeschlagenheit
- Rückzug
- Schlafstörungen
- körperliche Anspannung (z. B. unwillkürlich geballte Fäuste)
- psychische Reaktionen (z. B. Albträume, Angst, Phobien)
- Misstrauen
- Narben und Schnittverletzungen etc. (können schon beim Abschnitt „Haut" vermerkt sein)
- drohende Körperhaltung und Gestik
- geringe Körperdistanz zwischen Patient und Pflegenden
- verbale Bedrohungen und Beschimpfungen
- Unruhe, psychomotorische Erregung oder Anspannung
- Gesteigerte Tonhöhe und Lautstärke der Stimme etc.

---

4 Siehe Anhang – Klassifikation und Skalen

Sexualität (Veränderungen, Einschränkungen, Schwierigkeiten bei Identität, Funktion und Reproduktion)

In diesem Bereich wird dem Patienten Gelegenheit gegeben, Probleme und Einschränkungen im Sexualleben mitzuteilen.

Mögliche Hinweise sind:

- Sorgen über mögliche bevorstehende/zukünftige Einschränkungen
- Angaben über bestehende Schwierigkeiten oder Veränderungen
- Sarkasmus, Humor oder abschätzige Bemerkungen über Themen der Sexualität
- Verhaltensveränderungen, wie distanzloses/enthemmtes Verhalten, versteckte und/oder offene sexuelle Anspielungen etc.

Mögliche Probleme können sein:

- Schwierigkeiten mit der Empfängnisverhütung
- Wissensdefizit zum Thema Sexualität
- Libidostörungen (z. B. durch Medikamente oder Erkrankungen)
- Hinweise auf sexuelle Übergriffe/Missbrauch
- Schmerzen
- unerfüllter Kinderwunsch
- subjektiver Verlust der sexuellen Attraktivität durch Erkrankungen/Unfall/Operation (z. B. Phimose, Ablatio mammae, künstliche Harnableitungssysteme, Anus praeter)
- Menstruationsbeschwerden
- Beschwerden durch Menopause oder Andropause
- Abortus
- Wochenbettdepression
- Stillpsychose
- Stillhindernisse
- Veränderung in der Beziehung zum Partner
- Abbruch von Beziehungen etc.

Unter „Beobachtungen der Pflegenden" wird auffälliges Verhalten z. B. beim Ausziehen oder bei der Körperpflege (Schamgefühl) dokumentiert. Dabei sind kulturelle Eigenheiten zu berücksichtigen.

Abwendung von Gefahren

Bei diesem Thema wird der Pflegebedarf in Bezug auf mögliche oder bestehende Gefährdungen des Patienten erhoben.

Gefahren für den Patienten rechtzeitig wahrzunehmen und abzuwenden ist eine wichtige pflegerische Aufgabe. Sie erfordert eine exakte Patientenbeobachtung sowohl im Bereich der Körperreaktionen als auch im Bereich des Verhaltens. Die multiprofessionelle Zusammenarbeit fördert das rechtzeitige Erkennen potenzieller Komplikationen.

Folgende Fragen helfen das Assessment zum Thema „Abwendung von Gefahren" zielführend zu gestalten:

Einstiegsfragen
- Sehen Sie derzeit für sich gesundheitliche Gefahren?
- Wie geht es Ihnen mit Ihrem aktuellen Behandlungsprogramm?

Vertiefende Fragen zu den einzelnen Bereichen

Infektion

- Hatten Sie in der letzten Zeit häufig Infektionen oder Fieber?
- Haben Sie den Eindruck, dass bei Verletzungen Ihre Wunden schlecht heilen?

Regulierung der Körpertemperatur

- Wie ist Ihr Temperaturempfinden?

Verletzungen, Sturz, Krankheit, Vergiftungen

- Wie sicher fühlen Sie sich beim Gehen?
- Wie sicher fühlen Sie sich bei der Körperpflege im Bad?
- Leiden Sie manchmal unter Schwindel?
- Haben Sie Einschränkungen beim Sehen oder Hören?
- Welche Medikamente nehmen Sie?
- Kennen Sie die Wirkungen, Nebenwirkungen und die Handhabung Ihrer Medikamente?
- Rauchen Sie im Bett?

Aspiration

- Haben Sie beim Schlucken von Speisen und Getränken Schwierigkeiten?

Behandlungsprogramm

Zum Zeitpunkt des Assessments sind möglicherweise noch keine konkreten Therapien geplant bzw. bereits in Durchführung. Die folgenden Fragen können im weiteren Verlauf an Bedeutung gewinnen.
- Was erwarten Sie von den Ihnen angebotenen Therapien?
- Sind Sie mit dem Behandlungsprogramm zufrieden?

Gesundheitsförderung

- Wollen Sie an Ihrer Situation oder an Ihrem Verhalten etwas ändern, um sicherer oder gesünder zu leben?
- Wenn ja, sind Sie ausreichend informiert und kennen Sie entsprechende Maßnahmen?

Blutzirkulation

- Spüren Sie in den Armen oder Beinen ein Kribbeln bzw. „Ameisenlaufen"?

Schmerzen

- Haben Sie Schmerzen?
- Wenn ja, wo schmerzt es, welcher Art sind die Schmerzen und wie stark sind diese? (Einschätzung der Schmerzintensität durch den Patienten anhand einer Schmerzskala)
- Seit wann haben Sie diese Schmerzen?
- Wann bzw. in welchen Situationen treten sie auf?
- Wodurch wird der Schmerz gelindert oder verstärkt?

Dokumentation

Bestehende Infektionsgefahr

In diesem Bereich werden Risikofaktoren für ein erhöhtes Infektionsrisiko ermittelt. Beschrieben werden die potenziellen Gefahrenquellen (z. B. venöse Verweilkanülen, zentrale Venenkatheter, Operationswunden, Drainagen) und die Faktoren, die auf ein erhöhtes Risiko hinweisen (z. B. Abwehrschwäche, Verbrennungen, Immunsuppression, chronische Erkrankungen, Mangelernährung).

Dauerkatheter und Ernährungssonden gehören ebenfalls zu den Risikofaktoren, werden aber meistens in den Bereichen Ernährung und Ausscheidung erfasst.

Gefahren im Zusammenhang mit der Regulierung der Körpertemperatur

In diesem Bereich werden Veränderungen im Bezug auf die Körpertemperatur erhoben und dokumentiert:
- erhöht
- erniedrigt
- wechselnd

Erfasst wird die Körpertemperatur in °C in zeitlichen Zusammenhängen:
- Seit wann verändert?
- Gleich bleibend?
- Intermittierend?
- Tageszeitliche Veränderungen etc.

Unter „Beobachtungen" wird der Eindruck der Pflegenden beschrieben:
- Schmerzen (siehe Bereich „Schmerzen")
- Hautrötungen
- Schwitzen
- Frösteln
- Krämpfe
- erhöhte Atemfrequenz
- zyanotisches Nagelbett
- der Temperatur unangepasste Kleidung
- periphere Durchblutung

Möglichkeit, sich selbst vor Verletzungen, Sturz, Krankheiten oder Vergiftungen zu schützen

In diesem Bereich erfolgt die Einschätzung des Selbstschutzes des Patienten durch die Pflegenden anhand beobachtbarer Risikofaktoren. Dokumentiert werden mögliche Risikofaktoren, die Probleme im Zusammenhang mit diesem Thema anzeigen:

Risikofaktoren können sein:
- neuromuskuläre Beeinträchtigung, z. B. Parese, Plegie, Rigor
- muskuloskeletäre Beeinträchtigung, z. B. Muskelerkrankung, Osteoporose
- Wahrnehmungsstörungen, z. B. Hemi-Neglect
- Behinderungen, z. B. Sehstörungen, Hörstörungen
- veränderte zerebrale Funktionen
- zerebrale Anfälle
- Desorientiertheit
- altersbedingte motorische, sensorische und kognitive Defizite

- Gleichgewichtsstörungen
- allgemeine Schwäche
- Immunschwäche, z. B. durch Aids, Knochenmarkdepression
- Medikamentennebenwirkungen
- Beeinträchtigung durch Suchtmittel
- Patienten während der Entzugsphase
- Patienten mit wenig Bereitschaft zur Mitarbeit (Non-Compliance)

Erhöhtes Risiko zu ersticken

In diesem Bereich werden Risikofaktoren für eine Erstickungsgefahr ermittelt.

Risikofaktoren können sein:
- verminderte motorische und sensorische Fähigkeiten
- verminderter Husten- oder Würgereflex
- erhöhte Aspirationsgefahr (siehe Punkt „Aspiration")

Erhöhtes Aspirationsrisiko von Flüssigkeiten und/oder Nahrung

Die Einschätzung des Risikos einer Aspiration orientiert sich an der Verminderung der natürlichen Schutzmechanismen.

Risikofaktoren können sein:
- verminderter Bewusstseinszustand, z. B. durch Medikamente
- verminderter Husten- und/oder Würgereflex
- beeinträchtigtes Schluckvermögen
- Veränderungen bzw. Missbildungen im Bereich Mund, Rachen, Kehlkopf
- Tracheotomie
- gastrointestinale Sonden
- Verabreichung von Sondennahrung (Reflux)

Kann Behandlungsprogramm akzeptieren und verstehen

In diesem Bereich werden Beobachtungen und Hinweise dokumentiert, die die Kooperationsfähigkeit bzw. -bereitschaft des Patienten beschreiben.

Beobachtungen und Hinweise sind:
- Medikamente werden nicht verordnungsgemäß eingenommen (z. B. Vergessen der Einnahme, Einnahme der Tagesmedikation auf einmal)
- falsche Risikoeinschätzung, auch nach erfolgter Aufklärung

- kontraproduktives Verhalten (z. B. nachgewiesener Alkoholkonsum bei vereinbarter Abstinenz)
- keine Verbesserung der Krankheitssymptome
- mangelnde Kooperation (z. B. Verweigerung von Therapiemaßnahmen)

Erkennt und trifft gesundheitsfördernde Maßnahmen

In diesem Bereich werden Maßnahmen beschrieben, die der Patient zur Förderung seiner Gesundheit angibt oder erlernen möchte.

Der Patient wünscht sich eine Verbesserung seines Wohlbefindens, er möchte bestimmte Verhaltensweisen, z. B. Ernährung, Rauchen, Fitness verändern.

Hinweise für den Wunsch nach gesundheitsfördernden Maßnahmen sind:
- geäußerter Wunsch nach verbessertem Wohlbefinden
- Interesse an Informationen zu bestimmten gesundheitsrelevanten Themen (z. B. Ernährung, Rauchentwöhnung)
- aktives Bemühen um eine Umstellung der bisherigen Lebensgewohnheiten

Hinweise für ein beeinträchtigtes Gesundheitsverhalten können sein:
- Desinteresse
- fehlende Unterstützung durch Vertrauenspersonen
- erkennt nicht, wann Hilfe aufgesucht werden soll
- ein Wissensdefizit (siehe Bereich: Kann Informationen zur Situation einholen, verarbeiten und umsetzen)
- Umgang mit Genussmittel

Hinweise auf Störungen der Blutzirkulation (peripher/zentral)

In diesem Bereich werden Risiken auf Einschränkungen der peripheren Durchblutung (auch Thromboserisiko) ermittelt.

Beschrieben werden die Lokalisation und die vorliegenden Risikofaktoren:
- mechanischer Druck (z. B. Gurte, Kleidung, enge Verbände)
- Bewegungseinschränkungen
- Verbrennungen
- bekannte vaskuläre Probleme

Hinweise sind geschwollene, kalte, livid verfärbte Extremitäten etc.

Schmerzen

In diesem Bereich werden die Angaben des Patienten über seine Schmerzen erhoben. Ermittelt wird die Art des Schmerzes (z. B. stumpf, pochend, stechend, schneidend), die Intensität (Schmerzskala), die Lokalisation, Dauer und Häufigkeit des Schmerzes, auslösende, verstärkende und lindernde Faktoren sowie Auswirkungen auf das Leben des Patienten.

Unter „Beobachtungen der Pflegenden“ werden Reaktionen des Patienten auf Schmerzen beschrieben:
- Einnahme einer Schonhaltung aufgrund von Schmerzen
- schmerzverzerrte Mimik
- Unruhe
- erhöhte Reizbarkeit
- erhöhter Muskeltonus
- verminderte Belastbarkeit
- Rückzug
- Übelkeit, Erbrechen etc.

Manche Patienten führen selbstständig ein Schmerzprotokoll.

Integrität der Person

Bei diesem Thema wird der Pflegebedarf in Bezug auf Bewältigungsformen, Selbst-Konzept, Spiritualität (Glaube, Werte, Sinndeutungen) sowie Trauer, Angst und Furcht erhoben.

Dieser Bereich wird zum größten Teil über das beobachtbare Verhalten des Patienten in der Gesprächssituation erfasst. Wirkt der Patient im Gespräch aufmerksam und konzentriert? Kann er dem Gespräch folgen?

Folgende Fragen helfen das Assessment zur „Integrität der Person“ zielführend zu gestalten:

Einstiegsfrage
- Wie kommen Sie mit Ihrer derzeitigen Gesundheitssituation zurecht?

Vertiefende Fragen zu den einzelnen Bereichen

Fähigkeit, mit dem veränderten Gesundheitszustand umzugehen

- Gibt es Situationen, in denen Sie sich besonders belastet bzw. angespannt fühlen? Was hilft Ihnen bei der Bewältigung dieser Situationen?

- Welche Mittel setzen Sie zur Stressbewältigung ein (z. B. Sport, Medikamente, Alkohol)?
- Haben Sie Pläne für die Zukunft? Wenn ja, wie sehen diese aus?

Fähigkeit, vorhandene Ressourcen zu erkennen und anzunehmen

- Wie sind Sie früher mit ähnlichen Situationen umgegangen?
- Welche Möglichkeiten der Unterstützung sehen Sie für sich derzeit?
- Gibt es jemanden, der Sie unterstützt?
- Wie erleben Sie die Unterstützung durch andere?

Bereitschaft der Angehörigen in das Betreuungskonzept einbezogen zu werden

- Haben Sie das Gefühl, dass sich Ihre Kontakte zu Familie und Freunden seit Krankheitsbeginn verändert haben?
- Gibt es in Ihrem familiären Umfeld Angehörige, zu denen Sie ein besonderes Naheverhältnis haben?
- Gibt es jemanden mit dem Sie über alles reden können? Ist diese Person derzeit für Sie erreichbar?
- Fühlen Sie sich von Ihrer Familie unterstützt?
- Wie kommen Sie mit der Aufgabenerfüllung in Ihrer Familie zurecht?
- Sind Ihre Angehörigen bereit am Behandlungsprogramm mitzuwirken?

Fähigkeit, Entscheidungen zu treffen

- Wie kommen Sie damit zurecht wichtige Entscheidungen zu treffen?

Fähigkeit, altersentsprechend den Anforderungen des täglichen Lebens begegnen zu können (Säugling, Kinder, Jugendliche)

In diesem Bereich sind Beobachtungen durch die Pflegenden und Aussagen von Angehörigen sowie Eltern die Hauptinformationsquellen. Zusätzlich sind entwicklungsdiagnostische Befunde anderer Berufsgruppen (z. B. Psychologen) heranzuziehen. Fragen an Angehörige und Eltern betreffen den aktuellen Entwicklungsstand im physischen, psychischen und sozialen Bereich.

- Was ist Ihnen im Verhalten Ihres Kindes aufgefallen?
- Was empfinden Sie als auffälliges Verhalten?
- Woran merken Sie, dass Ihr Kind Schwierigkeiten hat?
- Woran merken Sie, dass es Ihrem Kind gut geht?

- Haben Sie schon einmal professionelle Hilfe für Ihr Kind in Anspruch genommen?
- Wie schätzen Sie die Fähigkeiten Ihres Kindes im Vergleich zu anderen Kindern ein?
- Wo sehen Sie besondere Stärken Ihres Kindes? Was gelingt ihm besonders gut?

Möglichkeit, sich der veränderten Umgebung anzupassen

In diesem Bereich sind Beobachtungen durch die Pflegenden und Aussagen von Angehörigen die Hauptinformationsquellen.

Fragen an den Patienten sind:
- Wie erleben Sie die Aufnahme/Verlegung?
- Fühlen Sie sich dadurch gestresst?
- Fühlen Sie sich auf die neue Situation vorbereitet?

Eine wichtige Frage an die Angehörigen ist:
- Fällt Ihnen eine Veränderung im Verhalten Ihres Angehörigen auf? Wenn ja, welche?

Akzeptanz des eigenen Körpers

- Welche Eigenschaften oder Merkmale mögen Sie an sich besonders?
- Welche würden Sie gerne ändern?
- Stellen Sie Veränderungen an ihrem Körper fest? Wenn ja, ist das für Sie ein Problem?

Wertschätzung der eigenen Person und Fähigkeiten

- Welche Stärken haben Sie? Welche Eigenschaften geben Ihnen Sicherheit?
- Welche Eigenschaften würden Sie an sich gerne ändern?
- Wie schätzen Sie Ihr Selbstbewusstsein ein?
- Hat Ihre derzeitige Situation Auswirkungen auf Ihr Selbstwertgefühl?
- Seit wann bemerken Sie Veränderungen in Ihrem Selbstwertgefühl?
- Fühlen Sie sich von Ihrer Umwelt wertgeschätzt?

Realitätsbezug zur eigenen Person/zum sozialen Umfeld

- Wie kommen Sie zur Zeit mit anderen Menschen zurecht?
- Bemerken Sie im Gegensatz zu früher Veränderungen im Verhältnis zu anderen Menschen?
- Welche Veränderungen bemerken Sie?
- Wodurch wurden die Veränderungen im Verhältnis zu anderen Menschen Ihrer Meinung nach verursacht?
- Seit wann bemerken Sie Veränderungen im Verhältnis zu anderen Menschen?

Veränderung der Sinneswahrnehmungen

- Erleben Sie derzeit Veränderungen beim Hören oder Sehen?
- Erleben Sie derzeit Veränderungen beim Riechen oder Schmecken?
- Erleben Sie derzeit Veränderungen beim Fühlen und Tasten?
- Erleben Sie derzeit Veränderungen im Bewegungsempfinden?
- Benutzen Sie Hilfsmittel? Wenn ja, welche?

Äußerungen von Verzweiflung, veränderte Lebensenergie

- Wie geht es Ihnen zur Zeit?
- Wie empfinden Sie Ihre derzeitige Situation?
- Was gibt Ihnen in ihrem Leben Kraft?
- Sind Sie manchmal wütend, verärgert, ängstlich, deprimiert? Was hilft Ihnen dann?
- Spielt die Religion in Ihrem Leben eine wichtige Rolle? Wenn ja, welche religiösen Bedürfnisse haben Sie?
- Wünschen Sie Kontakt zum Krankenhausseelsorger oder zu einem anderem geistlichen Beistand?
- Haben Sie manchmal das Gefühl, Situationen nicht mehr kontrollieren bzw. aktiv beeinflussen zu können? Was hilft ihnen dann?

Kann Informationen zur Situation/Gesundheitsproblemen/Wünschen einholen, verarbeiten, umsetzen

- Fühlen Sie sich in Bezug auf Ihre derzeitige Situation ausreichend informiert?
- Haben Sie Fragen zu Ihrer Situation?
- Haben Sie den Wunsch während des Krankenhausaufenthaltes Kontakte zu Selbsthilfegruppen, Beratungsstellen oder ähnlichem aufzunehmen?

Fähigkeit, Gedanken richtig und situationsgerecht zu verarbeiten

In diesem Bereich sind Beobachtungen durch die Pflegenden und Aussagen von Angehörigen die Hauptinformationsquellen. Betroffenen Patienten ist es oftmals nicht möglich, Veränderungen im Bereich Kognition eigenständig zu erkennen und zu beschreiben. Personen aus dem Umfeld bemerken diese Veränderungen zumeist besser und reagieren darauf in unterschiedlicher Weise (z. B. mit Unterstützung, Rückzug, Unverständnis, Zurechtweisungen des Betroffenen).

Fragen an den Patienten können sein:
- Fällt es Ihnen schwer, sich zu konzentrieren?
- Finden Sie sich in Ihrer neuen Umgebung zurecht (z. B. Station, Pflegeheim)?
- Passiert es Ihnen in letzter Zeit, dass Sie Dinge vergessen?

Fragen an die Angehörigen können sein:
- Findet sich Ihr Angehöriger Ihrer Meinung nach zu Hause zurecht?
- Haben Sie bei Ihrem Angehörigen Auffälligkeiten festgestellt (z. B. Merkfähigkeit, Orientierungslosigkeit, Vergesslichkeit, wiederholtes und insistierendes Fragen, Selbstgespräche)?

Bemerkbare Trauerreaktion

- Gab es in der Vergangenheit größere Veränderungen oder belastende Ereignisse in Ihrem Leben?
- Wie gehen Sie bzw. Ihre Familie/Ihre Bezugspersonen mit belastenden Ereignissen um?
- Haben Sie das Gefühl belastende Ereignisse in Ihrem Leben erfolgreich bewältigt zu haben?
- Gibt es belastende Ereignisse aus Ihrem Leben mit denen Sie Ihrer Meinung nach nicht zurecht kommen?

Hinweise auf vermehrte Beschäftigung mit einem seelischen Trauma

In diesem Bereich sind Beobachtungen durch die Pflegenden und Aussagen von Angehörigen die Hauptinformationsquellen. Betroffenen Patienten ist es oftmals noch nicht möglich, über traumatische Ereignisse zu sprechen. Dabei ist es wichtig, dem Betroffenen zu vermitteln, dass jemand für ihn da ist, ihn begleitet und Anteilnahme zeigt. Wenn sich der Betroffene verbal noch nicht zu den traumatisierenden Erlebnissen mitteilen kann, sollte bohrendes und wiederholtes Nachfragen vermieden werden.

- Gab es in der Vergangenheit größere Veränderungen oder belastende Ereignisse in Ihrem Leben?
- Wie gehen Sie bzw. Ihre Familie/Ihre Bezugspersonen mit belastenden Ereignissen um?
- Wie können wir Sie unterstützen?
- Woran könnten wir erkennen, dass es Ihnen besser geht?

Angstzustände

- Haben Sie derzeit das unbestimmte Gefühl von Angst?
- Können Sie die Ursachen für Ihre Angst benennen?
- Fühlen Sie sich derzeit bedroht?

Gibt es derzeit eine Situation, vor der Sie sich fürchten?

- Gibt es derzeit eine konkrete Situation, die Ihnen Unbehagen bereitet, vor der Sie sich fürchten?

Probleme der pflegenden Angehörigen/Laienhelfer

In diesem Bereich zielt die Pflegediagnostik nicht auf den Patienten ab, sondern darauf, wie die Angehörigen mit den Belastungen umgehen bzw. zurechtkommen. Die Pflegenden erheben dabei belastende Faktoren, die die Fortsetzung der bestehenden Unterstützung gefährden können.

Fragen an den Patienten:
- Welche Auswirkung hat Ihre jetzige Situation auf ihre Familie?
- Wie kommen Ihrer Meinung nach Ihre Angehörigen mit der Bewältigung des eigenen Alltags zurecht?

Fragen an die pflegenden Angehörigen:
- Wie kommen Sie mit der derzeitigen Situation zurecht?
- Wie wirkt sich die Übernahme der Pflege auf Ihr Alltagsleben aus?
- Haben Sie noch ausreichend Zeit, um sich zu erholen und Ihren Interessen nachzugehen?
- Benötigen Sie Informationen zur Durchführung der Pflegemaßnahmen?
- Benötigen Sie Informationen über Unterstützungsmöglichkeiten durch soziale Dienste?

Dokumentation
Fähigkeiten, mit dem veränderten Gesundheitszustand umzugehen

Dokumentiert werden mögliche Ursachen, Symptome und Risikofaktoren, die Probleme im Zusammenhang mit diesem Thema anzeigen:

Mögliche Ursachen können sein:
- Krisen
- erhöhte Verletzlichkeit
- ungenügende Unterstützungssysteme
- Mangelernährung
- Adipositas
- Überarbeitung/Erschöpfung
- mehrfache Stressoren
- unerfüllte Erwartungen
- Gedächtnisverlust
- Desorientierung
- starke Schmerzen
- überwältigende Bedrohung/Angst
- Niedergeschlagenheit
- Apathie
- beeinträchtigte Wahrnehmung
- Reizüberflutung
- nicht abgeschlossener Trauerprozess
- lebensbedrohliche Zustände
- längere Behandlungen ohne Erfolg
- Multimorbidität
- Hoffnungslosigkeit
- Abwehrschwächen

Folgende Symptome können auftreten:
- Gefühl der Unfähigkeit Hilfe zu holen oder zurechtzukommen
- geäußerte Ängste, Sorgen, Niedergeschlagenheit, geringes Selbstwertgefühl
- Klagen über Anspannung, Appetitlosigkeit, Verweigerung von Nahrung (plötzlicher Gewichtsverlust), (chronische) Müdigkeit, Schlaflosigkeit, Reizbarkeit, Verlust der Lebensfreude, Todessehnsucht
- Nicht-Wahrhaben-Wollen des veränderten Gesundheitszustandes/der Probleme/der Schwächen
- Projektion von Schuld/Verantwortung
- Überempfindlichkeit
- Großartigkeit
- Verharmlosung von Symptomen
- Auswirkungen der Erkrankung auf das eigene Leben werden nicht erkannt
- Verdrängung von Ängsten/Sorgen, z. B. betreffend Invalidität

Zu beobachten sind:
- Mobilitätseinschränkungen
- verzögerte Wundheilung
- verlängerte Regenerationsphase
- fortschreitende Verschlechterung chronischer Erkrankungen
- physischer Verfall
- Stuhl- und Harninkontinenz
- Unfähigkeit, Probleme zu lösen
- Grundbedürfnisse und Rollenerwartungen werden trotz vorhandener Ressourcen nicht erfüllt
- verändertes Sozialverhalten
- verbale Manipulation (spielt Betreuungspersonen gegeneinander aus)
- destruktives Verhalten gegen sich und andere
- vermindertes Selbstbewusstsein
- fehlender Wunsch nach Unabhängigkeit (z. B. aufgrund von Krankheitsgewinn – „Ich werde versorgt.“)
- Leugnung des veränderten Gesundheitszustandes (Schock, Zorn, Verneinung)
- fehlendes zukunftsorientiertes Verhalten
- gesteigerte Erwartungen an sich selbst
- überhebliche, arrogante Haltung gegenüber anderen
- Scherze auf Kosten anderer Personen
- Probleme beim Aufbau von Beziehungen
- mangelndes Durchhaltevermögen
- fehlende Teilnahme an der Behandlung
- Ablehnung von Gesundheitsfürsorge
- Gefühlsäußerungen, die der Situation nicht entsprechen

Fähigkeiten, vorhandene Ressourcen zu erkennen

In diesem Bereich wird ermittelt, warum der Patient seine Ressourcen nicht einsetzen will oder kann.

Siehe vorherigen Abschnitt „Fähigkeiten, mit dem veränderten Gesundheitszustand umzugehen“.

Bereitschaft der Angehörigen, in das Betreuungskonzept einbezogen zu werden

In diesem Bereich wird das Verhalten der Vertrauenspersonen gegenüber dem Patienten ermittelt (aus der Sicht des Patienten, der Angehörigen, der Pflegenden).

Sonstige Angaben/Hinweise:
- Aussagen des Patienten über negative Reaktionen der Familie (z. B. fehlende Anteilnahme, geringschätzende Haltung)
- Patient sorgt sich um die Reaktionen der Angehörigen
- Angehörige können mit der Situation nicht umgehen
- Wissensdefizit (im Detail angeben)
- Angehörige versuchen zu verstehen, zeigen Interesse am Erlernen von Pflegemaßnahmen etc.

Beobachtungen der Pflegenden:
- intolerantes/ablehnendes Verhalten der Angehörigen
- feindseliges, aggressives Verhalten der Angehörigen
- niedergeschlagenes, erregtes Verhalten der Angehörigen
- Angehörige nehmen die Realität der Gesundheitsprobleme verzerrt wahr
- Angehörige treffen Entscheidungen, die sich nachteilig auf den Patienten auswirken
- Angehörige hemmen die Entwicklung der Selbstständigkeit des Patienten
- Angehörige ziehen sich zurück
- Angehörige übertreiben oder vermindern ihre Fürsorge
- Angehörige erlernen die notwendigen Pflegemaßnahmen und steigern dadurch das Wohlbefinden des Patienten

Fähigkeiten, Entscheidungen zu treffen

In diesem Bereich werden Anzeichen von Unentschlossenheit und bestehende Abhängigkeitsverhältnisse zu anderen erhoben.

Hinweise können sein:
- Aussagen über persönliche Unsicherheit
- Aussagen über Schwierigkeiten, richtige Entscheidungen zu treffen (z. B. für Operationen, Behandlungen, andere Lebensereignisse)
- geäußerte Gefühle der Verzweiflung
- Infragestellen der eigenen Wertvorstellungen und Verunsicherung in Glaubensfragen während der Entscheidungsfindung

Zu beobachten sind:
- Unentschlossenheit zwischen mehreren Entscheidungsmöglichkeiten
- körperliche Zeichen der Verzweiflung (z. B. erhöhter Puls, erhöhte Muskelspannung, Unruhe während der Entscheidungsfindung)

Fähigkeiten, altersentsprechend den Anforderungen des täglichen Lebens begegnen zu können

Dieser Bereich konzentriert sich vorwiegend auf Kinder und Jugendliche! Probleme älterer Personen werden in den jeweiligen Themenbereichen vermerkt.

Unter Beobachtungen der Pflegenden wird ermittelt, ob abweichend von der entsprechenden Norm des jeweiligen Alters Entwicklungsrückstände oder Risiken dafür vorliegen.

Hinweise können sein:
- Schwierigkeiten beim Durchführen von Tätigkeiten, die der Altersgruppe entsprechen
- verändertes körperliches Wachstum
- Verlust von Fähigkeiten
- verfrühtes Aneignen von Fähigkeiten (z. B. Hochbegabte)
- gefühlsarme Ausdrucksweise
- Lustlosigkeit
- verminderter Blick- oder Sozialkontakt
- verminderte Selbstpflege etc.

Mögliche Ursachen sind:
- unzulängliche Fürsorge der Eltern, der Bezugspersonen etc.
- Interesselosigkeit der Betreuungspersonen
- Trennung von Bezugspersonen
- mangelnde Anregung
- mangelndes Vorbild

Mögliche Risikofaktoren sind:
- Drogenmissbrauch der Eltern/Betreuungspersonen (z. B. daraus resultierende Vernachlässigung)
- Infektionen während der Schwangerschaft
- Suchtmittelmissbrauch während der Schwangerschaft
- ungewollte Schwangerschaft
- Behinderungen der Mutter
- Armut
- Frühgeburt
- Anfallsleiden
- chronische Erkrankungen
- Mangelernährung
- Erworbene Hirnschädigungen, z. B. durch Unfall
- genetische Störungen

Möglichkeiten, sich veränderten Umgebungsbedingungen anzupassen

In diesem Bereich wird beschrieben, ob ein Patient Probleme hat, sich nach einem Umgebungswechsel zu Recht zu finden, z. B. nach der Aufnahme in einem Krankenhaus oder in einem Pflegeheim.

Unter dem Punkt „Beobachtungen" wird das Verhalten des Patienten dokumentiert, z. B.

- ob der Patient ängstlich, besorgt, traurig, unruhig, wachsam, zunehmend desorientiert (zeitlich, örtlich, zur Person), einsam ist oder
- ob sich der Patient zurück zieht.

Häufige Hinweise sind:

- Schlafstörungen
- Aussagen, nicht auf den Ortswechsel vorbereitet zu sein
- fehlendes Vertrauen
- fehlendes Einverständnis mit der Verlegung
- veränderte Essgewohnheiten (z. B. Appetitlosigkeit, Fresssucht)
- gastrointestinale Beschwerden
- Verhaltensveränderungen (z. B. Rückzug, Aggression)

Akzeptanz des eigenen Körpers

In diesem Bereich werden Äußerungen über negative oder gestörte Wahrnehmungen zum eigenen Körper erhoben.

Hinweise können sein:

- geäußerte Gefühle der Machtlosigkeit, der Hoffnungslosigkeit, der Hilflosigkeit im Zusammenhang mit dem aktuellen Zustand des Körpers
- Furcht vor Ablehnung
- Hervorhebung von verlorenen Stärken, Funktionen oder Ansehen
- Nichtbeachten des betroffenen Körperteils
- Überbetonung noch vorhandener Kräfte und erbrachter Leistungen

Zu beobachten sind:

- Verlust der Ich-Grenze (Personifizieren des betroffenen Körperteils)
- Konzentration der Aufmerksamkeit auf den erlittenen Verlust
- Verdecken oder Entblößen des betroffenen Körperteils
- Patient beachtet/berührt den betroffenen Körperteil nicht
- Veränderungen im Sozialverhalten
- negative Äußerungen über den eigenen Körper (z. B. „Ich bin nichts mehr wert.", „So nutzlose Geschöpfe wie ich.", „Ich bin ein Krüppel.")

Die Lokalisation des betroffenen Körperteils wird dokumentiert und deren Veränderung beschrieben.

Wertschätzung der eigenen Person und Fähigkeiten

In diesem Bereich wird die positive/negative Selbstbewertung des Patienten beschrieben.

Beobachtungen können sein:
- selbstabwertende Äußerungen
- entsprechende Körperhaltung (z. B. Kopf, Schultern hängen lassen)
- Äußerungen über die „eigene Unfähigkeit"
- Zurückweisung positiver Rückmeldungen
- Passivität
- Unentschlossenheit
- Unsicherheit im Auftreten und in ungewohnten Situationen
- Fehlendes Selbstbewusstsein, um Fragen zu stellen oder Anliegen vorzubringen
- übersteigertes Selbstbewusstsein (Großartigkeit)
- negative Verhaltensweisen, um Zuwendung jeglicher Art zu erhalten (z. B. auch Sanktionen und Zurechtweisungen)
- übermäßige Suche nach Bestätigung
- Mangelhaftes Verständnis von Anweisungen oder Informationen

Die Wertschätzung der eigenen Person kann akut, chronisch oder situationsbedingt vermindert sein.

Mögliche Ursachen sind:
- Verluste
- andauernde negative Beurteilung
- häufige Misserfolge
- körperliche Entstellung
- unbefriedigende Beziehungen
- unrealistische Erwartungen
- Misshandlungen/Missbrauch
- negative Vorbilder
- chaotisches Umfeld

Realitätsbezug zum sozialen Umfeld

In diesem Bereich werden Beobachtungen dokumentiert wie:
- Anzeichen von psychotischem Erleben (z. B. optische und/oder akustische Halluzinationen, Wahnideen, „in sich Hineinmurmeln", rastloses Herumwandern der Augen, Blick starr in eine Ecke des Zimmers gerichtet, Nichtregistrieren von Umgebungsreizen)
- sozialer Rückzug
- furchtsames Auftreten
- geäußerte oder wahrnehmbare Angstzustände
- Orientierungsmängel
- mangelnde Identifikation mit der eigenen Person
- Verdächtigungen gegenüber anderen

Veränderungen der Sinneswahrnehmungen

In diesem Bereich werden Veränderungen der Sinneswahrnehmung beschrieben: Sehen, Hören, Tasten, Riechen, Fühlen, Bewegungsempfinden, Schmecken.

Dokumentiert werden Beeinträchtigungen und seit wann sie vorliegen.

Hinweise können sein:
- Desorientiertheit betreffend Ort, Zeit, Person, Situation
- Aussagen über eine Veränderung der Sinnesschärfe (beeinträchtigtes Sehen, Schwerhörigkeit, veränderter Geschmacksinn, veränderte Tast-/Berührungs-/Temperaturempfindung, Lage der Körperteile kann nicht wahrgenommen werden etc.)
- veränderte Fähigkeit zur Verarbeitung von Umgebungsreizen
- veränderte Kommunikationsmuster
- verändertes Körperbild
- motorische Fehlkoordination
- Gleichgewichtsstörungen
- Kompensationsstrategien zum Umgang mit der Beeinträchtigung
- Apathie
- Reizbarkeit
- Schmerzen
- Halluzinationen
- Wahnvorstellungen

Äußerungen von Verzweiflung, veränderte Lebensenergie (verbal, nonverbal)

In diesem Bereich werden Aussagen des Patienten dokumentiert, die auf Verzweiflung hinweisen.

Hinweise können sein:
- Äußerungen, wie „Es ist alles sinnlos, hoffnungslos, inhaltslos, egal."; „Ich kann nicht mehr."; „Es lässt sich sowieso nicht ändern."; „Das hat doch alles keinen Sinn mehr."; „Lasst mich doch einfach sterben."
- Zeichen von Gleichgültigkeit, Hoffnungslosigkeit, Machtlosigkeit, fehlender Motivation zur Selbsthilfe
- Gefühle der Wert- und Nutzlosigkeit
- Passivität
- Apathie
- Verlust der Unabhängigkeit
- Fragen nach dem Sinn des Lebens/Leidens
- Hadern mit Gott; Zorn gegen Gott
- Schilderungen von Albträumen und Schlafstörungen

Symptome können sein:
- Stimmungsschwankungen
- Weinen
- Zorn
- Rückzug
- Feindseligkeit
- „In sich gehen"
- Mangel an Initiative
- Abwendung vom Gesprächspartner
- Schließen der Augen bei Ansprache
- Zusammenzucken bei Ansprache
- passives Erdulden von Pflege
- fehlende Fähigkeit Informationen einzuholen und anzunehmen
- Krankheit wird als Strafe erlebt

Folgende Risikofaktoren sind für Verzweiflung signifikant:
- geringes Selbstwertgefühl
- verminderte Selbstachtung
- zerrüttete Familienverhältnisse
- Sucht- und Missbrauchsproblematik
- Verlust einer Bezugsperson
- Image- bzw. Statusverlust
- Rollenverlust

- Entmündigung (direkt/indirekt)
- Unfähigkeit, sich und anderen zu verzeihen

Voraussetzungen für spirituelles Wohlbefinden (Glauben, Werte, Sinndeutungen) können sein:
- verfügbares Energiepotenzial (innere Kräfte)
- Vertrauensbeziehungen
- innerer Friede/Ruhe/Ausgeglichenheit
- Fähigkeit zu lieben
- Fähigkeit, einen Sinn im Leben zu erkennen
- Suche nach Hoffnung
- Sinn für das Schöne im Leben (Positives annehmen können, z. B. Vogelgezwitscher, blühende Blumen, Kinderlachen, gutes Essen, Freundschaften)
- Glaube an die Wahrheit und an das Gute im Leben
- Vertrauen in Glauben, Werte, Lebensgrundsätze (z. B. Religion, Wissenschaft)

Informationen zur eigenen Situation einholen, verarbeiten und umsetzen

Dieser Bereich beschäftigt sich damit, in wie weit der Patient über seine Situation informiert ist und aktiv Informationen einholen und nutzen kann. Hier werden Informationsdefizite, Fragen oder Lernbedarf des Patienten vermerkt.

Hinweise können sein:
- mangelnde Fertigkeiten/Fähigkeiten
- ungenaue Antworten
- unangemessenes Verhalten (z. B. falsche Ernährung bei Diabetes)
- ungenaue Durchführung einer Anleitung
- mangelhafte Wissensgrundlage
- Äußerungen über fehlendes Wissen
- Fehleinschätzung des Gesundheitszustandes
- ungenügende Ausführung des Behandlungsplanes

Fähigkeiten, Gedanken richtig und situationsgerecht zu verarbeiten

Dieser Bereich beschäftigt sich mit Veränderungen und Störungen der Aufmerksamkeit, der Wahrnehmung, der Auffassung, des Gedächtnisses, des Denkens, des Bewusstseinszustandes, der psychomotorischen Aktivität.

Hinweise können sein:
- Angst
- Agitiertheit

- verminderte Stresstoleranz
- plötzliche Störungen des Tag-Nacht-Rhythmus
- auffälliges Sozialverhalten
- Verlust der Beschäftigung und/oder von sozialen Funktionen
- fehlendes Zeitgefühl
- verminderte Sprachfähigkeit
- vermindertes Urteilsvermögen
- verminderte Konzentration
- Kontrollverlust über das eigene Handeln
- vermindertes Orientierungsvermögen
- erhöhte Ablenkbarkeit
- Konfabulation
- übermäßige Ich-Bezogenheit
- beeinträchtigte Denkabläufe (z. B. Fehlinterpretationen, Verfolgungsideen)
- Auftreten von Selbstpflegedefiziten
- vermindertes Erinnerungsvermögen
- Schwierigkeiten beim Erlernen von Neuem

Bemerkbare Trauerreaktion

In diesem Bereich werden Trauerreaktionen des Patienten beschrieben.

Hinweise können sein (sie können einen tatsächlichen oder einen potenziellen Verlust betreffen):

- Unfähigkeit mit dem Verlust umzugehen
- Schmerzvolles Erleben des Verlusts
- Idealisierung des Verlorenen (z. B. Fähigkeiten, Fertigkeiten, Personen, Besitz)
- Nicht-Wahrhaben-Wollen des Verlustes
- Zorn
- Weinen
- Niedergeschlagenheit
- Veränderung der Schlafgewohnheiten
- Veränderung der körperlichen und geistigen Aktivität
- Schwierigkeiten beim Aufbau neuer Beziehungen

Hinweise auf die vermehrte Beschäftigung mit einem seelischen Trauma

In diesem Bereich wird die Beschäftigung des Patienten mit einem zurückliegenden, überwältigenden Ereignis (z. B. mit Unfall, schwerer Krankheit, Missbrauch, Aggression/Gewaltereignisse, Katastrophen, Krieg, Überfall, Folter) beschrieben.

Hinweise können sein:
- Niedergeschlagenheit
- Angst
- Selbstvorwürfe
- Furcht vor Gewalt
- beeinträchtigte Wahrnehmung der Realität, Verwirrtheit
- unterdrückte Affekte
- Selbstzerstörung (z. B. durch Sucht, Selbstmordversuche)
- Schwierigkeiten in Beziehungen
- Entwicklung einer Phobie in Bezug auf das Trauma
- übertriebene Wachsamkeit, Reizbarkeit
- Panikattacken
- Jähzorn
- Bettnässen

Mögliche Risikofaktoren sind:
- berufsbedingt (z. B. Mitglieder der Polizei, Rettung, Feuerwehr, des Heeres, Gesundheitsberufe)
- übertriebenes Verantwortungsgefühl
- Rolle des Überlebenden einer Katastrophe
- Entführung
- fehlende oder unzureichende Unterstützung
- Dauer des traumatisierenden Ereignisses
- hohe persönliche Anteilnahme am Ereignis

Angstzustände

In diesem Bereich wird das Gefühl der Angst des Patienten vor etwas Unbekanntem/Unbestimmtem erhoben. Angst wird oft als vages Gefühl beschrieben, ohne zu wissen woher es kommt und ist daher nicht eindeutig beschreibbar. Die Handlungsfähigkeit und Mitarbeit an der Betreuung wird dadurch behindert und/oder eingeschränkt.

Beschrieben wird, wovor sich der Patient ängstigt, z. B. vor der Zukunft.

Hinweise können sein:
- Zittrigkeit, Übererregung, Verzweiflung, Besorgnis, Unsicherheit, Nervosität, Furchtsamkeit, vermehrte Schweißabsonderung, erhöhte Anspannung
- Gefühl der Hilflosigkeit
- somatische Beschwerden
- Gefühl eines drohenden Unheils
- fahrige Bewegungen
- Ruhelosigkeit

- Schlaflosigkeit
- zielloses Auf- und Abgehen
- Unfähigkeit, zielgerichtet zu handeln
- Gefühl der Erstarrung, Lähmung (Handlungsunfähigkeit)

Hinweise auf **Todesangst** können sein:
- Machtlosigkeit gegenüber dem Sterben
- Angst vor dem Verlust der Körperkontrolle im Sterbeprozess
- Angst vor Schmerzen
- Sorgen über die Auswirkungen auf nahe stehende, wichtige Personen
- tiefe Traurigkeit
- Angst vor der Entwicklung einer tödlichen Erkrankung
- Angst, wichtige Ziele nicht mehr zu erreichen
- Angst vor einem lange andauernden Sterbeprozess

Gibt es derzeit eine Situation, vor der Sie sich fürchten?

In diesem Bereich wird das Gefühl der Furcht des Patienten vor etwas Bestimmtem/Erkennbarem erhoben. Beschrieben wird, wovor sich der Patient fürchtet z. B. vor einer Operation, einer bestimmten Situation.

Hinweise können sein:
- Gefühl der Furcht, Panik, Anspannung, Impulsivität, verminderte Selbstsicherheit, Übelkeit, „Herzjagen"
- Furcht vor unklaren Folgen (z. B. durch Behandlungen, Operationen)
- Verhaltensauffälligkeiten (z. B. Schreien, Aggression, Rückzug)
- erhöhte Wachsamkeit
- Kontrollverlust, Veränderung der Schlafgewohnheiten

Probleme der pflegenden Angehörigen/Laienhelfer

In diesem Bereich werden Probleme der Laienhelfer (der informellen Pflege) mit ihrer Helferrolle erhoben.

Hinweise darauf können sein:
- ungenügende Ressourcen der Helfer
- Schwierigkeiten bei der Durchführung von Pflegeverrichtungen
- Patient macht sich Sorgen um den betreuenden Angehörigen (z. B. kann durch die eigene Krankheit die Pflege nicht übernehmen)
- Vernachlässigung anderer wichtiger Aufgaben
- alleinige Übernahme der Betreuung

- fehlende Übernahme von Betreuungsaufgaben durch andere Familienmitglieder
- Gefühl des Alleingelassenwerdens
- Aussagen über gesundheitliche Probleme aufgrund der Betreuung
- Äußerungen über mangelnde Ressourcen (finanziell und/oder zeitlich)
- Äußerungen über Überforderung und fehlende persönliche Freiräume

Lerntipps und Übungsvorschläge

- Schreibe dir auf, was du dir bei einem Krankenhausaufenthalt von Pflegenden erwartest.
- Lege einen eigenen Plan für ein Assessment fest.
- Überlege den Zeitpunkt und den Ort der Erhebung. Begründe deine Entscheidung.
- Die Durchführung des Assessments ist Übungssache. Probiere die Durchführung eines Assessmentgesprächs an Kollegen, Partnern und Freunden aus und lasse dir Rückmeldung (nach Kriterien wie Verständlichkeit, Form der Gesprächsführung etc.) geben. Achte bei den Übungsgesprächen auf folgende Punkte:
  - Überlege, welche pflegerelevanten Informationen du auf jeden Fall erheben wirst
  - Stelle dir deine persönlich formulierten Eröffnungsfragen zu den Hauptthemen bereits vor dem Assessmentgespräch zusammen
  - Gesprächseröffnung: Begrüßung, Vorstellung und Ankündigung
  - Erklärung von Zweck und Konsequenzen des Gesprächs
  - Grundsätze der Gesprächsführung allgemein
  - Gezielte Verwendung von offenen und geschlossenen Fragestellungen, je nach Funktion der Frage
  - Von geäußerten Beeinträchtigungen auf zusätzliche Einschränkungen schließen (Einschränkung der Mobilität Arm – Ankleiden, …; eingeschränktes Sehen, …; Schmerzen, …)
  - Zusammenfassung des Gesagten geben
  - Ziele aus der Sicht der Pflege definieren und mitteilen
  - Einverständnis des Patienten einholen
  - Was unternehme ich, wenn ich feststelle, dass ich nicht alles erhoben habe?

Kapitel 4

Pflegediagnostik

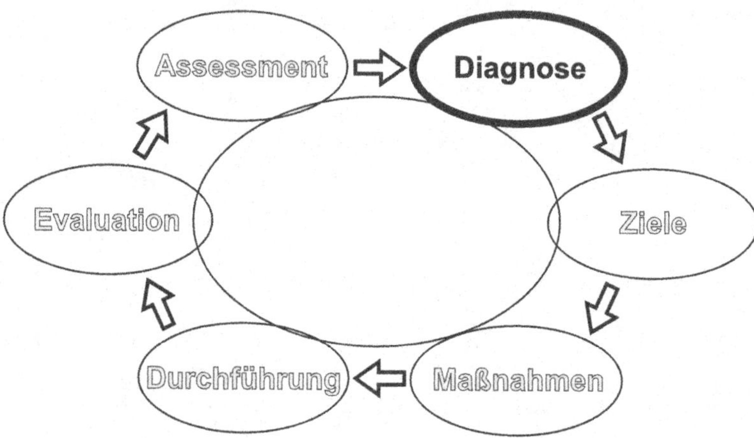

Professionalisierung ist kein Produkt,
sondern ein Weg, der nie sein Ende findet.
Jos Arets

Lernziele

Nach dem Studium dieses Kapitels bist du fähig:

- die historischen Prozesse zu beschreiben, die zur Entwicklung von Pflegediagnosen geführt haben.
- zu erklären, was unter dem Begriff „Pflegediagnostik" verstanden wird.
- den Unterschied zwischen medizinischen und pflegerischen Diagnosen an Hand einiger Beispiele zu erläutern.
- verschiedene Formen von Pflegediagnosen zweckentsprechend anzuwenden.
- die Bedeutung der Patientenressourcen für den Pflegeprozess zu erklären.
- den pflegediagnostischen Prozess zu verstehen und zu praktizieren.
- Qualitätskriterien zur Überprüfung von Pflegediagnosen und potenzielle Fehlerquellen zu nennen.

Inhaltsübersicht

Kernaussage des Kapitels

Pflegediagnosen haben eine Schlüsselstellung für die Erstellung des Pflegeplans. Auf sie aufbauend werden erwartete Ergebnisse, Ziele und Pflegemaßnahmen geplant. Pflegediagnosen werden international zunehmend nach standardisierten Methoden und anhand von Klassifikationssystemen erstellt. Zur Beschreibung einer Pflegediagnose müssen die Pflegenden anhand der abstrakten Konzepte der Klassifikationssysteme konkrete, individuelle Situationsbeschreibungen der

Patienten formulieren. Die Pflegediagnosen werden konkret und alltagsnah beschrieben und berücksichtigen das individuelle Erleben der Patienten. Gelingt dies in verständlicher und dokumentierter Form, dann werden die Pflegeplanungen, die auf Pflegediagnosen aufbauen, auch als Werkzeug in der Praxis verwendet. Zur Qualitätssicherung gibt es klare Beurteilungskriterien, mit deren Hilfe die Qualität von Pflegediagnosen überprüft wird.

Der diagnostische Prozess beginnt mit den ersten Informationen über den Patienten bei der Aufnahme und endet mit der Entlassung des Patienten. Dabei sind Pflegeprobleme und Ressourcen gleichermaßen zu berücksichtigen.

Einführung in die Thematik

„Eine Profession besteht nicht nur, sie entwickelt sich immer weiter. Dies bedeutet auch für neue Mitglieder einer Profession immer wieder die Chance, einen eigenen Beitrag bei der Gestaltung dieses Prozesses zu leisten". Diese Aussage von Jos Arets hat auch für die Pflegediagnostik Gültigkeit.

Pflegediagnosen sind ein aktuelles, vieldiskutiertes und kontroverses Thema in den Pflegeberufen. Dazu gibt es eine Vielzahl themenbezogener Publikationen. Pflegediagnosen sind Bestandteil der Lehrpläne von Gesundheits- und Krankenpflegeschulen. Es wurden verschiedene Umsetzungskonzepte für die pflegerische Praxis entwickelt. Inzwischen gibt es die ersten publizierten Untersuchungsergebnisse zu den Häufigkeiten und der Qualität von Pflegediagnosen in diversen Fachbereichen. Teilweise bestehen bei den Pflegenden Unklarheiten und Auffassungsunterschiede zum Begriff der Pflegediagnosen, ihrer Bedeutung oder zum Stellenwert der NANDA-Klassifikation. Es werden Grundsatzdiskussionen darüber geführt, ob klassifizierte Pflegediagnosen (z. B. NANDA, ICNP), von Klassifikationen abgeleitete Pflegediagnosen oder frei formulierte Pflegediagnosen zum praktischen Einsatz kommen sollen.

Im Verlauf der letzten drei Jahrzehnte entwickelte sich die **systematische Beurteilung des Gesundheitszustandes von Patienten** zu einem fixen Bestandteil der Pflegepraxis. Seit dem es Pflege gibt, wurden Informationen über Pflegebedürftige gesammelt und genutzt, um zu entscheiden, wie ein Mensch zu pflegen ist. In der Vergangenheit wurde die Informationssammlung allerdings überwiegend unstrukturiert durchgeführt. Historisch gesehen, standen vor allem die Defizite eines Menschen im Vordergrund der Beurteilung. Diese Praxis führte zu entsprechend defizitorientierten Pflegemaßnahmen.

Auch bei den ersten Versuchen, den **Pflegeprozess als Arbeitsablaufmodell** anzuwenden, war die pflegerische Perspektive meist auf **Defizite** ausgerichtet. Diese wurden als Pflegeprobleme bezeichnet. Das Erfassen von **Ressourcen** (Möglichkeiten/Fähigkeiten/Fertigkeiten) pflegebedürftiger Menschen in den Pflegeplanungen wurde nur vereinzelt durchgeführt. Heute ist das Bewusstsein für die Bedeutung der Ressourcen in der Pflege deutlich höher und ermöglicht ein besseres Eingehen auf die Bedürfnisse der Patienten.

Pflegeprobleme geben Hinweise darauf, in welchen Bereichen Pflege anzusetzen hat. Die Ressourcen eines Menschen sind Anhaltspunkte für die aktive Einbindung des Pflegebedürftigen und seines Umfeldes bei der Umsetzung der Pflegemaßnahmen.

! Pflegeprobleme und Ressourcen bestimmen Art, Intensität und Umfang der Pflegemaßnahmen.

Bei der Umsetzung des Pflegeprozesses entstanden Schwierigkeiten aufgrund der wenig strukturierten Formulierung von Pflegeproblemen und dem Mangel an systematischen Assessment-Instrumenten. Die unstrukturierte Formulierung von Pflegeproblemen wurde von den Pflegenden als zeitaufwändig empfunden und war nicht für alle Mitarbeiter im Pflegeteam verständlich. Der Grund dafür lag entweder in sprachlich mehrdeutigen Aussagen, die von verschiedenen Pflegenden unterschiedlich verstanden oder ausgelegt wurden, oder in Aussagen, welche die Situation des Patienten nur ungenügend beschrieben.

Pflegediagnosen unterstützen die Pflegenden bei der Beschreibung der Patientensituation, indem sie eine klare Struktur vorgeben. Es wird je nach Art der Pflegediagnosen zwischen Pflegediagnosentitel, Ätiologie/Ursachen, Risikofaktoren, Voraussetzungen und Symptomen unterschieden. Klassifizierte Pflegediagnosen weisen darüber hinaus einheitliche Definitionen von Begriffen auf, die ermöglichen, dass die Pflegenden pflegediagnostische Formulierungen in der gleichen Weise auffassen. Pflegediagnosen realisieren eine sprachlich verständliche und eine fachlich richtige Kommunikation.

! Pflegediagnosen sind eine strukturierte Weiterentwicklung der Pflegeprobleme.

Geschichtliche Entwicklung der Pflegediagnosen

Die Forderung nach Wissenschaftlichkeit in der Pflege gab es in Deutschland bereits um 1900[1]. Erst in den 50er Jahren des 20. Jahrhunderts wurde der wissenschaftliche Ansatz zur Problemlösung in der Pflege entwickelt. Das war die Grundlage für die Idee des Pflegeprozesses. Die Anwendung des Pflegeprozesses führte zur systematischen Gestaltung von Arbeitsprozessen. Pflegerelevante Probleme wurden durch das planmäßige Vorgehen besser erkannt als ohne strukturiertes Handeln. Die erkannten pflegerelevanten Probleme waren die Entscheidungsgrundlage für die Auswahl von Pflegezielen und für die Formulierung von Pflegemaßnahmen.

Aus dieser Veränderung der pflegerischen Arbeitsweise folgte eine Wende für die Rolle der Pflegenden: Zu den ärztlich angeordneten Maßnahmen im Rahmen medizinischer Therapien kamen selbstständige und eigenverantwortliche pflegerische Handlungen hinzu.

Die Amerikanerin Louise McManus beschreibt 1950 in der Veröffentlichung „Assumptions of the Functions of Nursing" (dt.: Annahmen über die Aufgaben der Krankenpflege) erstmals das Stellen von Diagnosen als Aufgabe der Krankenpflege.

1 vgl. Schmidbaur 2003

Der Begriff **Pflegediagnose** wurde 1953 erstmals von Virginia Frey in den USA verwendet. Sie betrachtete die Formulierung einer Pflegediagnose als notwendigen Schritt bei der Festlegung eines Pflegeplans.

Gegen Ende der 1960iger Jahre tauchten vermehrt verschiedene Publikationen über theoretische **Modelle des Pflegeprozesses** auf. Pflegende begannen zu definieren, welche Behandlungen und Ziele im Zuständigkeitsbereich der Pflege liegen. Parallel hierzu verlief die Entwicklung von formulierten Pflegeproblemen hin zu Pflegediagnosen. Eine einheitliche Definition des Begriffs „Pflegediagnose" gab es noch nicht. Erst im Rahmen der NANDA-Konferenz 1992 wurde eine Definition erarbeitet, die seitdem breite Verwendung findet.

Einen großen Beitrag für die Entwicklung von Klassifikationen von Pflegediagnosen leisteten die Amerikanerinnen Kristine Gebbie und Mary Ann Lavin. Im Rahmen eines groß angelegten Projekts erhielten sie den Auftrag, pflegebezogene Informationen so zu organisieren, dass sie von einer Computerdatenbank abgerufen und verschlüsselt werden konnten. Bei dieser Arbeit entdeckten sie, dass in der Pflegepraxis keine einheitlichen Bezeichnungen für Pflegeprobleme verfügbar waren. Pflegende benutzten überwiegend die medizinische Fachsprache und dehnten diese Terminologie auf pflegerelevante Phänomene aus, um das zu benennen, was sie vom Pflegestandpunkt aus wahrnahmen. Aufgrund dieser Erfahrung organisierten Gebbie und Lavin im Jahr **1973 die erste Konferenz zur Klassifikation von Pflegediagnosen** mit der Amerikanischen Krankenpflegegesellschaft (ANA –American Nursing Association).

Ziele der Konferenz waren die Erfassung, Klassifikation sowie die Kategorisierung von Sachverhalten, die Pflegende diagnostizierten und behandelten.

Dies war der erste Versuch, eine eigene Sprache für diagnostische Beurteilungen für Pflegende zu entwickeln. Gebbie und Lavin definierten auf der Konferenz den Begriff Pflegediagnose wie folgt: „Die Pflegediagnose ist die Beurteilung oder das Ergebnis einer pflegerischen Einschätzung."

Nach dieser Konferenz wurden von der ANA die „Standards of Nursing Practice" (dt.: Standards der Pflegepraxis) herausgegeben. In diesen wurden Pflegediagnosen als fixer Bestandteil der Krankenpflege anerkannt.

Die Teilnehmer der ersten Konferenz etablierten eine Koordinationsstelle mit der Bezeichnung „Sonderkommission der **Nationalen Gruppe zur Klassifikation von Pflegediagnosen**". Dieses, von sämtlichen Berufsverbänden unabhängige Gremium forcierte die Umsetzung des Diagnosenkonzepts und richtete eine zentrale Anlaufstelle für Pflegediagnosenvorschläge an der Saint Louis Universität ein.

In den darauf folgenden Jahren fand der Begriff Pflegediagnose in der amerikanischen Fachliteratur vielfach Erwähnung. In den Jahren 1975, 1978 sowie 1980 wurden von der nationalen Gruppe zur Klassifikation von Pflegediagnosen weitere Konferenzen organisiert. Bei diesen Zusammenkünften wurden neue diagnostische Begriffe für die Beschreibung von Gesundheitsproblemen (Pflegediagnosen) diskutiert und als offizielle Diagnosen anerkannt.

Auf der fünften Konferenz im Jahr 1982 wurde auf der Grundlage der Sonderkommission der Nationalen Gruppe zur Klassifikation von Pflegediagnosen die **NANDA** (North American Nursing Diagnosis Association, dt. Nordamerikanische Gesellschaft für Pflegediagnosen) gegründet. Seit dem Gründungsjahr arbeiten nordamerikanische Pflegefachkräfte (USA, Kanada) innerhalb der NANDA an der Entwicklung der Pflegediagnosen. Ziel der NANDA ist es, eine **verbindliche Terminologie** und eine **internationale Taxonomie** (Klassifikation, Ordnung) für Pflegediagnosen zu schaffen. Die NANDA hält in zweijährigen Zyklen Konferenzen ab und arbeitet als „NANDA International" mit anderen Fachorganisationen kontinentübergreifend zusammen, um Pflegediagnosen zu entwickeln, zu überprüfen und neue zu klassifizieren.

Die ursprüngliche Taxonomie I der NANDA wurde in den Jahren 1994 bis 2000 überarbeitet und von der Taxonomie II abgelöst. Die Taxonomie II ist mehrachsig ausgerichtet, um im Rahmen von Pflegediagnosen eine flexible Beschreibung von Patientenzuständen mittels der Modifikation von Pflegediagnosentiteln durch Hinzufügen von Wörtern zu ermöglichen.

In Europa bemühen sich seit 1995 die **ACENDIO** (Association for Common European Nursing Diagnosis, Interventions and Outcomes) und seit 1989 das **ICN** (International Council for Nursing) um eine internationale Klassifikation für Pflegediagnosen. Die ACENDIO stellt einem Fachpublikum verschiedene Klassifikationen vor und setzt Diskussionsprozesse darüber in Gang. Das ICN gab Anregung zur Entwicklung einer Klassifikation mit der Bezeichnung **ICNP** (International Classification of Nursing Practice[2]), die von verschiedenen Arbeitsgruppen weltweit überprüft und weiterentwickelt wird. ICNP ist eine mehrachsige Klassifikation. In der vorliegenden Beta-Version der ICNP sind sowohl die Klassifikation der Pflegephänomene, als auch die Klassifikation der Pflegehandlungen integriert.

Begriffsbildung der Pflegediagnosen

Der Begriff „Diagnose" kommt aus dem Griechischen und bedeutet „unterscheiden". Der Große Brockhaus nennt für die Beschreibung des Begriffs „Diagnose" die deutschen Wörter „Unterscheidung", „Erkenntnis", „Erkennung".

! Der Begriff „Diagnose" wird von vielen unterschiedlichen Berufsgruppen verwendet. Er ist keiner bestimmten Berufsgruppe vorbehalten.

Diagnostizieren ist die erlernbare Kunst des Erkennens und Beurteilens von Zeichen, Symptomen, Faktoren und Ursachen.

2 dt. Internationale Klassifikation der Pflegepraxis

Der amerikanische Pflege-Berufsverband ANA definiert: „Nursing is the diagnosis and treatment of human responses to actual or potential health problems."[3] (dt.: Pflege ist die Diagnose und Behandlung menschlicher Reaktionen[4] auf vorhandene oder potenzielle Gesundheitsprobleme).

In dieser Beschreibung von Pflege kommt zum Ausdruck, dass Diagnostizieren ein unverzichtbarer Bestandteil der Pflege ist. Pflegediagnosen sind ein Element des Pflegeprozesses, und dieser ist wiederum ein Teil des gesamten Behandlungsprozesses.

Die Entwicklung von standardisierten Pflegediagnosen entspricht dieser Ansicht.

Die NANDA definierte 1992 Pflegediagnosen wie folgt:

! Eine Pflegediagnose ist die klinische Beurteilung der Reaktionen von Einzelpersonen, Familien oder sozialen Gemeinschaften auf aktuelle oder potentielle Probleme der Gesundheit oder im Lebensprozess. Pflegediagnosen liefern die Grundlage zur Auswahl von Pflegehandlungen und zum Erreichen erwarteter Pflegeziele, für welche die Pflegeperson die Verantwortung übernimmt.

Chris Abderhalden, ein Schweizer Pflegeexperte, erstellte folgende Arbeitsdefinition:

! Pflegediagnosen sind kurz und präzise formulierte, auf systematische Datensammlungen abgestützte Aussagen über pflegerische Aspekte des Gesundheitszustandes und des Gesundheitsverhaltens von Patientinnen und Patienten.

Unterscheidungsmerkmale von Pflegediagnostik – medizinischer Diagnostik

Medizinisch gesehen wird der Mensch zum Patienten, wenn er erkrankt. Für die Pflege wird der Mensch zum Patienten, wenn sein Selbstpflegevermögen nicht mehr ausreicht, um seine aktuelle Lebenssituation und die dadurch auftretenden Probleme selbstständig zu bewältigen. Sowohl die Pflege als auch die Medizin ermitteln einen Bedarf in Form von Diagnosen und leiten davon Maßnahmen ab. Die Medizin setzt sich in ihrem Tätigkeitsbereich mit den Krankheiten des

3 Weltweit am häufigsten verwendete Pflegedefinition
4 Reaktionen inkl. Krankheitsfolgen, Funktionsstörungen, Einbussen im Alltagsleben, Beeinträchtigungen, Coping mit Krankheit/Symptom/Therapie etc.

Patienten und den notwendigen medizinischen Behandlungen auseinander. Die Pflege beschäftigt sich mit dem Krankheitserleben der Patienten und den notwendigen pflegerischen Aktivitäten.

! Pflegediagnosen beschreiben die Reaktionen des Menschen (Verhaltensmuster) im Rahmen von Gesundheitsproblemen und Lebensprozessen, d. h. sie richten sich am Erleben von Gesundheits- oder Krankheitssituationen von Menschen aus. Die medizinische Diagnostik und Therapie beschäftigen sich direkt mit den Krankheiten eines Menschen.

Aus dem generellen Unterschied im Ansatz von Pflege und Medizin ergeben sich auch verschiedene Eigenschaften der Diagnostik aus beiden Bereichen.

Unterscheidungsmerkmale im Überblick

Medizinische Diagnosen	Pflegediagnosen
Beschreiben die Krankheit selbst	Beschreiben das Krankheitserleben, das heißt, wie sich ein Mensch verhält, wenn er erkrankt
Nennen Ursachen für die Krankheit und begründen medizinische Behandlung	Nennen Ursachen für den aktuellen oder potenziellen Pflegebedarf und begründen pflegerische Maßnahmen
Betreffen den Patienten als Einzelperson	Beschreiben und berücksichtigen neben den Betroffenen auch die Familie oder Gemeinschaften als Funktionseinheit (z. B. Familienprozess, verändert; Elterliche Pflege, unzureichend; Soziale Interaktion, beeinträchtigt)
Beziehen sich auf pathophysiologische Veränderungen im Körper, meistens ohne Berücksichtigung psychosozialer Faktoren und Auswirkungen (Ausnahme „Psychiatrie“)	Beziehen sich auf das Verhalten des Patienten und die physiologischen Reaktionen auf Gesundheitsprobleme oder Lebensprozesse. Manche Pflegediagnosen beschreiben physiologische Probleme, die Pflegende selbstständig oder in Zusammenarbeit mit Ärzten behandeln (z. B. Flüssigkeitsdefizit, hohes Risiko; Atemvorgang, beeinträchtigt)
Fallen in die rechtliche Zuständigkeit der Ärzte, der medizinischen Arbeit.	Fallen in die rechtliche Zuständigkeit der Pflege, der pflegerischen Arbeit.

Unterscheidungsmerkmale an Hand konkreter Beispiele

Medizinische Diagnose	Mögliche Pflegediagnosen
Morbus Parkinson	**P: Gehen, beeinträchtigt** (00088) **Ä:** Steifigkeit (Rigor) **S:** kleinschrittiger Gang, Startschwierigkeiten beim Gehen
	P: Selbstwertgefühl, chronisch gering (00119) **Ä:** optische und körperliche Veränderungen (ausdruckslose Mimik, maskenartiges Gesicht, Bewegungseinschränkung) **S:** Bemerkungen wie: „Sehen Sie nur wie ich aussehe", „Ich kann mich ja nicht unter die Leute wagen.", „Ich werde immer unbeweglicher, alle schauen auf mich."
	Weitere oder auch vollkommen andere Pflegediagnosen sind möglich

Medizinische Diagnose	Mögliche Pflegediagnosen
Schizoaffektive Psychose	**P: Mobilität körperlich beeinträchtigt** (00085) **Ä:** Sedierung und starker Tremor der Hände **S:** kann alleine nicht aufstehen, ist unsicher beim Gehen und verschüttet beim Trinken
	P: Körperbild, Störung (00118) **Ä:** beeinträchtigte Wahrnehmung **S:** Äußerungen über Veränderung der Körperproportionen, wie: „Die linke Hand ist plötzlich so kurz."
	Weitere oder auch vollkommen andere Pflegediagnosen sind möglich

Teamorientierung – ein multiprofessioneller Lösungsansatz

Die verschiedenen Berufsgruppen im Gesundheitssystem stellen Diagnosen im Rahmen ihres Zuständigkeitsbereiches. Mit Hilfe der berufsspezifischen Diagnosen wird aus der jeweiligen Perspektive der aktuelle Gesundheitszustand eines Patienten dargestellt. Die Behandlungsziele von Gesundheitsberufen bezeichnen angestrebte Gesundheitszustände. Die Maßnahmen zur Verbesserung des Gesundheitszustandes von Menschen sind abhängig von den Diagnosen und den vereinbarten Behandlungszielen.

Für einen optimalen Behandlungserfolg ist eine Zusammenschau der verschiedenen Berufsgruppen mit den unterschiedlichen Diagnosen notwendig. Dieser Umstand spricht für die multiprofessionelle Zusammenarbeit aller Berufsgruppen im Gesundheitssystem.

Der Behandlungsaufwand kann insgesamt verringert werden, wenn sich die unterschiedlichen Gesundheitsberufe über gemeinsame Behandlungsziele austauschen. In vielen Einrichtungen arbeiten bereits multiprofessionelle Teams. Multiprofessionelle Teamsitzungen gehören jedoch noch nicht zum allgemeinen Standard in Krankenanstalten. Dort orientieren sich die Handlungsabläufe traditionell an medizinischen Vorgaben. Diese Vorgangsweise entspricht nicht mehr den modernen Anforderungen an das Gesundheitssystem. Eine Behandlung wird im Idealfall vom gesamten Behandlungsteam in enger Zusammenarbeit mit dem Patienten geplant und durchgeführt[5].

Zum Gelingen des multiprofessionellen Austausches ist es notwendig, dass Angehörige aller Berufsgruppen die wesentlichen Fachbegriffe aus den anderen Bereichen verstehen.

Vergleiche zur multiprofessionellen Zusammenarbeit auch Kapitel 1: Pflege und gesellschaftlicher Wandel, Abschnitt „Die Selbstbeschreibung der Pflege", insbesondere die Abbildung „Der Pflegeprozess im multiprofessionellen Kontext".

Pflegediagnostik und Aufwandsdarstellung

Die Mediziner müssen in Österreich über die leistungsorientierte Krankenanstaltenfinanzierung (LKF) mittels klassifizierter Diagnosen ihr Leistungsvolumen darstellen, um die Kosten zu begründen. Ihre deutschen Kollegen verwenden die Diagnosis Related Groups (DRG[6]) als Berechnungsgrundlage.

Andere Berufsgruppen wie die Ergotherapie, Physiotherapie oder Sozialarbeit haben derzeit noch keine einheitlichen Diagnosen-Klassifikationssysteme.

---

5 vgl. Fischer 1999, S. 19
6 dt. diagnosenorientierte Fallgruppen

Dadurch kann der Eindruck entstehen, dass sich die Leistungen aller Gesundheitsberufe aus medizinischen Diagnosen ableiten lassen.

Versuche, den Pflegeaufwand aus medizinischen Diagnosen abzuleiten, sind aus gesundheitsökonomischer Sicht nicht tragfähig und müssen diskutiert werden. Statistische Analysen belegen, dass aus medizinorientierten Leistungserfassungen (z. B. DRGs) der Pflegeaufwand nicht in ausreichender und zufriedenstellender Weise dargestellt werden kann[7].

! DRGs und ähnliche medizinorientierte Systeme (z. B. LKF in Österreich) beschreiben den gesamten Behandlungsaufwand aller Berufsgruppen im Gesundheitssystem nur ungenügend.

Der pflegerische Betreuungsbedarf und -aufwand ergibt sich aus der pflegerischen Bewertung der Gesundheitssituation eines Patienten, den formulierten und mit dem Patienten vereinbarten Pflegezielen und den daraus resultierenden Pflegemaßnahmen. Pflegediagnosen begründen den geplanten oder tatsächlich geleisteten Pflegeaufwand, da sie strukturierte Beschreibungen der Patientensituationen darstellen.

Auffassungen und Systeme von Pflegediagnosen

Es gibt innerhalb des Pflegeberufes unterschiedliche Auffassungen darüber, wie Pflegediagnosen aussehen sollen. Die Meinungen gehen auseinander. Es gibt keine allgemein gültige Festlegung, ob Pflegediagnosen vereinheitlicht werden sollen, ob sie von einer bestimmten Pflegetheorie abgeleitet sein sollen oder nicht.

Seit einigen Jahren bemühen sich Fachleute eine standardisierte, einheitliche Sprache zur Formulierung von Pflegediagnosen auf internationaler Ebene zu erarbeiten, um damit ähnliche Voraussetzungen zu schaffen, wie in der Medizin durch die von der Weltgesundheitsorganisation erstellte Internationale Klassifikation der Krankheiten ICD (International Classification of Diseases).

Das weltweit am meisten verbreitete Pflegediagnosen-Klassifikationssystem ist das der NANDA (North American Nursing Diagnosis Association – Nordamerikanische Gesellschaft für Pflegediagnosen). Zu den NANDA-Pflegediagnosen existiert umfangreiche Literatur, auch in deutscher Sprache. Verschiedene Autoren zum Thema „Pflegediagnosen" stützen sich auf NANDA-Diagnosen und empfehlen diese für die Praxis[8].

---

7 vgl. z. B. Fischer 1999; Baumberger 2001; Hunstein 2003

8 zum Teil mit einigen Modifikationen, z. B. Stefan/Allmer/Eberl et al. 2003 oder Doenges/Moorhouse/Geissler-Murr 2002

Ein weiteres Klassifikationssystem für Pflegediagnosen, Interventionen und Outcomes ist **ICNP** (International Classification of Nursing Practice) des Internationalen Pflege Berufsverbandes ICN. Die **ACENDIO** (Association for Common European Nursing Diagnosis, Intervention and Outcomes) dient als Diskussionsplattform für internationale Entwicklungen auf dem Gebiet der Klassifikation von Pflegediagnosen, -interventionen und -ergebnissen.

Typologie von Pflegediagnosen

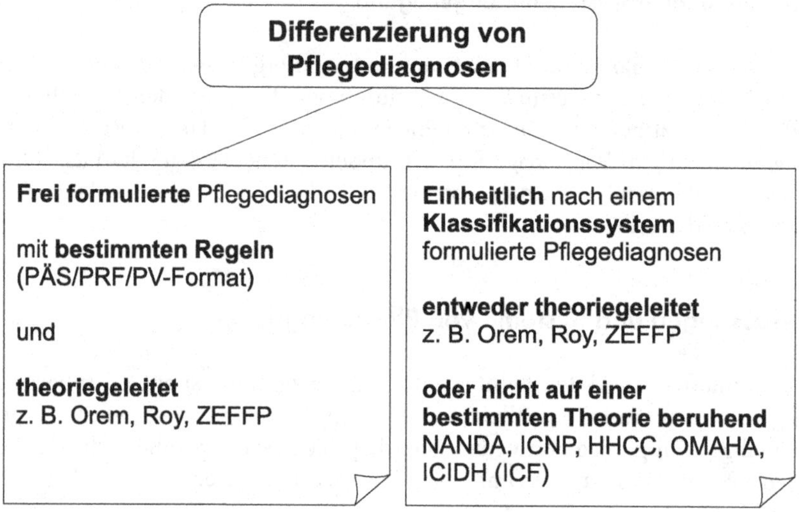

Differenzierung von Pflegediagnosen

Frei formulierte Pflegediagnosen
mit **bestimmten Regeln** (PÄS/PRF/PV-Format)
und
theoriegeleitet
z. B. Orem, Roy, ZEFFP

Einheitlich nach einem **Klassifikationssystem** formulierte Pflegediagnosen
entweder theoriegeleitet
z. B. Orem, Roy, ZEFFP
oder nicht auf einer bestimmten Theorie beruhend
NANDA, ICNP, HHCC, OMAHA, ICIDH (ICF)

Differenzierung von PD

Differenzierung von Pflegediagnosen:
ZEFFP Zentrum für Entwicklung, Forschung und Fortbildung in der Pflege, Uni-Spital Zürich, abgestützt auf das integrierte Pflegemodell von Silvia Käppeli
NANDA North American Nursing Diagnosis Association (http://www.nanda.org)
ICNP International Classification of Nursing Practice (http://www.icn.ch/icnp.htm)
HHCC Home Health Care Classification System von Virginia Saba, das sich auf Gemeindepflege bezieht (http://www.sabacare.com)
OMAHA NANDA-Pflegediagnosen mit verschiedenen Modifikationen u. zusätzlichen Pflegediagnosen für die Psychiatrie
ICIDH (ICF) Pflegediagnosen nach einem nicht-pflegerischen, aber für die Pflege verwendbaren Klassifikationssystem aus dem Behindertenbereich (http://www.who.int/icf/icftemplate.cfm)

Ziele des Formulierens von Pflegediagnosen

Die Formulierung von Pflegediagnosen erfüllt folgende Funktionen[9]:
- Pflegediagnosen begründen, warum Menschen Pflege erhalten.
- Pflegediagnosen sind die Basis für die Festlegung des Pflegebedarfs.
- Pflegediagnosen geben eine informative, übersichtliche, anschauliche, individuelle Kurzbeschreibung/Charakterisierung der Pflegesituation.
- Pflegediagnosen stellen eine klare und verständliche Sprache in der Pflege zur Verfügung.
- Pflegediagnosen ermöglichen den Pflegeaufwand zu argumentieren (z. B. Personalkosten, Materialkosten).
- Pflegediagnosen sind ein interessantes Datenmaterial für die Qualitätsarbeit und die Forschung. Sie sind ein Werkzeug für die Weiterentwicklung der Pflege.
- Pflegediagnosen erleichtern eine standardisierte Erfassung und eine Übernahme in EDV-Systeme und Datenbanken.

Zeitpunkt des Formulierens von Pflegediagnosen

Sobald Informationen über Patienten verfügbar sind (Aussagen und Mitteilungen von Patienten, Angehörigen, Beobachtungen), können Pflegende erste pflegediagnostische Überlegungen anstellen. Wie bereits im Kapitel 3: Assessment angesprochen, gibt es Situationen, in denen sich Patienten nicht am Pflegeprozess beteiligen können (z. B. bewusstlose oder demente Personen).

Einige Pflegediagnosen können in diesen Fällen auch ohne Aussagen des Patienten gestellt werden. Die Pflegenden entscheiden dann aufgrund ihrer professionellen Einschätzung, welche Diagnosen in die Pflegeplanung aufgenommen werden (z. B. Körperschädigung, hohes Risiko; Flüssigkeitsdefizit, hohes Risiko). Andere Pflegediagnosen wiederum sind ohne Aussagen von Patienten und ohne sorgfältige Abklärung der individuellen Situationen unsicher (z. B. Soziale Isolation, Einsamkeit, Hoffnungslosigkeit).

Pflegediagnosen können bei unklarer Ätiologie (Ursachen) als Verdachtsdiagnosen formuliert oder durch die Formulierungen „in vermutlichem Zusammenhang" oder „unklare Ursache" gekennzeichnet werden.

Im pflegerischen Alltag werden Pflegediagnosetitel zur fachlichen Kommunikation verwendet. Das bedeutet jedoch nicht, dass alle genannten Pflegediagnosentitel auch in die Pflegeplanung übernommen werden. Beim Auftreten eines pflegerischen Problems, das kurzfristig bearbeitet wird, ist es ausreichend,

9 vgl. Christensen 2003; Hunstein 2003; Schrems 2003; Stefan/Allmer/Eberl 2003; Doenges/Moorhouse/Geissler-Murr 2002; Abderhalden 1999b; Mayer 1999; van Maanen 1999

wenn das Problem und die durchgeführten Maßnahmen im Pflegebericht entsprechend dokumentiert werden.

! Eine Pflegediagnose wird in der Praxis dann gestellt, wenn über mehrere Tage kontinuierlich Pflegemaßnahmen erforderlich sind und die Ausarbeitung einer Pflegeplanung sinnvoll ist.

Rolle der Patienten-Ressourcen in der Pflegediagnostik

Mögen wir noch so viele gute Eigenschaften haben,
die Welt achtet vor allem auf unsere schlechten.
Jean-Babtiste Moliere

Die meisten Pflegediagnosen beschreiben Patienten aus einer eher defizitorientierte Perspektive. Folgt man den aktuellen Entwicklungen in der Pflegediagnostik, dann gewinnen Gesundheitspflegediagnosen immer mehr an Bedeutung. Gesundheitspflegediagnosen zielen primär auf die Entwicklung der gesunden Anteile des Menschen ab.

Ressourcen sind Kräfte, Fähigkeiten und Möglichkeiten, die der Mensch zur Erhaltung bzw. Entwicklung seiner Gesundheit und/oder zur Bewältigung von Krankheit einsetzen kann. Vorhandene Stärken des Patienten sollen aktiv in die Pflege einbezogen werden.

! Es wird zwischen persönlichen und sozialen Ressourcen unterschieden.

Persönliche Ressourcen sind bestimmte Persönlichkeitsmerkmale, die dem Einzelnen dabei helfen, schwierige Situationen zu bewältigen, beispielsweise positive Eigenschaften wie Glaube, Kreativität, Flexibilität, Mut, Selbstachtung, positive Grundhaltung zu Mitmenschen …

Soziale Ressourcen sind Möglichkeiten zur Unterstützung, die durch Familie, Freundeskreis, Beruf, oder soziale Einrichtung gegeben sind. Dazu zählen Personen oder Organisationen, die konkrete Tätigkeiten übernehmen können.

! Ziel des Ressourceneinsatzes ist die Erhaltung und Förderung der größtmöglichen Eigenständigkeit des Patienten.

Die Pflegediagnostik hat das Ziel, die pflegerelevanten Aspekte der Patientensituation zu beschreiben, um daraus die Pflegeplanung (Ziele und Maßnahmen) zu entwickeln. Für diese Aufgabe ist es nicht ausreichend, nur über die Defizite eines Patienten informiert zu sein, sondern es ist auch notwendig, über seine Stärken Bescheid zu wissen.

! Ressourcen sind am Pflegediagnosenblatt gut sichtbar zu vermerken.

Es ist darauf zu achten, dass im Zusammenhang mit einer Pflegediagnose nur Ressourcen angegeben werden, die auch tatsächlich einen Beitrag zur Problemlösung leisten können.

Beispiel:
P: Selbstpflegedefizit beim Essen und Trinken
Ä: muskuläre Schwäche und Gefühlsverlust im rechten Arm
S: Patient kann das Essen nicht zerkleinern
R (Ressourcen): Patient ist grundsätzlich bereit die linke Hand vermehrt einzusetzen. Patient ist motiviert mit dem beeinträchtigten rechten Arm zu üben.

Das PÄS/PRF/PV-Format

Zur Formulierung von Pflegediagnosen wird das PÄS-Format, das PRF-Format bzw. das PV-Format verwendet. Dabei geht es um die präzise Formulierung der Patientensituation: Worum geht es genau? Wie stark ist das Problem ausgeprägt (z. B. mäßig, akut, chronisch)?

Die Abkürzung **PÄS** steht für **Pflegediagnosentitel – Ätiologie – Symptome.**

Die Abkürzung **PRF** steht für **Pflegediagnosentitel – Risikofaktoren.**

Die Abkürzung **PV** steht für **Pflegediagnosentitel – Voraussetzungen.**

! Passende Pflegediagnosen sind nach dem PÄS/PRF/PV-Format zu formulieren.

Folgende Fragen sind zur Beschreibung des PÄS-Formats und dessen Treffsicherheit förderlich:
- Was ist das Problem? Diese Frage fördert die Suche nach dem passenden **P** – dem Pflegediagnosentitel
- Warum besteht dieses Problem? Diese Frage führt zur möglichen Ursache, **Ä** – der Ätiologie
- Wie zeigt sich dieses Problem? Diese Frage zeigt den Weg zum **S** – zum Symptom/den Symptomen

Hilfsmittel zum Beschreiben des PÄS-Formats

Frage	Element	Kriterien	Beispiel	Überprüfung
Was ist das?	**Problem/ Titel**	➢ **Betroffene Funktion**	Soziale Interaktion	⇨ Hat der Titel mit dem tatsächlichen Pflegeproblem/der beeinträchtigten Funktion etwas zu tun? ⇨ Vergleiche den Titel mit dem Pflegeassessment, den Aussagen des Patienten, sowie dem Pflegebericht. Findet sich darin eine Übereinstimmung? ⇨ Trifft die Definition der entsprechenden Pflegediagnose auf die vorhandene Situation zu?
		➢ **Präzisierung**	mit Arbeitskollegen	⇨ Ist das Pflegeproblem eindeutig und präzise beschrieben?
		➢ **Beurteilung**	Störung	⇨ Fand eine Beurteilung der betroffenen Funktion statt?
		➢ **Grad/ Ausmaß**	schwere	⇨ Ist der Grad/ das Ausmaß des Pflegeproblems beschrieben?
		➢ **Zeitverlauf**	chronisch	⇨ Ist der Zeitverlauf des Pflegeproblems beschrieben?
Warum ist das so?	**Ätiologie**	⇨ **Ursachen,** evtl. auch vermutete Ursachen	Feindseliges Verhalten/ extremes Misstrauen	⇨ Sind die angegebenen Ursachen sinngemäß in der Literatur für diese Pflegediagnose angegeben? ⇨ Sind die angegebenen Ursachen für den Mitarbeiter/Patienten nachvollziehbar? ⇨ Lassen sich von diesen Ursachen Pflegehandlungen ableiten?
Wie äußert sich das?	**Symptome**	⇨ **Beobachtbare Reaktionen der Patienten**	Isolation bei der Arbeit, Beschwerden der Kollegen beim Vorgesetzten, Kündigungsdrohung	⇨ Sind die angegebenen Symptome sinngemäß in der Literatur für diese Pflegediagnose angegeben? ⇨ Sind diese Symptome nicht mehr vorhanden, wenn das Problem bewältigt ist?
Wodurch kann das Problem entstehen?	**Risikofaktoren**	⇨ **Situation/ Umstand, der das Entstehen/ Auftreten des Problems ermöglicht**	**P:** Flüssigkeitsdefizit, hohes Risiko **RF:** vergisst aufs Trinken	⇨ Sind die angegebenen Risikofaktoren sinngemäß in der Literatur für diese Pflegediagnose angegeben? ⇨ Führen die Risikofaktoren auch tatsächlich zum Problem?

Formulierung von Pflegediagnosen und die Taxonomie am Beispiel NANDA

Aufgabenstellungen und Denkanstöße
Mache dich mit der von der NANDA veröffentlichten Pflegediagnosenliste vertraut.

Alphabetische Liste der NANDA-Pflegediagnosen

Pflegediagnosentitel	Taxonomie I	Taxonomie II
Aktivitätsintoleranz	6.1.1.2	00092
Aktivitätsintoleranz, hohes Risiko	6.1.1.3	00094
Angst	9.3.1	00146
Anpassung, beeinträchtigt	5.1.1.1.1	00070
Anpassungsvermögen intrakraniell, vermindert	1.7.1.	00049
Aspiration, hohes Risiko	1.6.1.4.	00039
Atemvorgang, beeinträchtigt	1.5.1.3.	00032
Ausgewogenheit des Flüssigkeitshaushaltes, Bereitschaft zur Verbesserung		00160
Behandlungsempfehlungen, Bereitschaft zur Verbesserung		00162
Behandlungsempfehlungen, erfolgreiche Handhabung	5.2.4	00082
Behandlungsempfehlungen, unwirksame Handhabung	5.2.1	00078
Behandlungsempfehlungen, unwirksame Handhabung, Familie	5.2.2	00080
Behandlungsempfehlungen, unwirksame Handhabung, Gemeinde	5.2.3	00081
Beschäftigungsdefizit	6.3.1.1	00097
Bewältigungsformen (Coping), Bereitschaft zur Verbesserung		00158
Bewältigungsformen der Familie, behinderndes Verhalten	5.1.2.1.1	00073
Bewältigungsformen der Familie, mangelhafte Unterstützung	5.1.2.1.2	00074
Bewältigungsformen der Familie, Möglichkeit zur Verbesserung	5.1.2.2	00075
Bewältigungsformen des Betroffenen, ungenügend	5.1.1.1	00069

Pflegediagnosentitel	Taxonomie I	Taxonomie II
Bewältigungsformen einer Gemeinschaft, Möglichkeit zur Verbesserung	5.1.3.1	00076
Bewältigungsformen einer Gemeinschaft, unwirksam	5.1.3.2	00077
Bewältigungsformen, defensiv	5.1.1.1.2	00071
Denkprozess verändert	8.3	00130
Dranginkontinenz	1.3.2.1.3.	00019
Dranginkontinenz, hohes Risiko	1.3.2.1.6.	00022
Durchblutungsstörung (kardial, renal, zerebral, gastrointestinal, peripher)	1.4.1.1.	00024
Durchfall	1.3.1.2.	00013
Dysreflexie	1.2.3.1.	00009
Dysreflexie, autonom, hohes Risiko	1.2.3.2.	00010
Einsamkeit, hohes Risiko	3.1.3.	00054
Elterliche Pflege, beeinträchtigt	3.2.1.1.1	00056
Elterliche Pflege, beeinträchtigt, hohes Risiko	3.2.1.1.2	00057
Elterliche Pflege, Bereitschaft zur Verbesserung		00164
Eltern-Kind-Beziehung, beeinträchtigt, hohes Risiko	3.2.1.1.2.1	00058
Elternrollenkonflikt	3.2.3.1	00064
Energiefeldstörung	1.8.	00050
Entscheidungskonflikt (im Detail angeben)	5.3.1.1	00083
Entwicklung, verändert, hohes Risiko	6.6.1	00112
Entwöhnung vom Respirator, gestörte Reaktion	1.5.1.3.2.	00034
Ernährung, Bereitschaft zur Verbesserung		00163
Erstickung, hohes Risiko	1.6.1.1.	00036
Familienprozess verändert	3.2.2	00060
Familienprozess verändert, (Alkoholismusbedingt)	3.2.2.3.1	00063
Familienprozess, Bereitschaft zur Verbesserung		00159
Flüssigkeitsdefizit	1.4.1.2.2.1.	00027
Flüssigkeitsdefizit, hohes Risiko	1.4.1.2.2.2.	00028
Flüssigkeitsüberschuss	1.4.1.2.1.	00026
Flüssigkeitsvolumen, unausgeglichen, hohes Risiko	1.4.1.2.	00025
Freihalten der Atemwege, beeinträchtigt	1.5.1.2.	00031

Pflegediagnosentitel	Taxonomie I	Taxonomie II
Furcht	9.3.2	00148
Gasaustausch, beeinträchtigt	1.5.1.1,	00030
Gedächtnis, beeinträchtigt	8.3.1	00131
Gehen, beeinträchtigt	6.1.1.1.3	00088
Genesungsprozess, beeinträchtigt	6.4.2.2	00101
Gesundheitsförderung, persönlich (im Detail angeben)	5.4	00084
Gesundheitsverhalten, beeinträchtigt	6.4.2	00099
Gewalttätigkeit gegen sich, hohes Risiko	9.2.2.2	00140
Gewalttätigkeit: gegen andere, hohes Risiko	9.2.2	00138
Gewebeschädigung (Integrität des Gewebes, verändert)	1.6.2.1.	00044
Glaubensausübung, beeinträchtigt		00169
Glaubensausübung, beeinträchtigt, hohes Risiko		00170
Glaubensausübung, Bereitschaft zur Verbesserung		00171
Halbseitige Vernachlässigung	7.2.1.1	00123
Harnverhalten (akut, chronisch)	1.3.2.2.	00023
Haushaltsführung, beeinträchtigt	6.4.1.1	00098
Hautdefekt, bestehend (Integrität der Haut, verändert)	1.6.2.1.2.1.	00046
Hautdefekt, hohes Risiko	1.6.2.1.2.2.	00047
Herzleistung, vermindert	1.4.2.1.	00029
Hoffnungslosigkeit	7.3.1	00124
Inaktivitätssyndrom, hohes Risiko	1.6.1.5.	00040
Infektion, hohes Risiko	1.2.1.1.	00004
Kindliche Verhaltensorganisation, Möglichkeit zur Verbesserung	6.8.3	00117
Kindliche Verhaltensorganisation, unausgereift	6.8.2	00116
Kindliche Verhaltensorganisation, unausgereift, hohes Risiko	6.8.1	00115
Kommunikation, Bereitschaft zur Verbesserung		00157
Kommunikation, verbal, beeinträchtigt	2.1.1.1.	00051
Kooperationsbereitschaft, fehlend	5.2.1.1	00079
Körperbild, Störung	7.1.1	00118

Pflegediagnosentitel	Taxonomie I	Taxonomie II
Körperliche Mobilität, beeinträchtigt	6.1.1.1	00085
Körperschädigung, hohes Risiko	1.6.1.	00035
Körpertemperatur, erhöht	1.2.2.3.	00007
Körpertemperatur, erniedrigt	1.2.2.2.	00006
Körpertemperatur, verändert, hohes Risiko	1.2.2.1.	00005
Latexallergische Reaktion	1.6.1.6.	00041
Latexallergische Reaktion, hohes Risiko	1.6.1.7.	00042
Lebensstil, inaktiv		00168
Machtlosigkeit	7.3.2	00125
Machtlosigkeit, hohes Risiko		00152
Mangelernährung	1.1.2.2.	00002
Mobilität im Bett, beeinträchtigt	6.1.1.1.6	00091
Müdigkeit	6.1.1.2.1	00093
Mundschleimhaut, verändert	1.6.2.1.1.	00045
Nahrungsaufnahme des Säuglings, beeinträchtigt	6.5.1.4	00107
Orientierung, beeinträchtigt	8.2.1	00127
Perioperativ positionierte Verletzungen, hohes Risiko	6.1.1.1.2	00087
Periphere neurovaskuläre Störung, hohes Risiko	6.1.1.1.1	00086
Persönliche Identität, Störung	7.1.3	00121
Plötzlicher Säuglingstod, hohes Risiko		00156
Postoperative Genesung, verzögert	6.4.2.1	00100
Posttraumatische Reaktion	9.2.3	00141
Posttraumatische Reaktion, hohes Risiko	9.2.4	00145
Reflexinkontinenz	1.3.2.1.2.	00018
Rolle als Pflegende, Belastung	3.2.2.1	00061
Rolle als Pflegende, Belastung, hohes Risiko	3.2.2.2	00062
Rollenerfüllung, unwirksam	3.2.1	00055
Rollstuhlmobilität, beeinträchtigt	6.1.1.1.4	00089
Schlafen, Bereitschaft zur Verbesserung		00165
Schlafentzug	6.2.1.1	00096

Pflegediagnosentitel	Taxonomie I	Taxonomie II
Schlafgewohnheiten, gestört	6.2.1	00095
Schlucken, beeinträchtigt	6.5.1.1	00103
Schmerzen, akut	9.1.1	00132
Schmerzen, chronisch	9.1.1.1	00133
Selbstbild, Bereitschaft zur Verbesserung		00167
Selbstpflegedefizit Essen/Trinken	6.5.1	00102
Selbstpflegedefizit Kleiden/Pflegen der äußeren Erscheinung	6.5.3	00109
Selbstpflegedefizit Waschen/Sauberhalten	6.5.2	00108
Selbstpflegedefizit, Ausscheiden	6.5.4	00110
Selbstschutz, unwirksam	1.6.2.	00043
Selbstverstümmelung		00151
Selbstverstümmelung, hohes Risiko	9.2.2.1	00139
Selbstwertgefühl, chronisch gering	7.1.2.1	00119
Selbstwertgefühl, situationsbedingt gering	7.1.2.2	00120
Selbstwertgefühl, situationsbedingt gering, hohes Risiko		00153
Sexualität, beeinträchtigt	3.2.1.2.1	00059
Sexualverhalten, unwirksam	3.3	00065
Sinneswahrnehmungen, gestört, (visuell, auditorisch, kinästhetisch, gustatorisch, taktil, olfaktorisch) (im Detail angeben)	7.2	00122
Soziale Interaktion, beeinträchtigt	3.1.1.	00052
Soziale Isolation	3.1.2.	00053
Spirituelles Wohlbefinden, Bereitschaft zur Verbesserung	4.2	00068
Spontanatmung, beeinträchtigt	1.5.1.3.1.	00033
Stillen, erfolgreich	6.5.1.3	00106
Stillen, unterbrochen	6.5.1.2.1	00105
Stillen, unwirksam	6.5.1.2	00104
Stressinkontinenz	1.3.2.1.1.	00017
Stuhlinkontinenz	1.3.1.3.	00014
Sturz, hohes Risiko		00155

Pflegediagnosentitel	Taxonomie I	Taxonomie II
Suizid, hohes Risiko		00150
Todesangst	9.3.1.1	00147
Transfer, beeinträchtigt	6.1.1.1.5	00090
Trauern, unbewältigt	9.2.1.1	00135
Trauern, unbewältigt, hohes Risiko		00172
Trauern, vorzeitig	9.2.1.2	00136
Traurigkeit, chronisch	9.2.1.3	00137
Übelkeit (Nausea)	9.1.2	00134
Überernährung	1.1.2.1.	00001
Überernährung, hohes Risiko	1.1.2.3.	00003
Umhergehen, ruhelos		00154
Urinausscheidung, beeinträchtigt	1.3.2.	00016
Urinausscheidung, Bereitschaft zur Verbesserung		00166
Urininkontinenz, funktionell	1.3.2.1.4.	00020
Urininkontinenz, total	1.3.2.1.5.	00021
Vergewaltigungssyndrom	9.2.3.1	00142
Vergewaltigungssyndrom, komplexe Reaktion	9.2.3.1.1	00143
Vergewaltigungssyndrom, stille Reaktion	9.2.3.1.2	00144
Vergiftung, hohes Risiko	1.6.1.2.	00037
Verlegungsstress-Syndrom, hohes Risiko		00149
Verlegungsstress-Syndrom	6.7	00114
Verletzung, hohes Risiko	1.6.1.3.	00038
Verneinung, unwirksam	5.1.1.1.3	00072
Verstopfung	1.3.1.1.	00011
Verstopfung, hohes Risiko	1.3.1.4.	00015
Verstopfung, subjektiv	1.3.1.1.1.	00012
Verwirrtheit, akut	8.2.2	00128
Verwirrtheit, chronisch	8.2.3	00129
Verzweiflung (seelisches Leiden)	4.1.1	00066
Verzweiflung (seelisches Leiden), hohes Risiko	4.1.2	00067

Pflegediagnosentitel	Taxonomie I	Taxonomie II
Wachstum und Entwicklung, verändert	6.6	00111
Wachstum, verändert, hohes Risiko	6.6.2	00113
Wärmeregulation, ungenügend	1.2.2.4.	00008
Wissen, Bereitschaft zur Verbesserung		00161
Wissensdefizit	8.1.1	00126
Zahnentwicklung, beeinträchtigt	1.6.2.1.2.3.	00048

Derzeit sind die NANDA-Pflegediagnosen nach der Taxonomie II mit fünfstelligen Zahlencodes klassifiziert, z. B. 00001 Überernährung, 00027 Flüssigkeitsdefizit etc.

Die Taxonomie I mit ihren Zahlenkombinationen (z. B. 1.2.1.1. Infektion, hohes Risiko) wurde von der aktuellen Taxonomie II (00004) abgelöst. Wissenschafter, Informatiker und Datenbankbetreiber sind die hauptsächlichen Nutzer der taxonomischen Zahlencodes. Pflegende verwenden die Zahlencodes in der Praxis selten. In ihrem Alltag sind die fachlichen Beschreibungen der Patientensituationen durch Pflegediagnosen relevant.

Die Taxonomie II ist siebenachsig strukturiert, um die Flexibilität der Nomenklatur zu verbessern und einfache Modifikationen von diagnostischen Begriffen durch Hinzufügen von normierten Beschreibungswörtern zu ermöglichen[10]. Eine plakative Darstellung der siebenachsigen Taxonomie II soll das Verständnis für die Taxonomie fördern.

Achsen Einteilungsprinzipien	Beispiele
1 Diagnosekonzept	Schmerz, Mobilität, Sinneswahrnehmung etc.
2 Zeitfaktor	akut, chronisch, andauernd, intermittierend
3 Pflegeempfänger	Einzelperson, Familie, Gruppe
4 Altersgruppe	Fötus, Kleinkind, alter Erwachsener etc.
5 Gesundheitsstatus	Wohlgefühl, Risiko, eigentlicher Zustand
6 Beschreibung	Möglichkeit, unwirksam, beeinträchtigt, abnehmen
7 Topologie	Vorne, hinten, Fuß, Bauch etc.

10 vgl. z. B. Stefan/Allmer/Eberl et al. 2003, S. 52–53

Arten von Pflegediagnosen

Die NANDA unterscheidet vier Pflegediagnosen-Formen:
- Aktuelle Pflegediagnosen
- Hoch-Risiko-Pflegediagnosen
- Gesundheitspflegediagnosen (Wellness-Pflegediagnosen)
- Syndrompflegediagnosen
- (Verdachtspflegediagnosen[11])

Aktuelle Pflegediagnosen

! Aktuelle Pflegediagnosen beschreiben die gegenwärtigen Reaktionen auf Gesundheitsprobleme oder Lebensprozesse.

Aktuelle Pflegediagnosen sind dreiteilig.

Verwende zur Beschreibung der Pflegediagnose das **PÄS**-Format:
(**P**) Pflegediagnosentitel – (**Ä**) Ätiologie – (**S**) Symptom/Merkmal.

Beispiele:
P: Kommunikation verbal, beeinträchtigt
Ä: Sprachbarrieren (Muttersprache russisch),
S: Kann nicht Deutsch sprechen oder verstehen und kann sich nur mit Zeichensprache mitteilen.

P: Selbstpflegedefizit beim (inhaltliche Präzisierung) Essen/Trinken (Präzisierung bezüglich Grad/Ausmaß) Grad III
Ä: Gipsverband des rechten Armes
S: Unfähigkeit, das Essen zu zerkleinern (Klassifikation n. Jones: 02)

Hoch-Risiko-Diagnosen

! Hoch-Risiko-Diagnosen beschreiben mögliche Reaktionen, die unter Einwirkung bestimmter Faktoren mit hoher Wahrscheinlichkeit eintreten können, wenn keine pflegerischen Gegenmaßnahmen getroffen werden.

Hoch-Risiko-Pflegediagnosen sind zweiteilig.

---

11 Diese Form wird von den Autoren als Erweiterung empfohlen.

Verwende zur Beschreibung der Pflegediagnose das **PRF**-Format:
(**P**) Pflegediagnosentitel – (**RF**) Risikofaktor.

Beispiel:
P: Hautdefekt, hohes Risiko
RF: Bettlägerigkeit und die Unfähigkeit, selbstständige Lagewechsel durchzuführen

Gesundheitspflegediagnosen (Wellness-Pflegediagnosen)

Gesundheits- oder Wellness-Pflegediagnosen sind Bestandteil der Gesundheitsförderung.

! Gesundheitspflegediagnosen beschreiben Fähigkeiten und Möglichkeiten eines Patienten, die er aktiv einsetzen will, um seinen Gesundheitszustand und sein Wohlbefinden zu verbessern.

Die NANDA definiert eine Gesundheitspflegediagnose als „klinische Beurteilung einer Einzelperson, einer Gruppe (Familie) oder einer Gemeinschaft, deren Gesundheitszustand sich in einem Übergangsstadium zu einem besseren Gesundheitszustand befindet".

Eine Gesundheitspflegediagnose kann dann gestellt werden, wenn ein Patient (Klient), eine Familie oder eine soziale Gemeinschaft Bereitschaft zur Verbesserung des Gesundheitszustandes ausdrückt. Gesundheitspflegediagnosen finden gezielt bei Personen Anwendung, die sich Gesundheitsberatung oder Schulungen zur Förderung und Erhaltung ihrer Gesundheit wünschen sowie an einer Analyse und Entwicklung ihrer Gesundheitspotenziale interessiert sind. Hier sind Personen gemeint, die ihr Therapieprogramm erfolgreich durchführen und zusätzlich Informationen verlangen, wie sie zukünftig negative Einflüsse auf ihre Gesundheit voraussehen, bewältigen oder minimieren können.

! Neuere Gesundheitspflegediagnosen beschreiben keine möglichen Ursachen, sondern Voraussetzungen.

Verwende zur Beschreibung von Gesundheitspflegediagnosen das **PV**-Format:
(**P**) Pflegediagnosentitel – (**V**) Voraussetzungen

In folgenden Bereichen sind Möglichkeiten zur Gesundheitsförderung im Rahmen der Pflegediagnostik vorhanden:
- körperliche Fitness
- bewusste Ernährung

- kontrollierte Ausscheidung
- Bewältigungsstrategien (Coping) und Stressmanagement
- Selbstfürsorge und Alltagsbewältigung
- Wissen
- Selbstbild und Selbstverantwortung
- Spiritualität

Die NANDA beschreibt derzeit 19 Gesundheitspflegediagnosen

PD Nr. Tax. II	PD Titel
00068	Spirituelles Wohlbefinden, Bereitschaft zur Verbesserung
00075	Bewältigungsformen der Familie, Bereitschaft zur Verbesserung
00076	Bewältigungsformen der Gemeinschaft, Bereitschaft zur Verbesserung
00082	Behandlungsempfehlung, erfolgreiche Handhabung
00084	Gesundheitsförderung, persönlich
00106	Stillen, wirksam
00117	Kindliche Verhaltensorganisation, Bereitschaft zur Verbesserung
00157	Kommunikation, Bereitschaft zur Verbesserung
00158	Bewältigungsformen (Coping), Bereitschaft zur Verbesserung
00159	Familienprozess, Bereitschaft zur Verbesserung
00160	Ausgewogenheit des Flüssigkeitshaushaltes, Bereitschaft zur Verbesserung
00161	Wissen, Bereitschaft zur Verbesserung
00162	Behandlungsempfehlungen, Bereitschaft zur Verbesserung
00163	Ernährung, Bereitschaft zur Verbesserung
00164	Elterliche Pflege, Bereitschaft zur Verbesserung
00165	Schlafen, Bereitschaft zur Verbesserung
00166	Urinausscheidung, Bereitschaft zur Verbesserung
00167	Selbstbild, Bereitschaft zur Verbesserung
00171	Glaubensausübung, Bereitschaft zur Verbesserung

Syndrompflegediagnosen

Syndrompflegediagnosen können zwei- oder dreiteilig sein.

Es gibt drei Pflegediagnosentitel, die von der NANDA als Syndrompflegediagnosen klassifiziert sind:

- **Inaktivitätssyndrom, hohes Risiko (zweiteilig)**
- **Verlegungsstresssyndrom (dreiteilig)**
- **Vergewaltigungssyndrom**

Die NANDA listet bei der Syndrompflegediagnose „Inaktivitätssyndrom, hohes Risiko" aktuelle und Risikopflegediagnosetitel auf, die Bestandteil der Syndrompflegediagnose sind. Bei den Diagnosen „Verlegungsstresssyndrom" und „Vergewaltigungssyndrom" werden zur Beschreibung keine anderen Pflegediagnosentitel verwendet, sondern eigene Ätiologien und Symptome angeführt.

Das Konzept „Syndrompflegediagnose" erscheint den Autoren noch entwicklungsfähig. Syndrompflegediagnosen bieten einerseits die Möglichkeit, komplexe Problemsituationen mit ihren unterschiedlichen Aspekten zu beschreiben, andererseits fehlen noch klare Regeln der Form und der Anwendung. Dies zeigt sich auch in vielen Fachbüchern, in denen zumeist nur die Beschreibung der NANDA übernommen wird, ohne jedoch auf die Anwendung in der Praxis einzugehen.

Die Syndrompflegediagnose „Inaktivitätssyndrom, hohes Risiko" wurde unter der früheren Taxonomie I der NANDA sehr klar beschrieben. Sie bestand aus einem Bündel von aktuellen Pflegediagnosen und Hoch-Risiko-Pflegediagnosen:

Inaktivitätssyndrom, hohes Risiko	
PD: Hautdefekt, hohes Risiko	PD: Atemvorgang, beeinträchtigt
PD: Verstopfung, hohes Risiko	PD: Infektion, hohes Risiko
PD: Durchblutungsstörung	PD: Körperliche Mobilität, beeinträchtigt
PD: Aktivitätsintoleranz, hohes Risiko	PD: Verletzung, hohes Risiko
PD: Machtlosigkeit	PD: Körperbild, Störung
PD: Sinneswahrnehmung, beeinträchtigt	

In der aktuellen Taxonomie II der NANDA wird die Pflegediagnose **Inaktivitätssyndrom, hohes Risiko** wie folgt beschrieben[12]:

Titel: Inaktivitätssyndrom, hohes Risiko

Definition

Der Zustand, bei dem ein Patient der Gefahr eines körperlichen Abbaus als

12 Stefan/Allmer/Eberl et al. 2003, S. 252

Folge auferlegter oder unvermeidbarer muskuloskeletaler Inaktivität ausgesetzt ist.

Anmerkung

Die NANDA stellt folgende Komplikationen bei Immobilität fest: Dekubiti, Verstopfung, Stase der Lungensekrete, Thrombose, Harnwegsinfekt/-retention, verminderte Kraft/Ausdauer, Orthostase, verminderte Gelenksbewegung, Desorientierung, Störung des Körperbildes und Machtlosigkeit.

Risikofaktoren

Starker, chronischer Schmerz, Immobilität, veränderter Bewusstseinszustand, Paralyse/Lähmungen, verordnete Ruhe

Syndrompflegediagnosen fassen Symptome von häufig miteinander vorkommenden Einzeldiagnosen unter einem Pflegediagnosentitel zusammen. Dies kann auch im Rahmen von Standards geschehen. Syndrompflegediagnosen sind eine Möglichkeit komplexe Problemsituationen zu dokumentieren, da nur der Pflegediagnosentitel des Syndroms und nicht viele einzelne, damit zusammenhängende Pflegediagnosen aufgeführt werden. Mit der Verwendung einer Syndrompflegediagnose können physische und psychosoziale Komponenten der Patientensituation mit nur einem Titel erfasst werden. Dies entspricht einer ganzheitlichen Herangehensweise, da von Anfang an ein Hauptproblem mit seinen inneren Zusammenhängen aufgezeigt wird. Durch die Verwendung von Syndrompflegediagnosen werden Pflegende aufgefordert, näher auf das Zusammenspiel einzugehen, das zwischen einzelnen Pflegediagnosen (PÄS/PRF) besteht.

Eine weitere Anwendungsmöglichkeit von Syndrompflegediagnosen besteht darin, dass die Titel (Inaktivitätssyndrom, hohes Risiko; Verlegungsstresssyndrom; Vergewaltigungssyndrom) als Überschrift vor einer detaillierten Beschreibung einzelner Pflegediagnosen nach dem PÄS/PRF-Format aufscheinen.

Beispiel: Frau Köhler wird im Pflegeheim aufgenommen. Da Frau Köhler aus ihrer alten Wohnung übersiedelt, kennt sie das Gebäude und die neuen Menschen noch nicht. Ihr Verhalten legt die Vermutung nahe, dass Frau Köhler von einem Verlegungsstress-Syndrom betroffen ist.

Die NANDA definiert die Pflegediagnose **Verlegungsstress-Syndrom** wie folgt[13]:

Titel: Verlegungsstress-Syndrom

Definition

- Der Zustand eines Patienten, bei dem physiologische und/oder psychosoziale Störungen infolge der Verlegung von einer Umgebung in eine andere auftreten.

---

13 Stefan/Allmer/Eberl et al. 2003, S. 599

Autorennotiz

- Verlegungsstress-Syndrom wurde von der NANDA als Syndromdiagnose akzeptiert. Diese Pflegediagnose erfüllt jedoch nicht wirklich die Kriterien einer Syndromdiagnose, da sie keine Ansammlung von aktuellen und Hochrisikodiagnosen darstellt. Die definierenden Charakteristika oder Symptome deuten jedoch auf den Zustand Verlegungsstress hin. Carpenito empfiehlt in diesem Fall das Wort Syndrom wegzulassen und vom Verlegungsstress als Pflegediagnose zu sprechen.

Ätiologie (mögliche Ursachen)

- Unvorhersehbarkeit der Ereignisse
- Isolation von Familie und Freunden
- Vergangene, gleichzeitig auftretende und vor kurzem erlittene Verluste
- Gefühl der Machtlosigkeit
- Fehlen eines angemessenen Unterstützungssystems
- Geringfügige oder fehlende Vorbereitung auf bevorstehenden Umzug/Verlegung/Transferierung
- Passive Bewältigungsformen
- Beeinträchtigter psychosozialer Gesundheitszustand
- Sprachbarrieren
- Verminderter körperlicher Gesundheitszustand
- Verluste im Zusammenhang mit der Entscheidung umzuziehen
- Mäßiges bis hohes Ausmaß an Umgebungsveränderung
- Erlebnisse mit früheren Verlegungen

Symptome (Merkmale, Kennzeichen)

aus der Sicht des Patienten

- Alleinsein, Fremdheit, Einsamkeit
- Niedergeschlagenheit
- Angst (z. B. Trennung)
- Besorgnis
- Schlafstörungen
- Ärger
- Verlust der Identität, von Selbstwert oder Selbstvertrauen
- Vermehrtes Aussprechen von Bedürfnissen
- Aussagen über Widerwilligkeit bezüglich der Verlegung
- Aussage, wegen der Verlegung besorgt oder betroffen zu sein
- Unsicherheit
- Pessimismus
- Frustration
- Beängstigung
- Furcht

- Veränderung der Essgewohnheiten
- Gastrointestinale Störung
- Fehlendes Vertrauen
- Unvorteilhafter Vergleich zwischen jetzigem und früherem Personal

aus der Sicht der Pflegeperson
- Befristeter oder dauernder Umgebungs-/Ortswechsel
- Freiwilliger/unfreiwilliger Umgebungs-/Ortswechsel
- Rückzug
- Verstärkte körperliche Symptome/Verschlechterung eines Krankheitszustandes (z. B. gastrointestinale Störung, Gewichtsveränderung)
- Abhängigkeit
- Zunehmende Zeichen der Verwirrtheit (bei älteren Menschen)
- Ausdruck von Traurigkeit (Gesichtsausdruck/Körperhaltung)
- Erhöhte Wachsamkeit
- Ruhelosigkeit
- Veränderung des Körpergewichts

GuKS Huf legt eine Pflegplanung für Frau Köhler an:

P: Verlegungsstresssyndrom
Ä: Ungewohnte Umgebung, fehlen von Bezugspersonen, wenig soziale Kontakte auf der Station, kennt sich auf der Station nicht aus, Gefühl der Endstation, Gefühl des „Nichtwertseins"
S: Patientin äußert, dass sie nach Hause will; sagt, dass sie traurig ist; kennt sich auf der Station nicht aus – findet sich nicht zurecht; Schlafprobleme; unsicher, ängstlich, nervös, weinerlich, hat das Gefühl abgeschoben zu sein

P: Angst
Ä: Ungewohnte Umgebung, fehlen von Bezugspersonen, wenig soziale Kontakte auf der Station, kennt sich auf der Station nicht aus, Gefühl der Endstation, Gefühl des „Nichtwertseins"
S: Patientin äußert, dass sie nach Hause will, sagt sie sei traurig, kennt sich auf der Station nicht aus – findet sich nicht zurecht, Schlafprobleme, unsicher, ängstlich, nervös, weinerlich, hat das Gefühl abgeschoben zu sein

P: Einsamkeit, hohes Risiko
RF: Neue Umgebung, Patientin zieht sich zurück ist hoffnungslos, Interaktion ist beeinträchtigt, nimmt aktiv wenig Kontakt auf, reagiert nur auf Impulse von Außen, ist unsicher

P: Gehen beeinträchtigt
Ä: Ängstlich, unsicher, Schwäche in den Beinen
S: Hilfsmittel: Gehstock
Körperhaltung: leicht nach vorne gebeugt; sagt, dass sie unsicher beim Gehen ist.
Gesamtbeurteilung des Gehens in der Klassifikation nach Jones: 02

P: Bewältigungsform der Familie ungenügend, hemmendes Verhalten
Ä: Neue Situation auf der Station, Schuldgefühl bzw. Erleichterung die Patientin ins Geriatriezentrum gebracht zu haben
S: Angehörige ersuchen um Informationen betreffend des Stationsablaufs, nonverbale Äußerung des Unbehagens bzw. Erleichterung, die Patientin abgegeben zu haben, Angehörige sind nervös, unsicher

Einsatzgebiete für Syndrompflegediagnosen finden sich in der Altenpflege, in Intensivpflegeeinrichtungen und in psychiatrischen Einrichtungen.

Häufig gestellte Fragen in diesem Zusammenhang

Wie viele der angeführten Symptome müssen zutreffen, damit die Syndrompflegediagnose den Beschreibungen von Einzelpflegediagnosen vorgezogen wird?

Ein Kriterium zur Auswahl einer Syndrompflegediagnose ist die persönliche Einschätzung der Pflegenden. Sie beurteilen, ob die Anwendung einer Syndrompflegediagnose in der Dokumentation übersichtlicher ist, als das Auflisten einzelner aktueller und/oder Risikopflegediagnosen. Die Erfahrungen der Autoren zeigt, dass in der Praxis ab einer Anzahl von vier Pflegediagnosen der Einsatz einer Syndrompflegediagnose sinnvoll sein kann. Allerdings weisen die Autoren auch darauf hin, dass Syndrompflegediagnosen insgesamt selten zur Anwendung kommen. Die Studie von Stefan et al. (2002) an 800 dokumentierten Pflegeplanungen zeigte, dass in keiner untersuchten Pflegeplanung eine Syndrompflegediagnose zum Einsatz kommt.

In wie weit können im Rahmen einer Syndrompflegediagnose einzelne Pflegediagnosen mit Ätiologien und Symptomen angeben werden?

Die Ätiologie ist bereits im Titel der Syndrompflegediagnose enthalten. Für das bessere Verständnis ist eine weitere Konkretisierung möglich. Anstelle von Symptomen können bei Syndrompflegediagnosen auch einzelne Pflegediagnosetitel angeführt werden. Diese werden dann nach dem PÄS/PRF-Format beschrieben.

Verdachtspflegediagnosen

Verdachtspflegediagnosen werden auch als diagnostische Hypothesen bezeichnet. Sie können ein- oder mehrteilig sein. Im Gegensatz zu anderen Pflegediagnosen sind sie noch nicht ausreichend mit Daten belegt.

Zur Formulierung wird das mögliche Problem benannt, beispielsweise Möglichkeit eines veränderten Körperbildes.

Beispiel: GuKS Kowalsky beobachtet, dass sich Herr Fuchs in sein Zimmer zurückzieht, schreckhaft und unsicher ist. Er macht dazu aber keine näheren Angaben. Bei den Pflegehandlungen verhält sich Herr Fuchs zurückhaltend, abwartend und teilweise ablehnend. GuKS Kowalsky hegt die Vermutung, dass Herr Fuchs Angst verspürt, kann dies aber nicht mit Daten belegen. Sie stellt eine Verdachtsdiagnose, um das gesamte Betreuungsteam von ihrer Vermutung zu unterrichten und für Herrn Fuchs ein Betreuungsumfeld zu schaffen, in dem er sich sicher fühlen kann. Gleichzeitig fordert GuKS Kowalsky damit ihre Kollegen zur weiteren Datensammlung auf, um den Verdacht entweder zur erhärten oder zu verwerfen.

Ein möglicher Eintrag in der Pflegeplanung kann folgendermaßen aussehen[13]:

P: ? Verdacht auf Angst?

Ä: ? Möglicherweise Unsicherheit von Herrn Fuchs im Behandlungskonzept?

S: zieht sich ins Zimmer zurück, ist schreckhaft und unsicher. Bei Pflegehandlungen zurückhaltend, abwartend und tlw. ablehnend.

Als mögliche Verdachtsdiagnosen kommen auch Wissensdefizit oder andere Diagnosen in Frage.

! Eine dokumentierte Verdachtsdiagnose hat das Ziel, Klarheit über vermutete Sachverhalte herzustellen, damit möglicherweise notwendige Pflegemaßnahmen eingeleitet werden können.

Verdachtspflegediagnosen sind Bestandteil des diagnostischen Prozesses und werden nur dann gestellt bzw. in die Planung aufgenommen, wenn der diagnostische Prozess nicht unmittelbar abgeschlossen werden kann. Das kann beispielsweise bei unkooperativen oder simulierenden Patienten der Fall sein, oder wenn bestimmte Informationen über einen längeren Zeitraum nicht verfügbar sind. Diese Situation stellt in der pflegerischen Praxis eher die Ausnahme dar.

---

13 Das „?" kennzeichnet den folgenden Text zusätzlich als Element einer Verdachtspflegediagnose

Der Pflegediagnostische Prozess – der Weg zur Pflegediagnose

Der pflegediagnostische Prozess umfasst alle Aktivitäten der Pflegenden, um eine Pflegediagnose zu erkennen, zu benennen und zu formulieren. Im diagnostischen Prozess werden die Daten aus dem Pflegeassessment beurteilt.

! Der pflegediagnostische Prozess beschreibt:
- **den Weg vom Erstkontakt zwischen Pflegenden und Patienten zu den passenden Pflegediagnosen.**
- **den Weg vom Erkennen eines Veränderungsbedarfs bis zum Erkenntnisgewinn und Festschreibender akkuraten Pflegediagnose.**

Die gewonnenen Informationen aus dem ausführlichen Assessment werden zu Themen bzw. Blöcken zusammengefasst. Beispiele dazu sind die Themen „Luft", „Wasser", „Nahrung", „Abwendung von Gefahren" etc.

! Klassifikationssysteme – unabhängig davon, ob sie sich von Pflegemodellen ableiten oder nicht – helfen bei der Strukturierung von wahrnehmbaren, pflegerelevanten Gesundheitsmustern. Es handelt sich um Ordnungssysteme, die eine Eingrenzung auf jene Bereiche erlauben, in denen Handlungsbedarf besteht.

Die Eingrenzung von Informationen wird auch in anderen Lebensbereichen zur Orientierung eingesetzt. So ist es wichtig, den Bezirk, die Straße und die Hausnummer des Zieles zu kennen, wenn ich mich in einer Stadt orientieren möchte. Diese Informationen schränken den möglichen Suchbereich ein.

> *Beispiel:* Frau Weber hat Schwierigkeiten mit ihrer Urinausscheidung. Sie erzählt, dass sie immer öfter die Toilette nicht rechtzeitig erreicht, weil sie beim Gehen Schmerzen in beiden Hüftgelenken hat.
> Nach dem Klassifikationssystem der NANDA sind bei Frau Weber pflegerelevante Gesundheitsmuster in den Bereichen **Ausscheidung** (Elimination) und **Aktivität/Ruhe** festzustellen. Ein Blick in das Klassifikationssystem zeigt, dass in diesen beiden Bereichen nur eine beschränkte Anzahl von möglichen Pflegediagnosen aufscheint. Der weitere diagnostische Prozess hat das Ziel, aus dieser Auswahl die passenden Pflegediagnosen festzulegen.

Als Ordnungs- und Strukturierungshilfe wird auf den pflegediagnosenorientierten Anamnesebogen des 1. Universitätslehrganges für leitendes Krankenpflegepersonal, Wien 1996/1998 hingewiesen, der im Kapitel Pflegeassessment vorgestellt wird.

! Kann nach der erfolgten thematischen Eingrenzung keine klare pflegediagnostische Zuordnung getroffen werden, ist es ratsam, weitere Informationen über den Patienten einzuholen.

Die Elemente des diagnostischen Prozesses:

1. **Informationssammlung vor der ersten Begegnung** mit der Patientin/dem Patienten
2. **Assessment inkl. Beobachtung und Wahrnehmung** mit allen Sinnen
3. **Clustern,** d. h. eine thematische Gruppierung der Daten, eine Mustererkennung
4. **Bilden erster konkreter Vermutungen** (Hypothesen) zu möglichen Pflegediagnosen und eine weitere, gezielte Informationssammlung
5. **Überprüfen der bisherigen Vermutungen** (Hypothesen), identifizieren möglicher Diagnosen und eine vorläufige Diagnosestellung
6. **Feststellen von Zusammenhängen** zwischen den möglichen Pflegediagnosen
7. **Prioritäten unter den möglichen Diagnosen setzen,** entsprechend der Dringlichkeit für die Pflege und entsprechend der Bedeutung für die Betroffenen.
8. **Festlegung von passenden Pflegediagnosen,** die auch tatsächlich bearbeitet werden sollen.
9. **Fortsetzen des diagnostischen Prozesses bis zur Entlassung** des Patienten.

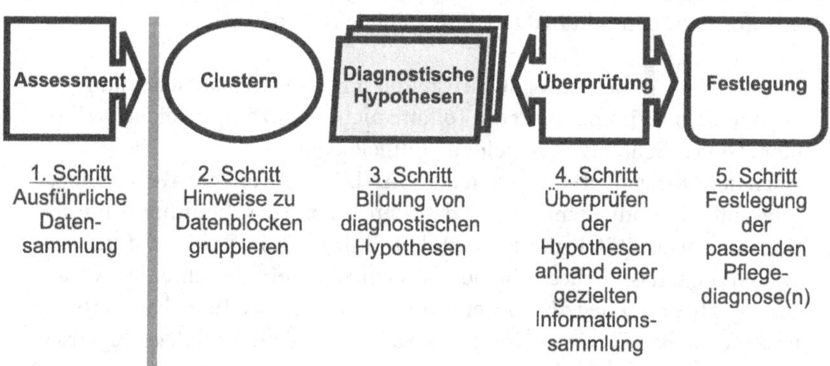

Die Elemente des diagnostischen Prozesses

**! Passende Pflegediagnosen sind das Ergebnis eines umfassenden Pflegeassessments.
Das Pflegeassessment ist der Schlüssel für den Pflegeprozess.
Erfolgt dieses nicht mit der notwendigen Sorgfalt, so sind eine exakte, umfassende Pflegediagnostik und eine weiterführende Pflegeplanung nicht möglich.**

Praktische Tipps für den Weg zur Diagnose („Diagnosepfad")

Informationssammlung

Vergleiche Kapitel 3: Assessment

Assessment inkl. Beobachtung und Wahrnehmung

Vergleiche Kapitel 3: Assessment

Erste konkrete Vermutungen (Hypothesen) zu möglichen Pflegediagnosen

- Suche an Hand von thematischen Gliederungen von Pflegediagnosen zunächst jene Themen, die zur aktuellen Situation des Patienten passen (z. B. Luft, Essen, Ausscheidung, Integrität der Person …).
- Suche zutreffende Pflegediagnosentitel.
- Erstelle eine Liste möglicher Pflegediagnosentitel.
- Überprüfe die bisherigen Vermutungen (Hypothesen), identifiziere mögliche Diagnosen und mache eine vorläufige Diagnosestellung.
- Lege die möglichen, arbeitsrelevanten Diagnosetitel durch Ausschließen oder Bestätigen der „Verdachtsdiagnosen" fest.
- Überprüfe die Definitionen und Symptome (Merkmale) in der Fachliteratur auf sinngemäße Übereinstimmung mit der Situation des Patienten. Übereinstimmungen mit der Ätiologie (mögliche Ursache) unterstützen die Auswahl einer Pflegediagnose, sind aber zur Festlegung, ob eine Pflegediagnose zutreffend ist oder nicht, alleine nicht ausreichend. Überprüfe, ob auch bei den Symptomen Übereinstimmungen auftreten.
- Passt die Definition, entspricht sie dem festgestellten Gesundheitserleben des Patienten?
- Überprüfe deine begründeten Annahmen von vorläufigen Pflegediagnosen durch vertiefendes Nachfragen beim Patienten.
  Beispiel: Aufgrund des bisher durchgeführten Assessments vermutet GuKS Fischer eine funktionelle Inkontinenz. Zur Erhärtung ihrer Vermu-

tung stellt GuKS Fischer ihrem Patienten folgende Fragen: „Spüren Sie Ihren Harndrang?", „Wie viel Zeit vergeht zwischen dem Wahrnehmen des Harndrangs und dem ungewollten Harnabgang?"

! Zur Begründung und Sicherung einer Pflegediagnose ist die sinngemäße Übereinstimmung der Patientensituation mit den Symptomen notwendig.
Der Ausdruck „sinngemäß" meint, dass die Beschreibung der Symptome in der Literatur mit den beschriebenen Wahrnehmungen der Pflegenden inhaltlich übereinstimmt, auch wenn die Formulierung unterschiedlich ist.

Beispiel: GuKS Fischer stellt fest, dass Frau Berger Schwierigkeiten bei Tätigkeiten, wie z. B. dem Auf- und Zuknöpfen von Kleidungsstücken und beim Greifen von kleinen Gegenständen wie Kaffeelöffel oder Patientenglocke hat. Diesen Umstand hält sie in der Pflegedokumentation fest. Bei der Überprüfung der Symptome von möglichen Pflegediagnosen findet sie in der Literatur unter der Pflegediagnose „Körperliche Mobilität, beeinträchtigt" die allgemeine Formulierung „eingeschränkte feinmotorische Fähigkeiten". Schwierigkeiten beim Auf- und Zuknöpfen von Kleidungsstücken fallen sinngemäß unter die allgemeine Symptombeschreibung „eingeschränkte feinmotorische Fähigkeiten". Das Symptom aus der Literatur ist somit zutreffend und kann mit einer konkreten Beobachtung belegt werden. In der Pflegedokumentation wird die konkrete Beobachtung angeführt und nicht die allgemeine Beschreibung des Symptoms aus der Literatur. Niedergeschrieben wird: „hat Schwierigkeiten beim Auf- und Zuknöpfen von Kleidungsstücken und beim Greifen von kleinen Gegenständen, wie Kaffeelöffel oder Patientenglocke."

! Die Literatur bietet sehr allgemeine Beschreibungen der Ätiologien und Symptome (abstrakte Begrifflichkeiten), die für die Beschreibung einer individuell passenden Pflegediagnose einer Konkretisierung anhand der tatsächlichen Patientensituation bedürfen (bei Ätiologien, Symptomen, Risikofaktoren, Voraussetzungen).

In der Literatur können nur allgemeine Beschreibungen angeboten werden, da eine vollständige Aufzählung aller möglichen individuell auftretenden Ätiologien und Symptome zu umfangreich wäre. Es ist den Pflegenden vorbehalten im Rahmen der allgemeinen Beschreibungen die individuelle Situation jedes einzelnen Patienten konkret darzustellen.

Es ist nur bei 100%iger Übereinstimmung sinnvoll, die in der Literatur vorgegebene Ätiologie (mögliche Ursache) und die Symptome (Merkmale, Kennzeichen), 1:1 zu übernehmen. Die bei jeder Pflegediagnose beschriebenen Ätiologien, Symptome, Risikofaktoren oder Voraussetzungen geben einen Rahmen, in dem sich die individuelle Beschreibung wiederfinden soll. Durch die, an die Patientensituation angepasste Beschreibung wird sichergestellt, dass sich auch andere Pflegende rasch und gut orientieren können.

Beispiel:
aus der Literatur wird folgende Ätiologie übernommen:
P: Inkontinenz, funktionell
Ä: eingeschränkte Mobilität;
die bessere Formulierung, weil individuell auf die Patientensituation abgestimmt, ist:
P: Inkontinenz, funktionell
Ä: kann nur langsam mit dem Rollator gehen.

Festlegung von passenden Pflegediagnosen

Beim Festlegen der Pflegediagnosen stellt sich für den Praktiker die Frage, ob die Patientensituation mit Hilfe einzelner Pflegediagnosen oder mit zusammenfassenden Pflegediagnosen beschrieben werden.

Pflegediagnosen, die nach der PÄS/PRF/PV-Struktur beschrieben sind, nennt man **explizite Pflegediagnosen,** weil ihre komplette Beschreibung angegeben ist.

Bei der Ausformulierung von Pflegediagnosen nach der PÄS/PRF/PV-Struktur kommt es vor, dass sich in der Ätiologie, in den Symptomen und Voraussetzungen ein oder mehrere weitere Pflegediagnosetitel der NANDA-Taxonomie wiederfinden (z. B. Schmerz; Angst; körperliche Mobilität, beeinträchtigt). Pflegediagnosen, die in einer ausformulierten Pflegediagnosen enthalten sind, nennt man **implizite Pflegediagnosen,** weil sie selbst nicht ausformuliert sind.

! Explizite und implizite Pflegediagnosen sind in ihrer Bedeutung gleichwertig.

Die Pflegediagnosentitel der NANDA-Taxonomie (z. B. Schmerz, Angst etc.) können also explizit (ausdrücklich formuliert) als Titel einer Pflegediagnose oder implizit in der Ätiologie und den Symptomen einer anderen Pflegediagnose vorkommen. Welche Form zur Anwendung kommt, hängt von der Einschätzung und dem theoretischen Fokus der beurteilenden Pflegenden vor Ort ab.

Beispiel: Herr Gruber wird mit dem medizinischen Einweisungsgrund Tumorbehandlung (Chemo-Therapie und Bestrahlung) stationär aufgenommen. Die Situation von Herrn Gruber zeichnet sich durch trockene entzündete Mundschleimhaut, Bläschen, offene Stellen auf der Zunge

aus. Er berichtet, dass das Schlucken von Getränken und Speisen sehr schmerzhaft ist. GuKP Schuster formuliert eine Pflegediagnose:
P: Schlucken, beeinträchtigt
Ä: entzündete Mundschleimhaut, Bläschen, offene Stellen auf der Zunge
S: gibt an, dass das Schlucken von Getränken und Speisen sehr schmerzhaft ist

Er könnte die Situation auch mit einer anderen Pflegediagnose erfassen:
P: Mundschleimhaut, verändert
Ä: Chemo und Bestrahlung (behandlungsbedingte Ursache)
S: entzündete Mundschleimhaut, Bläschen, offene Stellen auf der Zunge und Schlucken von Getränken und Speisen ist schmerzhaft

Beide Varianten sind passend.

Die Entscheidung, in welcher Weise formuliert wird, fällt in den eigenverantwortlichen Bereich der Pflegenden und sollte im Behandlungsteam kommuniziert werden. Dabei ist wichtig, dass die impliziten Pflegediagnosen, ebenso wie die expliziten Pflegediagnosen im weiteren Pflegeprozess berücksichtigt werden.

Routinierte Pflegende neigen in der Praxis zum Komprimieren von Pflegediagnosenbeschreibungen, d.h. zur Verwendung impliziter Pflegediagnosen. Das Zusammenfassen einzelner Pflegediagnosen zu komprimierten Pflegediagnosen spiegelt die Problemzusammenhänge der Patientensituation wieder. Das Anführen mehrerer expliziter Pflegediagnosentitel gewährleistet eine übersichtliche Darstellung der Patientensituation.

Sollen Pflegeaufwand und -abhängigkeit eines Patienten belegt werden, ist das bloße Zählen der expliziten Pflegediagnosentitel keinesfalls ausreichend. Für diese Aufgabe müssen auch die impliziten Pflegediagnosen berücksichtigt und sichtbar gemacht werden.

Es ist möglich, grundsätzlich alle Pflegediagnosen explizit zu formulieren. Dabei ist jedoch zu bedenken, dass dies eine Vervielfachung des Dokumentationsaufwandes und eine inhaltliche Wiederholung bedeutet. Im Pflegeteam sollte eine Einigung erfolgen, in welcher Art Pflegediagnosen bei einem bestimmten Patienten dargestellt werden (Problemdarstellung in komprimierter Form oder als einzelne explizite Pflegediagnosen).

Die Anzahl der Pflegediagnosen, mit denen gearbeitet wird, ist abhängig von der individuellen Patientensituation und von der Erfahrung der Pflegenden im Umgang mit der Pflegediagnostik. Für die Autoren hat sich in der Praxis das Arbeiten mit bis zu 7 Pflegediagnosen als übersichtlich und praktikabel erwiesen. Liegen mehr als sieben Pflegediagnosetitel vor, sollte genau überprüft werden, ob diese Anzahl kontinuierlich zu bewältigen und zu kommunizieren ist.

In jedem Fachbereich gibt es typische Häufungen von ca. 15–20 Pflegediagnosen, die regelmäßig diagnostiziert werden. Diese beschränkte Anzahl von häufigen Pflegediagnosen werden von den Pflegenden rasch in die Alltagsroutine übernommen.

Alltagsnahe Pflegediagnosen

! Wähle möglichst alltagsnahe Pflegediagnosen.

Einige NANDA-Pflegediagnosen sind verhältnismäßig abstrakt, beispielsweise „Persönliche Identität, Störung" oder „Denkprozess, verändert". Es hat sich in der Praxis als sinnvoll erwiesen, möglichst alltagsnahe Pflegediagnosen zu stellen, wie „Selbstpflegedefizit beim Kleiden/Pflegen der äußeren Erscheinung". Konkrete Pflegediagnosen geben deutlichere Anhaltspunkte für die Pflegeplanung, als abstrakte Pflegediagnosen.

Es benötigt einige Erfahrung, um den tatsächlichen Alltagsbezug von abstrakten Pflegediagnosen herzustellen. Überlege deshalb immer, wie sich abstrakte Pflegediagnosen auf das konkrete Alltagsleben der Patienten auswirken und formuliere die Diagnosen dementsprechend.

Beispiel: Frau Winter sieht sehr schlecht. Es könnte die Pflegediagnose „Wahrnehmung visuell, gestört" gestellt werden. In diesem Fall ist es sinnvoll zu überlegen, welche denkbaren Folgen diese Störung nach sich zieht. Es ist möglich, dass Frau Winter über ein Hindernis stürzt oder gegen Einrichtungsgegenstände läuft. Daraus resultiert eine erhöhte Verletzungsgefahr. Eine alltagsnahe Pflegediagnose kann daher etwa „Verletzung, hohes Risiko" mit der Ätiologie „schwere Sehbehinderung" sein.

! Bei der Formulierung von Pflegediagnosen ist zu beachten, dass das individuelle Erleben einer Situation durch den Patienten im Mittelpunkt steht. Die Pflegenden müssen die Patientenperspektive einbeziehen, um eine alltagsrelevante Pflegediagnose stellen zu können.

Beurteilungskriterien der Qualität von Pflegediagnosen

Für die qualitative Beurteilung von Pflegediagnosen sind zwei Fragen von grundsätzlicher Bedeutung:

1. Ist die formulierte Pflegediagnose inhaltlich zutreffend?
2. Ist die Pflegediagnose korrekt formuliert?

Ist die formulierte Pflegediagnose inhaltlich zutreffend?

Eine Pflegediagnose ist inhaltlich zutreffend, wenn folgende Punkte mit „Ja“ beantwortet werden können.

- Ist das Hauptproblem/sind die Hauptprobleme des Patienten berücksichtigt?
- Ist das in den Pflegediagnosen erfasst, was den meisten Pflegeaufwand verursacht?
- Sind die Pflegemaßnahmen durch die Pflegediagnose begründet?
- Lassen sich die Pflegediagnosen an Hand von Aussagen der Patienten und Beobachtungen der Pflegenden begründen?
- Ist die beschriebene Pflegediagnose durch Pflegemaßnahmen beeinflussbar?
- Entsprechen die Symptome/Merkmale des Patienten sinngemäß den Aufzeichnungen und Definitionen in der Fachliteratur?
- Was sagen die Kollegen? Sind sie mit der Formulierung einverstanden?
- Was sagen die Patienten? Verstehen sie den Inhalt der erläuterten Pflegediagnose und fühlen sie ihre Gesundheitssituation dadurch treffend beschrieben?

Ist die Pflegediagnose korrekt formuliert?

- Ist das PÄS/PRF/PV-Format vollständig vorhanden?
  - aktuelle Pflegediagnosen: „**P**flegediagnosentitel“, „**Ä**tiologie od. beeinflussende Faktoren“, „**S**ymptome bzw. Merkmale“
  - Hoch-Risiko-Diagnosen: „**P**flegediagnosentitel“, „**R**isikofaktoren“
  - Gesundheitsdiagnosen: „**P**flegediagnosentitel“, „**V**oraussetzungen“
- Sind die PÄS/PRF/PV-Elemente übersichtlich angeordnet? Ist klar ersichtlich, wie der Titel lautet, welche Textabschnitte die Ätiologie und Symptome, die Risikofaktoren bzw. Voraussetzungen beschreiben?
- Enthält der Pflegediagnosentitel die betroffene Funktion (z. B. körperliche Mobilität oder Atemvorgang) und eine Beurteilung bzw. genauere Beschreibung, wie „beeinträchtigt“ oder „ungenügend“?
- Ist die beschriebene Ätiologie tatsächlich Ursache und nicht nur die Beschreibungen des Pflegediagnosentitels mit anderen Worten?
- Beschreiben die genannten Symptome, welche konkreten Aussagen und Beobachtungen zur Diagnosestellung geführt haben?
- Ist die Pflegediagnose für andere Fachpersonen verständlich und nachvollziehbar?
- Sind die Formulierungen moralisch und juristisch unbedenklich?
- Beschreibt die Ätiologie pflegerisch beeinflussbare Ursachen?

Immer wieder wird diskutiert, ob medizinische Diagnosen in Pflegediagnosen verwendet werden sollen. Generell sollen Ursachen angeführt werden, die eine

Bearbeitung durch die Pflege ermöglichen. Eine medizinische Diagnose als alleinige Ursache benötig einen Arzt zur Behandlung und ist daher nicht pflegerelevant. Medizinische Diagnosen können jedoch als Zusatzinformation zu den pflegerisch relevanten Ursachen in Hinblick auf potenzielle Komplikationen bzw. mögliche Gefährdungen von Patienten von Bedeutung sein.

Beispiel: Medizinische Diagnose als Ursache
In der Ätiologie wird ausschließlich eine medizinische Diagnose angeführt:
P: Freihalten der Atemwege beeinträchtigt
Ä: Pneumonie
Diese Ursache kann von Pflegenden nicht bearbeitet werden, weil dazu ein Arzt notwendig ist. Pneumonie ist eine medizinische Diagnose und begründet medizinische Interventionen. Pflegemaßnahmen können daraus nicht eindeutig abgeleitet werden. Die Pflegeplanung wird möglich, wenn die Ätiologie in pflegerelevanten Begriffen beschrieben wird.
Mit diesen Ursachen kann eine Pflegeplanung erstellt werden:
P: Freihalten der Atemwege, beeinträchtigt
Ä: vermehrtes dickflüssiges Sekret und Schmerzen beim Husten
S: klagt über Schmerzen beim Husten, häufiges Abhusten von dickflüssigem Sekret, Atemnot
Eine medizinische Diagnose kann jedoch auch wichtige Zusatzinformationen liefern:
P: Gehen, beeinträchtigt
Ä: mangelnde Muskelkraft in sekundärem Zusammenhang mit einer Myasthenie
S: Schwierigkeiten beim Aufstehen, muss sich nach 5 Schritten wieder ausruhen
Die medizinische Diagnose „Myasthenie" liefert die wichtige Zusatzinformation, dass mit weiteren Komplikationen, die im Zusammenhang mit dem Mangel an Muskelkraft stehen, zu rechnen ist. Aufgrund des fortschreitenden Charakters der Krankheit kann man von einem zunehmendem Pflegebedarf ausgehen. Insgesamt stellt sich die Situation anders dar, als beispielsweise bei einem Patienten der postoperativ beim Gehen eingeschränkt ist, sich aber voraussichtlich in absehbarer Zeit wieder erholen wird.

Lerntipps und Übungsvorschläge

Theoretische Einführung zu den Pflegediagnosen

Theoretischer Input des Trainers zum Thema: Bedeutung, Formen und Überprüfung von Pflegediagnosen (Skriptum und Power-Point-Präsentation)

Ausgangslage „Pflegeassessment"

Überdenke noch einmal den Wert eines ausführlichen Pflegeassessments und diskutiere mit Kollegen verschiedene Möglichkeiten eines pflegediagosenorientierten Assessments. Benutze für deine Überlegungen unterschiedliche Anamnesebögen. Welcher spricht dich besonders an? Welcher hilft dir persönlich am besten, mögliche Pflegediagnosen zu identifizieren? Begründe deine Entscheidung.

Der pflegediagnostische Prozess

Führe dir noch einmal die einzelnen Phasen des diagnostischen Prozesses vor Augen.

Das Pflegeassessment ist der erste Schritt des Pflegeprozesses. Welche weitere Schritte folgen auf dem Weg zur Diagnose? Wer und was unterstützt dich beim Diagnostizieren?

Übung zum Formulieren von Pflegediagnosen nach dem PÄS/PRF/PV-Format

Diese Übung kannst du im Rahmen von Gruppenarbeiten oder Partnerarbeiten machen und dazu vorgefertigte Auszüge aus Fallgeschichten in Form von Arbeitsblättern benützen. Das Ziel dabei ist, an Hand von kurzen Fallgeschichten mit Hilfe von Literaturunterstützung passende Pflegediagnosen im richtigen Format zu beschreiben. Jede Arbeitsgruppe muss einen Konsens über die passenden Pflegediagnosen herstellen.

Anschließend erfolgt eine Auswertung (trainerunterstützte Analyse) im Plenum. Die Ergebnisse werden von den Seminar-Teilnehmern vorgestellt, mit den Resultaten der anderen verglichen und vom Trainer ergänzt bzw. fachlich interpretiert.

Arbeitsblätter als Übung zum Formulieren von Pflegediagnosen nach dem PÄS-Format bzw. PRF-Format

Wichtig! Überprüfe die zugeordneten Symptome mit pflegediagnostischer Fachliteratur, bevor du Diagnosen stellst!

Die Situationsbeschreibung und die Symptome sind „singemäß" miteinander zu vergleichen

In diesen Beschreibungen findest du Hinweise auf mögliche Ursachen und Symptome	Vermute nicht, sondern entnimm die Informationen aus der Situationsbeschreibung!
Med. Einweisungsdiagnose: Parkinsonismus *Situationsbeschreibung:* Patient fühlt sich hölzern und steif; gibt Gehschwierigkeiten und ein unsicheres Gefühl an; ist eher langsam im Gehen; sagt, dass die Füße am Boden kleben; hat Startschwierigkeiten.	**P:** *Gehen, beeinträchtigt* **Ä:** *hölzern und steif (Rigor)* **S:** *Startschwierigkeiten, Füße bleiben am Boden, geht langsam*
Med. Einweisungsdiagnose: Multinfarktdemenz und Herzinsuffizienz *Situationsbeschreibung:* Der Patient wirkt kraftlos und müde, hat keine Ausdauer; vermittelt zeitweise Ratlosigkeit und Demotivation; kann das Essen und den Essplatz nicht vorbereiten; isst nur nach Aufforderung; Unfähigkeit, Nahrung zu zerkleinern.	**P:** **A:** **S:**
Med. Einweisungsgrund: St. Post Sturz Internistische Begutachtung *Situationsbeschreibung:* Die Patientin versucht immer wieder alleine aufzustehen; klagt über Schwäche in beiden Knien; wurde schon 2 × am Boden sitzend aufgefunden; verspricht vor dem Aufstehen zu läuten – macht es aber dann doch nicht; geht auch in Begleitung sehr unsicher und schwankend; klagt über Kreislaufprobleme; Sehprobleme: sieht alles unklar (grauer Star?).	**P:** **RF:**

In diesen Beschreibungen findest du Hinweise auf mögliche Ursachen und Symptome	Vermute nicht, sondern entnimm die Informationen aus der Situationsbeschreibung!
Med. Einweisungsgrund: Colon-Ca mit Lebermetastasen *Situationsbeschreibung:* Krankheitsaufklärung wurde durchgeführt; kann die Diagnose Colon-Ca mit Lebermetastasen nicht fassen; Patient wirkt sehr niedergeschlagen und deprimiert, wendet sich bei Ansprache ab; reagiert auf Fragen meistens mit Achselzucken; ist teilnahmslos bei pflegerischen Handlungen.	**P:** **A:** **S:**
Med. Einweisungsgrund: Altersdemenz? *Situationsbeschreibung::* Kann nicht zu Hause gepflegt werden, musste deshalb ins Geriatriezentrum; Die Patientin drückt aus, Dinge verändert wahrzunehmen (alles erscheint ihr fremd); findet sich manchmal im Zimmer nicht zurecht; ist motorisch unruhig (geht häufig scheinbar ziellos umher); drückt aus, mit der Pflegeheimeinweisung nicht einverstanden zu sein; schläft schlecht; wirkt unruhig und misstrauisch; läutet oft und weiß manchmal nicht warum sie geläutet hat.	**P:** **A:** **S:**
Med. Einweisungsgrund: Schlaganfall (rechte Hirnhälfte) *Situationsbeschreibung:* Die Patientin hat Schmerzen in der linken Schulter in Ruhe und in Bewegung; kann die linke Hand nicht kraftvoll einsetzen; fühlt sich im Rollstuhlhandling sehr unsicher, möchte aber das Fahren so lernen, dass sie sich in ihrer Wohnung sicher bewegen kann; das Kurvenfahren geht derzeit nur mit leichter Unterstützung.	**P:** **A:** **S:**

In diesen Beschreibungen findest du Hinweise auf mögliche Ursachen und Symptome	Vermute nicht, sondern entnimm die Informationen aus der Situationsbeschreibung!
Med. Einweisungsgrund: Ulcus cruris, Chronisch venöse Insuffizienz *Situationsbeschreibung:* Der Patient hat ein Unterschenkelgeschwür rechts, Größe: ca. 6 cm im Durchmesser mit gelben Belägen, und kleineren Wundtaschen; darunter ist Granulationsgewebe erkennbar; Rötung der umgebenden Haut; Wunde ist stark nässend; äußert Schmerzen im Bereich der Wunde.	**P:** **A:** **S:**
Med. Einweisungsgrund: unklare depressive Zustandsbilder Situationsbeschreibung: *Der Patient wirkt allgemein angespannt;* drückt Besorgnis aus betreffend Zukunft, kann diese aber nicht begründen; ist darüber sehr beunruhigt; die Bewegungen sind eher fahrig, kann im Gespräch die Hände kaum ruhig halten; gibt an, seit Monaten schlecht ein- und durchschlafen zu können.	**P:** **A:** **S:**
Med. Einweisungsgrund: Demenz mit paranoiden Ideen *Situationsbeschreibung:* Der Patient geht unruhig auf der Station auf und ab; wirkt sehr misstrauisch; verdächtigt die Pflegenden immer wieder etwas ins Essen gemischt zu haben; droht mit erhobener Faust, sich dafür zu rächen; hat schon zweimal seinen Zimmernachbarn beschimpft und mit Besteck nach ihm geworfen, hat ihn aber nicht verletzt.	**P:** **RF:**

In diesen Beschreibungen findest du Hinweise auf mögliche Ursachen und Symptome	Vermute nicht, sondern entnimm die Informationen aus der Situationsbeschreibung!
Med. Einweisungsgrund: Seit 3 Wochen Colostomie *Situationsbeschreibung:* Aussagen des Patienten: „Alle hören die Darmgeräusche (Austreten der Luft) und ich kann nichts dagegen unternehmen", „Ich kann mich nicht mehr unter die Leute wagen", „Ich bin nichts mehr wert":	**P:** **A:** **S:**
Med. Einweisungsgrund: 80 Jahre alt, Multimorbidität *Situationsbeschreibung:* Der Patient hat seit Tagen, teilweise hohes Fieber, schwitzt stark; will kaum etwas trinken; trinkt nicht mehr als ca. 500 ml/Tag; äußert keine Durstgefühle; hat Schwierigkeiten das Trinkgefäß zu halten.	**P:** **RF:**
Med. Einweisungsgrund: 75 Jahre alt, chronische Bronchitis, derzeit starker Schnupfen *Situationsbeschreibung:* Der Patient hustet häufig und wirkt stark verschleimt, sagt, dass er durch die Nase kaum Luft bekommt, hat eine leichte Gesichtszynose und ist auch in Ruhe schweratmig.	**P:** **A:** **S:**

Übungsblätter zum PÄS-Format

Ordne den angeführten Aussagen die Elemente des PÄS-Formats richtig zu: Die Elemente sind: Pflegediagnosentitel (P), Ätiologie (Ä) und Symptome (S)

Beispiel 1

Ä	Erhöhter Tremor
P	Selbstpflegedefizit beim Essen und Trinken
S	Verschüttet beim Trinken

Beispiel 2

	Kommunikation verbal beeinträchtigt
	Unangemessene Wortwahl
	Fehlendes Sprachverständnis

Beispiel 3

	Klagt häufig über Schwindelgefühle
	Sturz, hohes Risiko
	Bewegungen sind steif und hölzern

Beispiel 4

	Berichtet über häufige Misserfolge
	Macht negative Äußerungen über sich selbst
	Selbstwertgefühl, situationsbedingt gering

Beispiel 5

	Schlafentzug
	Gedanken wegen ungewisser Zukunft
	Fühlt sich nur unzureichend ausgeruht

Beispiel 6

	Gefühl einer vollen Blase
	Harnverhalten
	Harnröhrenverengung

Beispiel 7

	Bauchschmerzen und Krämpfe
	Lebensmittelvergiftung
	Durchfall

Beispiel 8

	Fühlt sich durch eine bestimmte Person bedroht und wirkt angespannt
	Gewalttätigkeit, gegen andere, hohes Risiko
	Hört immer wieder Stimmen, die ihm Befehle erteilen

Beispiel 9

	Hoffnungslosigkeit
	Erduldet Pflege passiv und klagt: „Mit mir ist es nichts mehr!“
	Schlechte Prognose, der Allgemeinzustand verschlechtert sich

Beispiel 10

	Weiß belegte, borkige Zunge
	Trinkt kaum, hat eine Soorinfektion
	Mundschleimhaut verändert

Bearbeiten einer komplexen Fallgeschichte

Gruppenarbeit: Es werden verschiedene Gruppen gebildet (je nach Anzahl der Teilnehmer). Jede Gruppe erarbeitet 2 Pflegediagnosen anhand eines realen Fallbeispiels (z. B. aus dem Bereich Ausscheidung, Luft, Abwendung von Gefahren). Jede Gruppe stellt ihre Pflegediagnosen im Plenum vor und die anderen Gruppen beurteilen und hinterfragen die Verständlichkeit der Pflegediagnosen. Frage an das Plenum: „Können Sie sich anhand der Pflegediagnosen von Gruppe X die konkrete Problemsituation vorstellen oder fehlen noch wichtige Aussagen, sollte etwas ergänzt oder umformuliert werden? Entspricht die Ätiologie wirklich der Frage nach dem „Warum"? Sind die Symptome wirklich Zeichen des Pflegediagnosentitels und konkret messbar beschrieben?

Kapitel 5

Pflegeplanung

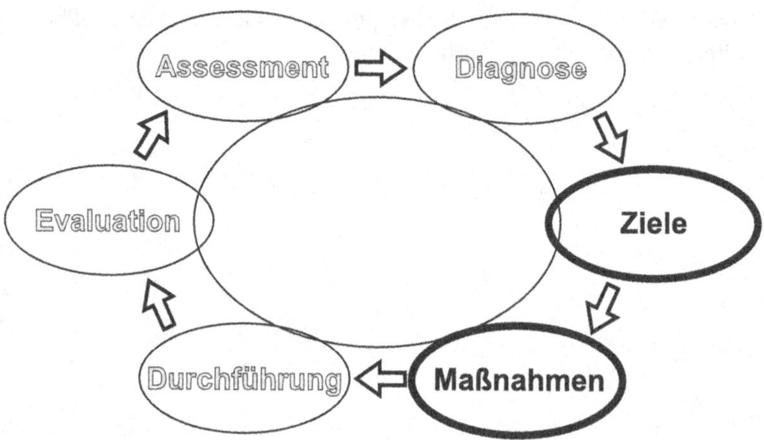

Lebe dein Leben so, als wäre es dein letzter Tag auf Erden,
aber plane so, als würdest du ewig leben.
Unbekannter Autor

Lernziele

Nach der Bearbeitung dieses Kapitels bist du fähig:
- die Bedeutung des Pflegeplans für die professionelle Pflege zu erläutern.
- zu beschreiben, warum systematisches und gezieltes Handeln die Sicherheit sowohl für Patienten als auch Personal erhöht.
- Richtlinien für das Formulieren von Pflegezielen zu nennen.
- die Bedeutung von Pflegezielen im Rahmen des Pflegeprozesses zu erklären.
- Richtlinien für das Formulieren von Pflegemaßnahmen zu nennen.
- Prioritäten in der Planung festzulegen.
- die Grenzen der Planbarkeit in der Pflege aufzuzeigen.
- den Zusammenhang zwischen Pflegetheorie und Planung zu beschreiben.
- die Rolle des Patienten bei der Erstellung der Planung richtig einzuschätzen.

Inhaltsübersicht

Kernaussage des Kapitels

Die Pflegeplanung ist das dritte Element des Pflegeprozesses. Sie umfasst die Erstellung erwarteter Pflegeziele und angestrebter Pflegeergebnisse (Outcomes) sowie die Planung entsprechender Pflegemaßnahmen (Interventionen), die zur Zielerreichung eingesetzt werden.

Basierend auf der Fachkompetenz der Pflegenden entsteht in Zusammenarbeit mit den Patienten und den Angehörigen ein dynamischer Pflegeplan mit verständlich formulierten Pflegezielen und Pflegemaßnahmen, welche sich an den Bedürfnissen des Patienten und an dem sich verändernden Gesundheitszustand orientiert. Eine zielführende Pflegeplanung erfolgt in Abstimmung mit dem multiprofessionellen Behandlungsteam (kollaborativer Prozess)[1].

Pflegende setzen im Rahmen der Pflegeplanung, unter Berücksichtigung der neuesten wissenschaftlichen Erkenntnisse und der vorhandenen Ressourcen, Prioritäten für die pflegerische Behandlung.

---

1 vgl. Kapitel 1: Pflege und gesellschaftlicher Wandel, Abschnitt „Selbstbeschreibung der Pflege“, insbesonders Abb. Das multiprofessionelle Team

Wozu Pflege planen?

Es führen viele Wege zum Gipfel eines Berges,
doch die Aussicht bleibt die Gleiche.
aus China

Ein Pflegeplan gibt Antwort auf die Fragen was, wann, wo, von wem, wie und warum Pflege durchgeführt wird. Dadurch gibt der Pflegeplan den Patienten und den Pflegenden Orientierung und Sicherheit.

Geplantes Pflegen gibt Sicherheit

Die Pflegenden beschäftigen sich in ihrem praktischen Umfeld mit unterschiedlichsten Pflegephänomenen. Ihre Aufgabe ist es, diese bei Patienten und Angehörigen zu erfassen, einzuschätzen und zu benennen. Mit der systematischen und gezielten Vorgehensweise der Planung schaffen sich Pflegende ein umfassendes Bild der Patientensituation und seiner Umgebung. Sie können sich mit Hilfe der Planung darauf einstellen und entsprechend handeln.

Mit der Pflegeplanung können die Ressourcen gezielt, wirksam und effizient eingesetzt werden. Die Erstellung der Pflegeplanung macht es notwendig, Prioritäten zu setzen und sich auf die wesentlichsten Aspekte der Patientensituation zu konzentrieren:

- Welche Pflegeleistungen benötigt der Patient insgesamt?
- Welche Ziele will der Patient erreichen?
- Welche Ziele verfolgen die Angehörigen?
- Was kann im Rahmen der Möglichkeiten tatsächlich umgesetzt werden?

Kontinuität – einheitliches Vorgehen

Alle an der Pflege beteiligten Personen sind Individuen mit eigenen Bedürfnissen und Vorstellungen. Dies erfordert Absprache, Kommunikation und reflektiertes Handeln, um gemeinsame Ziele und Maßnahmen festzulegen und diese koordiniert und konsequent umzusetzen.

! Die dokumentierte Pflegeplanung ermöglicht nachvollziehbares, kontinuierliches Vorgehen und gibt allen Beteiligten (Pflegende, Patienten, Angehörige) Orientierung.

Aufgabenstellungen und Denkanstöße
Überlege, welche Auswirkungen ein täglich unterschiedlich durchgeführtes Bewegungsprogramm auf den Patienten und seine Gesundheitssituation haben kann. Diskutiere deine Überlegungen mit anderen Pflegenden.

Folgendes Fallbeispiel schildert eine Situation, in der keine Pflegekontinuität gegeben ist:

Beispiel: Herr Tobler wird auf einer internistischen Station zur Einstellung seiner Diabetesmedikation aufgenommen. Er ist sowohl örtlich und zeitlich desorientiert. Das führt dazu, dass er die Toilette trotz langen Suchens nicht rechtzeitig findet und einnässt. Am Aufnahmetag übernimmt GuKS Liebig Herrn Toblers pflegerische Betreuung. Sie begleitet ihn in den ersten Stunden seines Aufenthaltes mehrmals auf die Toilette. Während dieser Zeit ist er kontinent. Am nächsten Tag ist GuKP Unger im Dienst. Da ihm das Begleiten von Herrn Tobler auf die Toilette sehr mühsam erscheint, erhält Herr Tobler von ihm eine Inkontinenzversorgung (Höschenwindel) und wechselt diese, nachdem es bereits stark nach Urin riecht. Am dritten Tag ist GuKS Aslan im Dienst. Sie führt mit Herrn Tobler ein Gespräch, und fragt ihn nach dem Grund seines ruhelosen Umhergehens. Dieser antwortet ihr, dass er auf der Suche nach einem WC sei, es aber nicht finden könne. GuKS Aslan beschließt mit dem Patienten ein Realitäts-Orientierungstraining (ROT) zu machen. Am Abend findet Herr Tobler mit Unterstützung die Toilette. Am nächsten Tag ist wieder GuKP Unger im Dienst. Herr Tobler erhält gleich nach der Dienstübergabe eine Inkontinenzversorgung, verbunden mit der Aussage: „Jetzt kann nichts passieren. Sie können ruhig in die Windelhose machen." Herr Tobler fällt daraufhin wieder in das alte Inkontinenzmuster zurück.

Aufgabenstellungen und Denkanstöße
Welche Ursachen siehst du für die uneinheitliche Behandlung von Herrn Tobler im oben angeführten Fallbeispiel? Welche Verbesserungsvorschläge fallen dir ein? Halte sie schriftlich fest.

! Die Art und Weise, wie die Zusammenarbeit der Teammitglieder gestaltet ist, hat Auswirkungen darauf, wie der Patient Pflege wahrnimmt.

Erstellen des Pflegeplans
Patientenorientierung und Motivation

Pflegeziele und Pflegemaßnahmen werden mit dem Patienten erörtert und festgelegt. Die Einbeziehung des Patienten erhöht seine Motivation zur aktiven Mitarbeit. Die Information des Patienten verbessert sein Verständnis und seine Akzeptanz für die geplanten Pflegeinterventionen. Zusätzlich kann der Heilungsprozess und die Zufriedenheit des Patienten gefördert werden.

Der Patient sollte:
- bei der Erstellung des Pflegeplans integriert sein.
- das Gefühl haben, bei der Erstellung der Pflegeziele selbst mitentscheiden zu können.
- über den fachlichen Hintergrund informiert werden, um mitentscheiden zu können.

! Gemeinsam vereinbarte Ziele finden höhere Akzeptanz als vorgegebene Ziele.

Manche Patienten können aufgrund ihres Gesundheitszustandes nicht aktiv in die Planung eingebunden werden. Das ist beispielsweise bei bewusstseinsbeeinträchtigen Patienten und in Notfallsituationen (z. B. bei akuter Atemnot) der Fall.

In diesen Situationen legen Pflegende die Planung alleine fest. Dabei wird darauf geachtet, die Planung im Sinne des Patienten zu erstellen.

Die Pflegenden übernehmen bei der Planung eine führende Funktion. Sie kennen die pflegerischen Möglichkeiten, um die Patienten bei der Bewältigung ihrer eingeschränkten Gesundheitssituation zu unterstützen.

Beispiel: Frau Schmid, 75 Jahre alt, kommt post-OP „Schenkelhalsfraktur" in eine Rehabilitationseinrichtung. Sie ist in der Mobilität beeinträchtigt und wirkt niedergeschlagen. Sie klagt über Schmerzen, ist beim Gehen weitgehend auf fremde Hilfe angewiesen und ist überzeugt, nie mehr selbstständig gehen zu können. Aufgrund der Kenntnis der Leitsymptome und der erreichbaren Ziele, in Verbindung mit den Lebensaktivitäten, ist es den Pflegenden möglich, mit Frau Schmid einen erfolgversprechenden Pflegeplan zu erstellen. Frau Schmid erlangt dadurch berechtigte Hoffnung, bereits im Frühling wieder Spaziergänge in ihrem Garten durchführen zu können.

Zuständigkeit und Verantwortlichkeit für die Pflegeplanung

Für die professionelle Planung von Pflege bedarf es Pflegefachwissens, der Fähigkeit zur Kommunikation, analytischer Fähigkeiten, Berufserfahrung und einer guten Beobachtungsgabe. Die Ausbildungen für die Gesundheits- und Krankenpflege widmen sich schwerpunktmäßig diesen Anforderungen.

! Die gesetzlichen Voraussetzungen fordern für die Erstellung der Pflegeplanung (Pflegeziele, Pflegemaßnahmen) ausdrücklich examinierte/diplomierte Pflegende.

Pflegerische Hilfsdienste sind bei der Pflegediagnostik und der Pflegeplanung aufgefordert, Informationen und Beobachtungen aktiv einzubringen. Sie sind gesetzlich von der Verantwortungsübernahme für diese Bereiche ausgeschlossen.

Auszubildende/Schüler/Studenten der Fachausbildung sollen schon während ihrer praktischen Ausbildung die Möglichkeit erhalten, das selbstständige Planen unter Aufsicht und Anleitung von examinierten/diplomierten Pflegenden zu üben. Der Grad der Selbständigkeit ist abhängig vom jeweiligen Ausbildungsstand.

Aufgabenstellungen und Denkanstöße
Überlege, warum bestimmte Bereiche der Pflege examinierten/diplomierten Pflegenden vorbehalten sind. Nenne deine Argumente und diskutiere sie mit Kollegen.

Prioritäten und Bedürfnisse

Prioritäten setzen heißt auswählen, was liegen bleiben soll!
H. Nahr

Die Pflegenden müssen aufgrund der vorliegenden Daten sowie der Situation des Patienten festlegen, welche Ziele und Maßnahmen vorrangig zu planen sind. Dabei wird beurteilt, welche Probleme bestehen und in welchem ursächlichen Zusammenhang sie zu sehen sind. Es ist die Möglichkeit zu prüfen, ob die gesamte Problematik mit gemeinsamen Pflegemaßnahmen bearbeitet werden kann.

Beispiel: Herr Schuster wohnt zu Hause, ist alleinstehend und auf fremde Hilfe angewiesen. Er ist bettlägerig und schafft es alleine nicht soziale Kontakte aufrecht zu erhalten. Herr Schuster ist jedoch in seinen kognitiven Leistungen nicht eingeschränkt. Er klagt darüber, dass er nicht mehr in der Lage ist Freunde zu sehen und das Kaffeehaus zu besuchen, in dem er über viele Jahre täglich „seinen Espresso“ konsumierte. GuKS Höger diagnostiziert „Körperliche Mobilität, beeinträchtigt“ und „Einsamkeit, hohes Risiko“. Sie erkennt, dass die Einschränkung der Mobilität Auswirkungen auf das soziale Leben von Herrn Schuster hat. Aus diesem Grund legt sie den Schwerpunkt in ihrer Pflegeplanung auf die pflegerische Betreuung der Mobilität. GuKS Höger bezieht die Wünsche von Herrn Schuster in die Pflegeplanung mit ein und plant die Organisation von Besuchen. Längerfristig erwartet GuKS Höger von den durchgeführten Maßnahmen im Bereich der Mobilität auch eine Verbesserung der sozialen Situation von Herrn Schuster, sodass er seine Kontakte wieder selbstständig pflegen kann.

Die Kunst des Prioritätensetzens bedeutet festzulegen, was dringend und was wichtig ist. Die Einschätzung der Dringlichkeit und Wichtigkeit ergibt sich aus der Zusammenführung der Sichtweisen von Pflegenden und Patienten.

Wichtig ist eine Aufgabe, die auf jeden Fall, aber nicht sofort erledigt werden muss.

Dringend ist eine Aufgabe, die keinen zeitlichen Aufschub duldet.

Eine Aufgabe kann dringend, wichtig oder beides zugleich sein. Aufgaben, die dringend und wichtig zugleich sind, erhalten die höchste Priorität.

! Lebensbedrohungen und Gefährdungen sind immer wichtig und dringend zugleich und erhalten aus diesem Grund die höchste Priorität.

Das nachfolgende Schaubild, welches vom Maslowschen Bedürfnismodell abgeleitet wird, bietet eine Orientierung zu den Prioritäten verschiedener Lebensbereiche. Bedenke, dass die Bedürfnisse jedes Menschen unterschiedlich sind. Dadurch kann es im Vergleich zur dargestellten Hierarchie zu individuellen Abweichungen kommen.

Maslowsche Hierarchie der Bedürfnisse

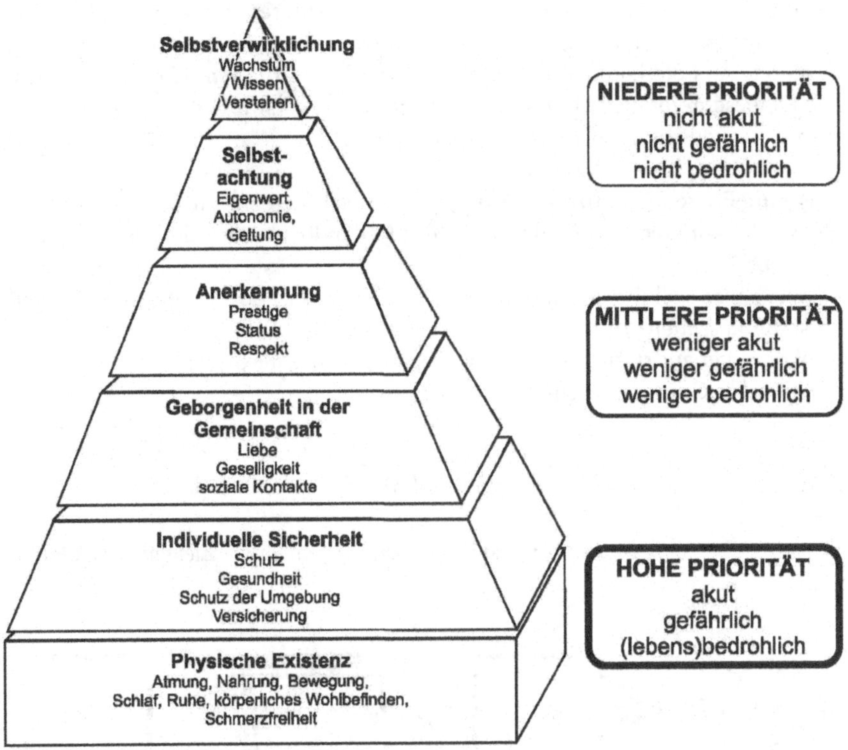

Maslowsche Hierarchie der Bedürfnisse

Aufgabenstellungen und Denkanstöße
Überlege dir Situationen aus deiner Praxis, in denen du Prioritäten festgelegt hast. Hilft dir das oben angeführte Schaubild bei der Argumentation für deine Entscheidungen?

Benennen und Planen von Pflegezielen

Wenn ein Seemann nicht weiß, welches Ufer er ansteuern muss,
dann ist kein Wind der richtige.
Seneca

Pflegeziele werden von den gestellten Pflegediagnosen mit ihren Ursachen (Ätiologien), Symptomen und Ressourcen abgeleitet. Aus der Beschreibung der identifizierten Pflegediagnosen des Patienten lassen sich die beabsichtigten oder notwendigen Veränderungen der Patientensituation ableiten. Die angestrebten Veränderungen werden in Form von dokumentierten Pflegezielen festgehalten. Das bedeutet, dass die konkret angestrebte, zukünftige Situation beschrieben wird. Die Zielbeschreibung gibt Orientierung, in welche Richtung die Pflegemaßnahmen zu planen sind.

Folgende Fragen sind für die Festlegung eines Pflegeziels hilfreich:
- Welche konkreten Veränderungen des Gesundheitszustandes werden angestrebt?
- Wie genau soll die erwünschte Situation oder der gewünschte Gesundheitsstatus aussehen?
- Woran genau ist zu erkennen, dass die gewünschte Situation oder der angestrebte Gesundheitszustand erreicht ist?

Allgemeines zur Verwendung von Zielen

Man muss es so einrichten, dass einem das Ziel entgegenkommt.
Theodor Fontane

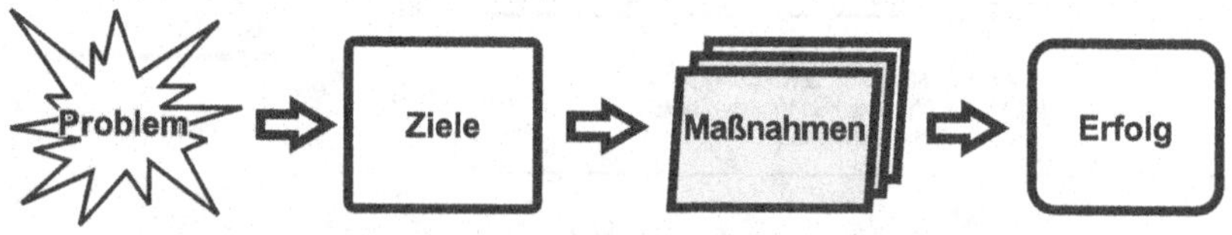

Probleme – Ziele – Maßnahmen – Erfolg

Vereinbarte Ziele stellen eine Übereinkunft zwischen allen Beteiligten her und geben die Richtung des gemeinsamen Handelns vor. Die Aufmerksamkeit und die Bemühungen der Beteiligten orientieren sich an der gemeinsamen Zielvorstellung.

Die schriftliche Formulierung von Zielen wandelt Wünsche und Absichten in klar definierte Zielzustände um. Durch die schriftliche Formulierung wird die Verbindlichkeit von Zielen erhöht.

Kriterien für die Zielfestlegung

Die Formulierung eines Pflegeziels kann über Erfolg oder Misserfolg entscheiden, je nachdem, wie realistisch die Ziele gesetzt werden. Ein Ziel, auf dessen Erreichung kein Einfluss genommen werden kann, ist kein Ziel, sondern ein Wunsch. Folgende Richtlinien sind hilfreich, um erreichbare Ziele festzulegen:

Das Ziel soll die richtige Größe haben

- Ein zu großes Ziel sollte in mehrere kleinere Teilziele aufgeteilt werden.
- Sortiere die Teilziele nach Prioritäten.

Das Ziel soll im Einflussbereich der Patienten und der Pflegenden liegen

- Die notwendigen Maßnahmen zur Zielerreichung müssen im Rahmen der vorhandenen Qualifikation, der Berechtigung und der Zuständigkeit der Pflegenden durchführbar sein.
- Die Ressourcen für die Zielerreichung müssen vorhanden sein.
- Externe Unterstützung kann in Anspruch genommen werden, soll aber nicht Grundvoraussetzung für die Zielerreichung sein.

Ziele sollen erstrebenswert sein

Ziele wirken stark auf das Unterbewusstsein. Damit die Botschaften der Ziele vom Unterbewusstsein verstanden werden, kommt der sprachlichen Formulierung eine große Bedeutung zu. Bei der Zielbeschreibung sollten keine Verneinungen verwendet werden, weil sie die Vorstellung jenes Sachverhaltes fördern, der vermieden werden soll.

> *Beispiele:*
> Denke jetzt nicht an einen Elefanten – wahrscheinlich denkst du nun erst recht an einen Elefanten.
> Du erklärst einem Kind vor dem ersten Zahnarztbesuch: „Du brauchst vor dem Zahnarzt keine Angst zu haben." – Die Verbindung zwischen Zahnarzt und Angst ist hergestellt.

Auf Ziele bezogen bedeutet das Folgendes:

> *Beispiel:* Herr Schneider hat das Ziel mit dem Rauchen aufzuhören. Er formuliert: „Ich will nicht mehr rauchen." Sein Unterbewusstsein versteht die Verneinungen jedoch nicht und er muss an das Rauchen denken. Als Botschaft bleibt: „Ich will rauchen."

Aufgabenstellungen und Denkanstöße
Welche unterschiedlichen Wirkungen lösen folgende Beschreibungen bei dir aus?
- Lachen können
- Gehen können
- Atmen können
- Spaß haben
- nicht traurig sein
- Immobilität vermeiden
- Atemprobleme verhindern
- Unlust vermeiden

Tipps zur Formulierung von Zielen

Formuliere dein Pflegeziel klar und deutlich

Benutze klare und deutliche Bezeichnungen bei der Beschreibung von Pflegezielen.

Beispiel: Herr Auer trinkt 2 l Flüssigkeit pro Tag. Herr Auer geht selbstständig auf die Toilette. Herr Auer spricht mit seiner Frau über seine Befürchtungen.

Ungenaue Bezeichnungen, wie „Herrn Auer soll es besser gehen“, liefern anderen Pflegenden, die den Plan lesen und danach arbeiten sollen zu wenig Information. Es bleibt unklar, in welche Richtung sie tätig werden sollen.

Beschreibe das genaue Verhalten, das sich Herr Auer erwartet, wenn es ihm besser geht oder dokumentiere die Zeichen, die sein „Bessergehen“ begleiten.

Beispiel: Herr Auer sagt, dass er ausgeschlafen ist. Herr Auer geht alleine 20 Meter ohne Unterbrechung.

Beschreibe so viele Details wie nötig, damit das Ziel auch verständlich ist. Ein Pflegeziel muss von allen Beteiligten verstanden werden.

Formuliere Pflegeziele in der Gegenwart

Formuliere ein Ziel immer so, als hättest du es bereits erreicht. Dadurch wird die angestrebte Zielsituation wiederholt in Erinnerung gerufen.

Beziehe dich beim Schreiben auf die Ziele des Patienten

Mit dem Pflegeziel wird ein erwartetes Ergebnis infolge einer Pflegehandlung beschrieben, nicht die Pflegehandlung selbst.

Beispiel: Frau Schlunz kann mit Hilfe einer Pflegenden im Badezimmer duschen.

Schreibe nicht: „Eine Pflegende hilft Frau Schlunz im Badezimmer beim Duschen." In dieser Beschreibung ist statt einem Pflegeziel eine Pflegemaßnahme beschrieben.

Formuliere Ziele positiv

Beschreibe im Ziel was erreicht werden soll und nicht, was nicht erreicht werden soll. Formuliere erstrebenswerte Ziele.

Gib Kriterien für die Zielerreichung an

Die Messbarkeit eines Zieles sorgt wesentlich dafür, dass die Zielerreichung überprüft werden kann.

Beispiele für ungenaue Zielkriterien sind: „Ich will abnehmen" oder „Ich will reich sein". Es geht aus den Formulierungen nicht hervor, wann der Zielzustand erreicht ist und der Erfolg eingetreten ist. Es ist nicht klar, ob nun weiter abgenommen werden soll oder ob das Erreichte bereits genug ist. Eine detaillierte Zielbeschreibung macht deutlich, wann das Ziel erreicht ist. Es ist erreicht, wenn die Realität mit allen Details der Zielbeschreibung übereinstimmt. Durch die Angabe konkreter Details ist das Ziel messbar geworden.

Beispiel: Frau Schuster möchte innerhalb eines Jahres ein Körpergewicht von 65 kg haben und die Ernährungsempfehlungen der Diätassistentin einhalten.

Zur Messbarkeit eines Zieles gehört auch eine Frist, innerhalb derer das Ziel erreicht sein soll. Gib den Zielen einen genauen Zeitrahmen. Wenn du ein Datum für die Erreichung eines Pflegezieles nennst, gehe von der voraussichtlichen Dauer der Betreuung aus und überlege, ob das Ziel in dieser Zeitspanne auch wirklich umsetzbar ist. Sollte das nicht der Fall sein, benenne und formuliere ein in dieser Zeit erreichbares Ziel.

Eine Ausnahme stellen Ziele dar, welche die Erhaltung eines Patientenzustandes beschreiben, wie sie in Langzeitpflegeeinrichtungen häufig zur Anwendung kommen. In diesen Fällen wird kein Zeitpunkt für die Zielerreichung, sondern **Evaluierungsintervalle (EI)** angegeben (übliche Zeiträume reichen von 4 Wochen bis zu 6 Monaten).

Beispiel: Frau Petrovic ist eine 85jährige Patientin in einer stationären Altenpflegeeinrichtung. Für sie wurde folgendes Pflegeziel zur Erhaltung ihrer Selbstpflege festgelegt:
„Frau Petrovic führt die tägliche Morgentoilette im Badezimmer selbstständig durch **(EI = 4 Wochen)**."
Das Pflegeteam hat für dieses Ziel ein **Evaluierungsintervall (EI)** von 4 Wochen geplant.

! Messbare Ziele sind wirksamer!

Der Patient wird mit seinen individuellen Zielvorstellungen und Messkriterien in die Zielfestlegung einbezogen. Damit werden Pflegeziele formuliert, die mit den persönlichen Zielen des Patienten übereinstimmen. Der Patient gibt Auskunft auf die Frage der Pflegenden: „Woran können wir erkennen, dass es Ihnen besser geht?"

Die Antwort auf diese Frage enthält Informationen zum gewünschten Zustand des Patienten, als auch darüber, woran der Erfolg von Pflegemaßnahmen aus der Sicht des Patienten gemessen werden kann. Die allgemeine Form der Frage kann an konkrete Pflegeaufgaben angepasst werden.

Beispiel: GuKS Pucher befragt die Patienten ganz gezielt nach ihren persönlichen Kriterien für den Erfolg von Pflegemaßnahmen.

- Woran können wir erkennen, dass Sie keine Schmerzen mehr haben?
- Woran können wir erkennen, dass die Situation für Sie erträglich ist?
- Woran können wir erkennen, dass Sie problemlos schlucken können?
- Woran können wir erkennen, dass Sie genug Flüssigkeit zu sich nehmen?
- Woran können wir erkennen, dass Sie sich bei der Körperpflege angemessen unterstützt fühlen?
- Woran können wir erkennen, dass es ihnen besser geht?
- Woran können wir erkennen, dass sie zufrieden sind?
- Woran können wir erkennen, dass sie mit ihren Mobilitätseinschränkungen zurecht kommen?
- Woran können wir erkennen, dass sie Angst haben?
- Frage an Angehörige: Woran können wir erkennen, dass sich ihre Mutter wohl fühlt?

Merkmale von Pflegezielen

- Pflegeziele werden für jeden Patienten individuell formuliert.
- Pflegeziele beschreiben den erwünschten Zustand (Erfolg) des Patienten, der durch die geplante Pflege angestrebt wird.
- Pflegeziele werden mit dem Patienten gemeinsam besprochen und festgelegt. Ist dies nicht möglich (z. B. bei bewusstlosen oder dementen Patienten), werden die Pflegeziele „im Sinne“ des Patienten erstellt.
- Pflegeziele werden so formuliert, dass ihre Erreichbarkeit wahrscheinlich ist. Dabei sind die Ressourcen des Patienten, der Angehörigen, des Personals und die organisatorischen Rahmenbedingungen einzubeziehen. Es empfiehlt sich, zwischen längerfristigen (Fernzielen) und kurzfristigen Zielen (Nahzielen) zu unterscheiden.

Fern- und Nahziele

Fernziele geben eine grobe Orientierung und die Richtung an. Unter Fernzielen werden Ziele verstanden, die nach Wochen, Monaten oder Jahren erreicht werden.

Beispiel: Herr Maier hat aufgrund von Darmkrebs eine endständige Colostomie erhalten. Mögliche Fernziele können sein: Herr Maier gibt an, die körperlichen und sozialen Veränderungen aufgrund der Colostomie zu akzeptieren. Er kann seine Lebensaktivitäten in für ihn zufriedenstellender Weise ausüben.

! Fernziele können zur Beschreibung von Entlassungskriterien verwendet werden.

Fernziele werden auch in Langzeitpflegeeinrichtungen verwendet und dienen zur Beschreibung von Zuständen, die kontinuierlich angestrebt bzw. erhalten werden.

Beispiel: Frau Böhm lebt seit zwei Jahren in einem Pflegeheim. Mögliche Fernziele können sein: Frau Böhm kann die Körperpflege dauerhaft selbstständig durchführen. Die Evaluierung des Ziels erfolgt in größeren, regelmäßigen Abständen (z. B. in Abständen von EI 1, 3 oder 6 Monaten).

! Fernziele können dazu verwendet werden, einen bestimmten Gesundheitszustand zu erhalten.

Nahziele haben eine kürzere Reichweite, als Fernziele. Fernziele sind meist allgemein formuliert und werden in konkrete Nahziele unterteilt. Durch das

Erreichen von Teilschritten (Nahziele) wird die Motivation von Patienten und Pflegenden gefördert.

Beispiel: Herr Maier hat aufgrund von Darmkrebs eine endständige Colostomie erhalten. Auf dem Weg zu den oben formulieren Fernzielen können beispielsweise folgende Nahziele festgelegt werden:

- Herr Maier kennt die Maßnahmen der Hautpflege im Bereich des Colostomas.
- Herr Maier findet das für ihn passende Colostomaprodukt.
- Herr Maier kennt die notwendigen hygienischen Maßnahmen zur Stomaversorgung.
- Herr Maier kennt die Zeichen beginnender Probleme bei der Colostomaversorgung und kontaktiert diesbezüglich Fachpflegende.

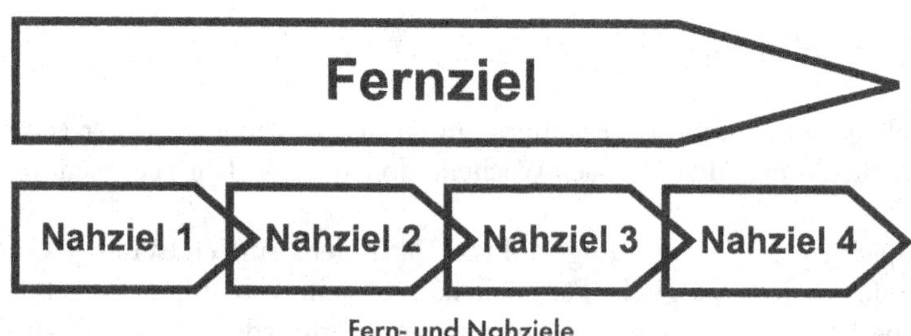

Fern- und Nahziele

In der nachfolgenden Geschichte aus Michael Endes Buch „Momo" erklärt der Straßenkehrer Beppo das Zusammenspiel von Fern- und Nahzielen sehr anschaulich:

„Manchmal hat man eine sehr lange Straße vor sich. Man denkt, die ist so schrecklich lang; das kann man niemals schaffen, denkt man.
Und dann fängt man an sich zu eilen. Und man eilt sich immer mehr. Jedes Mal, wenn man aufblickt, sieht man, dass es gar nicht weniger wird, was noch vor einem liegt. Und man strengt sich noch mehr an, man kriegt es mit der Angst, und zum Schluss ist man ganz aus der Puste und kann nicht mehr. Und die Straße liegt immer noch vor einem. So darf man es nicht machen.
Man darf nie an die ganze Straße auf einmal denken, verstehst du?
Man muß nur an den nächsten Schritt denken, an den nächsten Atemzug, an den nächsten Besenstrich. Und immer wieder nur an den nächsten.
Dann macht es Freude; das ist wichtig, dann macht man seine Sache gut. Und so soll es sein.
Auf einmal merkt man, dass man Schritt für Schritt die ganze Straße gemacht hat. Man hat gar nicht gemerkt wie, und man ist nicht außer Puste.
Das ist wichtig."

Hilfsmittel zur Überprüfung von Zielen

Der Langsamste, der sein Ziel nicht aus den Augen verliert,
geht immer noch geschwinder als der, der ohne Ziel herumirrt.
G.E. Lessing

Pflegeziele enthalten die Anhaltspunkte (Messkriterien) für die Evaluation:
- Spezifisches Verhalten, welches anzeigt, dass der Patient sein Ziel erreicht hat
- Kriterien der Bemessung dieses Verhaltens (wie viel, wie lange, wie weit, wie oft ...)
- Bedingungen, unter denen das erwünschte Verhalten erreicht wird
- Zieldatum/Zeitpunkt, bis wann das Verhalten zu erreichen ist

Ein bewährtes Instrument zur Überprüfung von Zielen ist die RUMBA-Regel[2].

R elevant	Ist dieses Ziel wichtig? Ist mit dem Erreichen des Zieles das Problem gelöst, teilweise gelöst oder gelindert?
U nderstandable	Ist das Ziel für alle Beteiligten verständlich formuliert? Wissen wir, was erreicht werden soll?
M easurable	Ist das Ziel messbar? Woran kann ich erkennen, dass das Ziel erreicht wurde (Kriterien)?
B ehaivoral	Ist in der Zielbeschreibung ein Verhalten beschrieben? An welchen Verhaltensweisen des Patienten kann ich erkennen, dass das Ziel erreicht wurde?
A ttainable	Ist das Ziel erreichbar? Ermöglichen die vorhandenen Ressourcen und Bedingungen eine realistische Zielerreichung?

Bestandteile eines Pflegezieles:
- Nennung des Patientennamens (z. B. Frau Gruber, Herr Schrenk)
- Konkrete Nennung der angestrebten Verhaltensweise (z. B. schläft, geht, spricht)
- Nennung der Bedingungen und Hilfsmittel, mit denen das Ziel erreicht werden kann (z. B. in Begleitung einer Pflegenden, mit Hilfe des Gehstocks)
- Nennung des Messkriteriums (z. B. schmerzfrei, intakte Haut, 20 Meter, 15 Minuten, täglich)
- Nennung eines Zeitkriteriums (z. B. bis zum 15. 10., innerhalb von 3 Monaten; bei Erhaltungszielen Angabe des Evaluierungsintervalls (EI))

---

2 relevant = relevant, understandable = verständlich, measurable = messbar, behavior = Verhalten, attainable = erreichbar

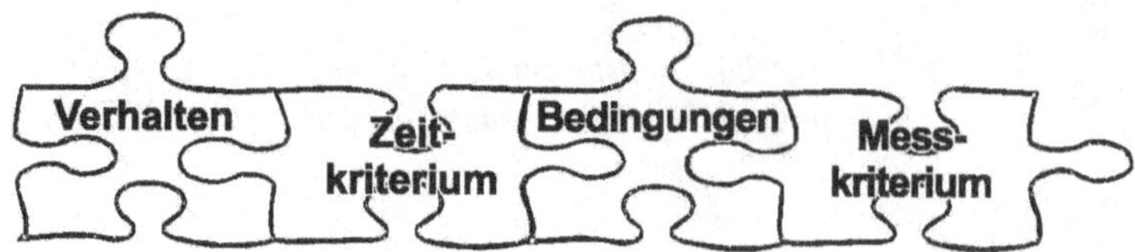

Bestandteile der Zielformulierung

Beispiele zur Zielformulierung

Herr Wagner …

spricht	bis Ende der Woche	mit seiner Ehefrau	über seine Ängste.
geht	bis zum 15.10.2005	ohne Krücken im Beisein einer Pflegenden	10 m am Gang.
nimmt	innerhalb von 3 Monaten	aufgrund der Ernährungsumstellung	5 kg ab.
nennt	nach dem Beratungsgespräch	über gesunde Lebensführung	5 Möglichkeiten sich sportlich zu betätigen.
führt	jeden Tag in der Früh	ein Lauftraining	mit Dauer von 20 Minuten durch .
misst	vor der Entlassung	seinen Blutzuckerwert mittels Messgerät	selbstständig.

Die Tabelle zeigt die einzelnen Bestandteile der angegebenen Ziele in einer übersichtlichen Form, um die Struktur deutlich zu machen.

Klassifikation von Pflegezielen und -ergebnissen (NOC)

Es gibt Bestrebungen Pflegeziele und -ergebnisse, ähnlich den Klassifikationen von Pflegediagnosen, in einer einheitlichen Systematik darzustellen.

An der Universität von Iowa wird seit 1991 eine Klassifikation der Pflegeergebnissen entwickelt. Die erste Publikation der **Nursing Outcomes Classification (NOC)** erfolgte 1997. NOC ist ein Werkzeug zur Bewertung eines Patientenzustandes und bietet die Möglichkeit zur Evaluation der erreichten Pflegeergebnisse.

In der Nursing Outcomes Classification gibt es zur Zeit 260 verschiedene Kategorien (Gruppen von Pflegeergebnissen, z. B. Schlaf), die zu Klassen und

Bereichen zusammengefasst sind. Jede Kategorie beinhaltet eine Definition und eine Liste von Indikatoren (Messkriterien), die zur Überprüfung des Patientenzustandes in Bezug auf das Pflegeergebnis verwendet werden.

NOC besteht zur Zeit aus 6 Bereichen, 24 Klassen und 260 Kategorien.

Weitere englischsprachige Informationen finden sich unter:

http://www.nursing.uiowa.edu/centers/cncce/noc

MOORHEAD Sue, MAAS Meridean, JOHNSON Marion (Hg; 2003): Nursing Outcome Classification; Mosby, St. Louis, 3rd edition

Benennen und Planen von Pflegemaßnahmen

! Jede direkt am Patienten durchgeführte Pflegehandlung wird als Pflegemaßnahme oder Pflegeintervention bezeichnet.

Eine Pflegemaßnahme wird geplant und ausgeführt, um einem Patienten auf vorhersagbare Art und Weise einen Nutzen zu bringen. Die geplante Pflegemaßnahme steht in Beziehung zur Pflegediagnose und zu den geplanten Pflegezielen.

Maßnahmen werden in Zusammenarbeit und im Einverständnis mit dem Patienten erarbeitet. Dieses Vorgehen kann die Kooperationsbereitschaft des Patienten bei der Umsetzung der Pflegemaßnahmen fördern. Vor der Festlegung einer Pflegemaßnahme muss klar sein, welcher konkrete Nutzen für den Patienten erwartet wird.

Pflegemaßnahmen werden schriftlich festgelegt, um eine kontinuierliche Durchführung zu gewährleisten. Im Laufe der pflegerischen Betreuung können festgelegte Maßnahmen verändert oder zeitweise ausgesetzt werden, um den aktuellen Bedürfnissen des Patienten zu entsprechen. Diese Veränderungen werden in der Pflegedokumentation beschrieben und begründet (vgl. Kapitel 6: Durchführung, Abschnitt „Durchführung der Maßnahmen").

Beispiel: Herr Bauer wohnt seit 3 Jahren in einem Pflegeheim. Bisher wurde aufgrund seiner beeinträchtigten körperlichen Mobilität die Körperpflege im Bett durchgeführt. Dieser Umstand wurde in der Pflegeplanung entsprechend berücksichtigt. Gegenüber GuKP Koller äußert er den Wunsch, dass er in Zukunft die Körperpflege am Waschtisch durchführen möchte. Nach einem erfolgsversprechenden Versuch adaptiert GuKP Koller die Pflegeplanung. Er begründet die, durch ihn vorgenommene Veränderung mit dem ausdrücklichen Wunsch von Herrn Bauer, sich am Wachbecken waschen zu wollen und mit dem erfolgreich durchgeführten Versuch.

Bei der Festlegung der Pflegemaßnahmen werden die Ressourcen des Patienten und die Möglichkeiten der Gesundheitseinrichtung berücksichtigt.

Arten von Pflegemaßnahmen

Bedürfnisorientierte Einteilung von Pflegemaßnahmen

Pflegemaßnahmen können nach physiologischen, psychologischen und sozioökonomischen Maßnahmen eingeteilt werden.

Bei den physiologischen Maßnahmen steht die Erfüllung der Grundbedürfnisse des Patienten im Vordergrund (Luft, Wasser, Nahrung, Ausscheidung, Aktivität und Ruhe).

Bei den psychologischen Maßnahmen steht das emotionelle Wohlbefinden im Vordergrund (mit den Bereichen Spiritualität, Allein sein und soziale Interaktion, Integrität der Person, Umgebungsgestaltung mit persönlichen Dingen etc.)

Bei den sozioökonomischen Maßnahmen geht es allgemein um die Förderung der Lebensqualität des Patienten unter Einbeziehung aller zur Verfügung stehenden Ressourcen im Bereich des Caremanagements (Versorgungsmanagements), beispielsweise von Möglichkeiten der extramuralen Unterstützungen – Hauskrankenpflege, Essen auf Räder, Besuchsdienste, sonstige Sozialleistungen.

Berufsbedingte Einteilung von Pflegemaßnahmen

„Unabhängige Pflegemaßnahmen" oder auch „Eigenverantwortlicher Bereich"

Im eigenverantwortlichen Bereich handeln Pflegende prinzipiell fachlich weisungsfrei unter Berücksichtungen von allfälligen organisatorischen Anordnungen (z. B. Pflegestandards). Pflegemaßnahmen des eigenverantwortlichen Bereiches werden zur Gänze von Fachpflegenden geplant und von diesen auch ausgeführt. Sie übernehmen dafür die Verantwortung. Geplante Maßnahmen können auch an Pflegehilfsberufe (Pflegehelfer, Pflegeassistenten) und Gesundheits- und Krankenpflegeschüler delegiert werden[3]. Die Verantwortung für die Anordnung und Durchführung verbleibt bei den examinierten/diplomierten Pflegenden.

Eine geplante und dokumentierte Pflegemaßnahme entspricht einer Pflegeanordnung. Sie ist wie in der Planung beschrieben durchzuführen. Wird eine geplante Pflegemaßnahme nicht durchgeführt, ist dies mit einer Begründung im Pflegebericht oder an einer anderen, definierten Stelle in der Pflegedokumentation zu dokumentieren.

---

3 vgl. Kapitel 6: Durchführung, Abschnitt „Delegieren von Pflegeaufgaben"

„Abhängige Pflegemaßnahmen" oder auch „Mitverantwortlicher Bereich"

Bei dieser Art von Pflegemaßnahmen führen Pflegende Maßnahmen aus, die von Ärzten geplant und angeordnet werden. Das können – je nach Rechtslage – beispielsweise das Setzen eines Blasenverweilkatheters, die Verabreichung von Medikamenten oder die Durchführung einer Injektion sein. Die Verantwortung für die Anordnung liegt beim Arzt (Anordnungsverantwortung), für die Durchführung tragen die Pflegenden die Verantwortung (Durchführungsverantwortung). In der Regel sind diese Maßnahmen durch die anordnende Person zu dokumentieren. Wie und in welchem Ausmaß abhängige Pflegemaßnahmen in der Pflegeplanung dokumentiert werden, muss in der betreffenden Einrichtung diskutiert werden. In der Praxis wird diese Frage unterschiedlich gelöst und ist auch abhängig von den vorhandenen Dokumentationssystemen (handschriftlich oder über EDV).

„Kollaborative Maßnahmen" oder auch „Interdisziplinärer Bereich"

Unter kollaborativen Maßnahmen sind Maßnahmen zu verstehen, die von einem multiprofessionellen Team festgelegt werden und bereichsübergreifend von mehreren Berufsgruppen durchgeführt werden.

> *Ein Beispiel aus der Gerontopsychiatrie:* Ein Patient geht in Begleitung einer Pflegenden und einer Sozialarbeiterin in seine Wohnung. Gemeinsam werden Probleme, wie der Einkauf von Lebensmitteln, Müllentsorgung oder Mietrückstände besprochen und Maßnahmen zur Problemlösung geplant. Gemeinsam beschlossene Maßnahmen werden in der Pflegeplanung dokumentiert, wenn sie von den Pflegenden eigenständig durchgeführt werden. In manchen Einrichtungen wird darüber hinaus gemeinsam mit den Patienten ein berufsgruppenübergreifender Therapieplan erstellt[4].

! Welche Tätigkeiten von Pflegenden in den verschiedenen Bereichen ausgeübt werden, wird durch die Gesetzgebung der jeweiligen Länder festgelegt.

---

4 vgl. im Kapitel 1, Abschnitt „Die Selbstbeschreibung der Pflege", insbesondere Abb. Das multiprofessionelle Team

Richtlinien zur Planung von Pflegemaßnahmen

Orientiere dich an den Pflegezielen

Die Pflegemaßnahmen zielen darauf ab, dass die vereinbarten Pflegeziele erreicht werden.

Orientiere dich an den ätiologischen Faktoren in der Diagnose

Die Wahl der Pflegemaßnahmen orientiert sich an der Ätiologie der Pflegediagnose. So kann das Pflegeproblem gezielt bearbeitet werden. Die Pflegemaßnahmen sollen nicht nur die Symptome beeinflussen, sondern müssen gezielt auf die Ätiologie/Ursache wirken.

Orientiere dich an den neuesten wissenschaftlichen Erkenntnissen

Die Pflegemaßnahmen werden regelmäßig reflektiert und überprüft bzw. im Sinne des Evidence Based Nursing (EBN)[5] auf den neuesten Stand gebracht.

Orientiere dich an der individuellen Situation des Patienten

Je mehr Wissen über den Patienten vorhanden ist, desto leichter ist das Festlegen von passenden Maßnahmen. Hierbei sind Faktoren, wie der Gesundheitszustand, Alter, Entwicklungs- und Bildungsstand, Umgebung und persönliche Wertvorstellungen des Patienten, zu berücksichtigen.

Wahre die Sicherheit des Patienten

Pflegemaßnahmen müssen so durchgeführt werden, dass die Sicherheit des Patienten gegeben ist. Beispielsweise benötigen manche Patienten zwei Pflegende zur Sicherung und Unterstützung beim Gehen.

Beachte die Rechte der Patienten

Die Rechte des Patienten müssen bei der Durchführung von Pflegemaßnahmen gewahrt bleiben.

Aufgabenstellungen und Denkanstöße

Recherchiere die gesetzlich garantierten Patientenrechte in deinem Land. Welche Auswirkungen haben diese für deine praktische Arbeit?

---

5 Evidence Based Nursing (dt. evidenzbasierte Pflege) meint Pflegehandeln, dass auf (pflege-) wissenschaftlichen Erkenntnissen beruht. Mit Hilfe von EBN sollen dem Patienten die derzeit wirkungsvollsten, wissenschaftlich abgesicherten Pflegemaßnahmen empfohlen werden.

Berücksichtige die Vorschriften der Gesundheitseinrichtung

Pflegemaßnahmen werden so geplant, dass sie innerhalb der bestehenden Vorschriften der Gesundheitseinrichtung durchführbar sind.

Beispiel: Auf der Station Orthopädie II besteht die Regel, dass die Patienten nach einer bestimmten Operation zwei Tage post-operativ Bettruhe einhalten. Die Pflegenden der Station planen keine Pflegemaßnahmen, die dieser Regel widersprechen.

Integration der Pflegemaßnahmen in andere gesundheitspflegerische Aktivitäten

Die Pflegenden sind verantwortlich, dass die Pflegemaßnahmen mit anderen Aktivitäten im Pflegeplan abgestimmt werden (z. B. Mobilisation, Ruhephasen, Unterstützung beim Kontinenztraining). Erstelle möglichst einen ausgeglichenen, auf diagnostische und therapeutische Maßnahmen abgestimmten Tagesplan. Der gesamte Pflegeplan gibt dabei einen Überblick und zeigt verfügbare Freiräume (Zeitfenster) auf.

Nutze alle Möglichkeiten innerhalb der Rahmenbedingungen

Alle verfügbaren Angebote in der Gesundheitseinrichtung können potenziell für Pflegemaßnahmen in Betracht kommen. Dies gilt auch für alle Ressourcen im Umfeld des Patienten.

Beispiel: GuKS Köck prüft bei geplanter Rehabilitation, inwieweit Freunde/Angehörige/Bekannte/Selbsthilfegruppen in die Beziehungspflege und in die Betreuung einbezogen werden können.

Tipps zum Formulieren von Pflegemaßnahmen

Aus der Beschreibung von Pflegemaßnahmen müssen folgende Informationen hervorgehen:

- *Inhalt:* Was ist zu tun (welche Pflegeaktivität)?
- *Zeitpunkt:* Wann wird die Pflegeaktivität durchgeführt?
- *Häufigkeit/Intervall:* Wie oft wird die Pflegeaktivität durchgeführt?
- *Umfeld:* Unter welchen Bedingungen findet die Pflegeaktivität statt?

Zusätzlich können angegeben werden:

- Wer führt die Pflegeaktivität durch?
- Welche zusätzlichen Faktoren sind bei der Pflegeaktivität zu berücksichtigen?

Beispiele von Pflegemaßnahmen

Pflegediagnosen	Ziel	Maßnahmen
P: Angst Ä: auswegslose Situation, kann den Zustand nicht beeinflussen, fühlt sich alleine S: Unruhe, schwitzen, lehnt das Essen ab, zittern, angstvoller Ausdruck im Gesicht	Herr N. fühlt sich sicher, wirkt ruhig und entspannt (erkennbar an Gestik und Mimik) und spricht dies aus. EI[6] = 3 Tage	Körperkontakt durch Pflegende bei und zwischen den Pflegehandlungen (vermehrte Zuwendung Streicheln, Hand halten, Stirn abwischen, Lippen befeuchten, ruhig reden) Teelampe mit ätherischen Ölen, täglich am Nachmittag (15 Uhr) auf den Nachttisch stellen. Darauf achten, dass im Zimmer das Nachtlicht brennt. Tagsüber alle 2 Stunden zu Herrn N. ins Zimmer gehen (Beginn 8 h) Tür angelehnt lassen Besuch von Angehörigen organisieren

6 EI … Evaluierungsintervall

Pflegediagnosen	Ziel	Maßnahmen
P: Mangelernährung Ä: lehnt Essen ab, möchte nicht dick werden. S: Frau B. hat 40 kg bei 1,60 m Körpergröße R: Isst gerne Obst	Frau B. nimmt täglich mindestens 1000 kcal. zu sich und hält ihr Körpergewicht. EI = 7 Tage (montags)	Kontakt zu Diätassistentin am 5.12. aufnehmen Broschüren bereitstellen und Frau B. übergeben Alle 2 Tage mit Frau B. Gespräch über den Informationsstand bezüglich Ernährung führen (Inhalt: Empfehlungen laut Dokumentation der Diätassistentin) Am Vormittag und Nachmittag wird Frau B. Obst angeboten (Apfel, Banane) Bei den Mahlzeiten kann Frau B. auch die Beilagen auswählen. Frau B. kann die Größe der Essensportionen mitbestimmen. Täglicher Eintrag durch die Pflegenden in die Einfuhrbilanz über die zu sich genommene Energiemenge. Jeden Montag nach dem Frühstück Gewichtskontrolle.
P: Kommunikation, verbal beeinträchtigt Ä: Frau X. dämmert vor sich hin, schwache Stimme, mit sich beschäftigt S: Augen geschlossen, nimmt aus Eigeninitiative keinen Kontakt auf, ist ablehnend	Frau X. kann sich verständlich machen. Frau X. nimmt bei der Kommunikation Blickkontakt auf. Mitteilungen von Frau X. werden wahrgenommen EI = 3 Tage	Frau X. langsam und ruhig ansprechen, aktive Kontaktaufnahme durch die Pflegenden (tagsüber alle 2 Stunden, Beginn 8 h) Herausfinden der Bedürfnisse von Frau X. Vermehrt auf non-verbale Äußerungen achten
P: Gehen, beeinträchtigt Ä: Schwäche der unteren Extremität S: ist nach wenigen Schritten zittrig und verlangt nach Unterstützung	Herr T. schafft es, bis zum 23.12. alleine 30 m am Gang ohne Unterbrechung zu gehen.	Herr T. macht täglich am Vormittag und am Nachmittag mit Unterstützung einer Pflegenden eine Gehübung zum Tagraum und retour.

Pflegediagnosen	Ziel	Maßnahmen
P: Verletzung, hohes Risiko RF: Schwäche in den Beinen, häufige Synkopen, schon mehrmals gestürzt und sich leicht verletzt, Doppelbilder, wenn beide Augen geöffnet sind verspricht nach Hilfe zu rufen, steht aber manchmal allein auf	Frau B. kennt ihre Risikofaktoren und versteht die Vorsichtsmaßnahmen. Frau B. teilt ihre Pflegebedürfnisse durch Betätigen des Patientenrufes rechtzeitig mit. Frau B. drückt aus, sich in ihrer Umgebung sicher zu fühlen.	Fr. B. bei sich bietenden Gelegenheiten über die Risikofaktoren informieren. 3 × täglich nach den Hauptmahlzeiten den WC-Gang mit Hilfestellung durch eine Pflegende anbieten. Blutdruckkontrollen lt. Überwachungsblatt Lob bei Einhalten der Therapieempfehlungen. Abwechselnd auf dem linken und rechten Augen eine Augenklappe verwenden (Seitenwechsel mit der Patientin vereinbaren). Fr. B. bei Verrichtungen außerhalb des Bettes im ungesicherten Zustand nicht alleine lassen.

Standards für Pflegemaßnahmen

Unter dem Begriff „Standard“ wird eine Norm oder eine allgemeine Vorgabe verstanden.

Von Stösser definierte 1994 Pflegestandards als *„allgemein gültige und akzeptierte Normen, die den Aufgabenbereich und die Qualität der Pflege definieren. Pflegestandards legen themen- oder tätigkeitsbezogen fest, was die Pflegepersonen in einer konkreten Situation generell leisten wollen/sollen und wie diese Leistung auszusehen hat.“*

Ein Pflegestandard ist eine Richtlinie, welche empfohlene Pflege beschreibt, die in bestimmten Situationen bei genau definierten Patientengruppen, Situationen oder bei bestimmten Pflegediagnosen im Regelfall zur Anwendung kommt. Ein Pflegestandard wird regelmäßig überprüft und an die aktuellsten Erkenntnisse angepasst.

Umgang mit Standards in der Pflege

Der Pflegeprozess ermöglicht die gezielte Anwendung von Standards und rationellen Arbeitsroutinen. Standardverfahren sparen Zeit und ermöglichen dadurch eine bessere Bewältigung von Zeitdruck und Ressourcenknappheit. Die Gesamtanzahl der verwendeten Standards soll übersichtlich bleiben, damit eine regelmäßige Wartung gewährleistet ist.

Der Vorteil eines Routineverfahrens ist ein klar strukturierter Arbeitsablauf, der alle wichtigen Elemente enthält. Dies gibt Sicherheit in der Arbeit und entlastet die Pflegenden bei der Formulierung und Planung. Ein sorgfältig und kompetent erstellter Standard verbindet zudem auf einfache Weise das theoretisch-wissenschaftliche bzw. Erfahrungswissen mit der Pflegepraxis. Gut eingeführte Standards sind bei Routinefällen ein wichtiges Instrument der Qualitätssicherung. Zeit und Ressourcen können gespart werden, die für Patienten außerhalb der Routine aufgewendet werden können.

Der Nachteil von Routineverfahren liegt in der einfachen und bequemen Anwendbarkeit. Die Versuchung, Standards anzuwenden, ohne ihre Angemessenheit für jeden einzelnen Patienten zu bewerten, ist vorhanden. Die individuelle Einschätzung der Patientensituation und die individuelle Abstimmung des Pflegeplanes sind zu wahren.

Ein weiterer Punkt, der bei gut eingeführten Standards beachtet werden soll, ist die Tatsache, dass Standardhandlungen, wie jede andere Pflegehandlung auch, in Abstimmung mit dem Patienten durchgeführt werden müssen.

Klassifikation von Pflegemaßnahmen (NIC)

Es gibt Bestrebungen Pflegemaßnahmen, ähnlich den Klassifikationen von Pflegediagnosen, in einer einheitlichen Systematik darzustellen.

An der Universität von Iowa wurde eine Klassifikation der Pflegemaßnahmen entwickelt. Die erste Publikation der **Nursing Interventions Classification (NIC)** erfolgte 1992. Die Nursing Interventions Classification ist eine Katalogisierung von Pflegeinterventionen (Pflegemaßnahmen) die Pflegende in der Praxis einsetzen. Die NIC enthält derzeit 486 verschiedene Pflegeinterventionen aus den verschiedenen Lebensbereichen, sowohl für die Therapie, als auch für die Gesundheitsförderung und die Krankheitsvorbeugung. Die NIC bezieht sich auf Interventionen bei Einzelpersonen, bei Familien und Gemeinschaften.

Weitere englischsprachige Informationen finden sich unter:

http://www.nursing.uiowa.edu/centers/cncce/nic

BULECHEK Gloria, McCLOSKEY Joanne (Hg.; 2003): Nursing Intervention Classification; Mosby, St. Louis; 4th edition

Standardpflegepläne

Standardpflegepläne sind pflegerische Verordnungen für typische, bei bestimmten Gesundheitszuständen auftretende Pflegephänomene. Sie beinhalten Pflegediagnosen, Pflegeziele, Pflegemaßnahmen, die für eine Mehrzahl einer Patientengruppe in einer Organisationseinheit gedacht sind, beispielsweise bei verwirrten, bettlägerigen Patienten, Patienten nach Hüftoperationen oder älteren Menschen mit Dehydratation.

Ziele der Anwendung von Standardpflegeplänen sind die Reduktion des Administrationsaufwands und die gleichzeitige Pflegequalitätssicherung. Die Erfahrungen der Autoren mit Standardpflegeplänen zeigen, dass mit einer relativ geringen Anzahl von Standardpflegeplänen ein sehr hoher Anteil an Patientensituationen in einer Organisationseinheit erfasst werden kann. Auch aus Gründen der sorgfältigen Wartung empfiehlt es sich, nicht mehr als ca. 6–8 Standardpflegepläne zu verwenden. Mit dieser Anzahl können, je nach Organisationseinheit, bis zu 80% der Patientensituationen beschrieben werden. Die Standardpflegepläne bedürfen einer entsprechenden Wartung. In festgelegten Zeitintervallen werden sie von delegierten Pflegepersonen auf Aktualität unter Berücksichtigung pflegewissenschaftlicher Aspekte überprüft und modifiziert.

In der praktischen Anwendung ist darauf zu achten, in welchen Bereichen zwischen der individuellen Patientensituation und dem Standardpflegeplan Übereinstimmungen vorhanden sind und in welchen Bereichen Ergänzungen und Modifikationen des Standardpflegeplans für den konkreten Patienten vorgenommen werden müssen.

Die Erarbeitung eines Standardpflegeplans

Vor der Erarbeitung eines Standardpflegeplans werden folgende Aspekte berücksichtigt:

- Für welche Gruppe von Patienten soll der Plan entstehen?
- Bei welchen Patientengruppen sind die Pflegenden mit vergleichbaren Verhaltensmustern konfrontiert?

Sobald es Antworten auf diese Fragen gibt, einigt sich das Pflegeteam auf eine konkrete Patientensituation, für die ein Standardpflegeplan erarbeitet wird.

Als nächster Schritt empfiehlt sich zur Sammlung relevanter Patientensymptome die Durchführung eines Brainstormings. Die genannten Symptome werden auf einem Plakat oder einer Flipchart von einer moderierenden Pflegenden schriftlich festgehalten.

Beispiel: Mögliche Verhaltensmuster von Patienten im Rahmen eines deliranten Zustandsbildes

Folgende Symptome können dabei im Vordergrund stehen:

- Appetitlosigkeit
- Körperzittern
- Schwitzen

- Tremor der Hände
- Schlaflosigkeit
- Geht ruhelos umher
- Trinkt nichts
- Bettelt Mitpatienten um Zigaretten an
- Möchte nach Hause gehen
- Kann sich nicht selbst pflegen
- Zeigt eine Geh- und Standunsicherheit
- Fühlt sich körperlich schwach
- Reduzierter Ernährungszustand (55 kg/180 cm) etc.

Im nächsten Schritt werden die Hauptmerkmale identifiziert. Dabei werden von der Arbeitsgruppe jene Symptome durch Unterstreichen markiert, die bei nahezu allen Patienten der Gruppe vorkommen. Für diese Aufgabe können auch Auswertungen aus einem EDV-Pflegedokumentationssystem herangezogen werden. Kann bei einzelnen Symptomen keine Einstimmigkeit über die Bewertung der Häufigkeit erzielt werden, wird das entsprechende Symptom nur mit einer Wellenlinie unterstrichen.

Aus den eindeutig identifizierten (unterstrichenen) Symptomen werden passende Pflegediagnosentitel beschrieben, die aus Ätiologien, Risikofaktoren und Symptomen bestehen[7]. Als Ergebnis werden häufig 3–7 Pflegediagnosen in den Standardpflegeplan aufgenommen.

Beispiel:
Mögliche Pflegediagnosen zur oben angeführten Symptomsammlung:
P: Flüssigkeitsdefizit, hohes Risiko
RF: Schwitzen, trinkt nichts, Körperzittern, Tremor der Hände, Appetitlosigkeit

P: Sturz, hohes Risiko
RF: ruheloses Umherwandern, Körperzittern, Geh- und Standunsicherheit, Schwäche aufgrund von Unterernährung (55 kg bei 180 cm Körpergröße)

Zu den festgelegten Pflegediagnosen werden passende Pflegeziele und Pflegemaßnahmen[8] im Pflegeteam erarbeitet und dokumentiert.

Der erarbeitete Standardpflegeplan wird für einen bestimmten Zeitraum (z. B. 2 Monate) in der Praxis verwendet. Die notwendigen Veränderungen des Standardpflegeplans werden gesammelt und sind Grundlage für die Evaluation nach Ablauf der Testphase. Es wird ersichtlich, welche Modifikationen häufig

7 vgl. Kapitel 4: Pflegediagnostik, Abschnitt „Der pflegediagnostische Prozess"
8 vgl. Kaptiel 5: Pflegeplanung, Abschnitte „Benennen und Planen von Pflegezielen", „Benennen und Planen von Pflegemaßnahmen"

notwendig waren. Mit diesen Informationen kann der Standardpflegeplan systematisch verbessert werden.

Beispiel für einen Standardpflegeplan

Klebeetikette		Standardpflegeplanung – für einen bettlägerigen Patienten mit Anzeichen von „Verwirrtheit"			
Erstellt von: Datum: Evaluierung:		Ressourcen: Datum: SPD Essen/Trinken - Klass. Jones:.......... SPD Waschen/Sauberhalten - Klass. Jones:.......... SPD Kleiden/Pflegen - Klass. Jones:.......... SPD Ausscheiden - Klass. Jones:..........			
Datum HZ	**Pflegediagnosen**	**Ziel**	**Maßnahmen**	**Evaluierung**	**Datum HZ**
	P: SPD Waschen und Sauberhalten Ä: versteht den Sinn der Handlung nicht, bettlägerig, ... S: Klass. nach Jones:...Kann sich selbst nicht waschen und pflegen, ... R:	• Herr/Frau .... zeigt ein gepflegtes äußeres Erscheinungsbild • Herr/Frau .... erhält seine/ihre Ressourcen EI = 7 Tage	• Tgl. Ganzwaschung mit 2 Pflegenden lt. Standard ... • Jeden .... Tag baden u. bei Bedarf • Bei Bedarf Wäsche wechseln • Körperpflege als Möglichkeit der Zuwendung nutzen (z.B. mit Herrn/Frau ... ruhig sprechen, Hand halten, plaudern ...)		
	P: SPD Essen und Trinken Ä: versteht den Sinn der Handlung nicht, bettlägerig, ... S: Klass. nach Jones:... Trinkt und isst nicht selbstständig ... R.:	• Herr/Frau ..... erhält seine/ihre Ressourcen • Herr/Frau ... trinkt ... ml pro Tag • Herr/Frau nimmt oral .... kcal pro Tag zu sich. EI = 7 Tage	• Bei allen 5 Mahlzeiten .... ml Flüssigkeit verabreichen • Mahlzeiten vorbereiten und die Verabreichung unterstützen • Nahrungsprotokoll und Einfuhrbilanz erstellen und täglich dokumentieren		
	P: Hautdefekt, hohes Risiko RF: Harn- und Stuhlinkontinenz, kann sich nicht selbstständig umdrehen.	• Herr/Frau ... weist eine intakte Haut auf.	• Dekubituseinschätzung alle ...... Tage (Norton Skala) • Lagerungsplan .... • Antidekubitusmatratze .... • Nach Inkontinenz Hautpflege durchführen • Inkontinenzprodukte:		
	P: Einsamkeit, hohes Risiko RF: kann von sich aus keinen Kontakt aufnehmen, verbale Kommunikation ist beeinträchtigt, ist im Zimmer zurückgezogen, Orientierung beeinträchtigt ...	• Herr/Frau .... hat verbalen Kontakt zu Pflegenden und evtl. Angehörigen. • Herr/Frau ... zeigt einen entspannten und ruhigen Gesichtsausdruck	• Bei den Pflegehandlungen mit Herrn/Frau .... sprechen, streicheln ggf. Hand halten • evtl. Stofftier anbieten • ggf. Aromatherapie - feuchte Tücher • am NM aktiv zugehen, ggf. Musik .... anbieten • langsam und deutlich sprechen • Zimmertür aufmachen, Herr/Frau ... soll dabei aus dem Zimmer sehen und die Geräusche hören können.		

Lerntipps und Übungsvorschläge

Erstelle ein Pflegeziel samt möglicher Pflegemaßnahmen zur folgenden Pflegediagnose:

P: Flüssigkeitsdefizit, hohes Risiko

RF: vergisst zu Trinken; empfindet kein Durstgefühl, sommerliche Temperaturen um 30°C

Ressourcen: trinkt nach Aufforderung selbstständig

Ziele:

Maßnahmen:

Überlege dir eine Pflegesituation bei einem konkreten Patienten aus deiner Praxis. Benenne eine für diesen Patienten zutreffende Pflegediagnose und erstelle das Pflegeziel mit passenden Pflegemaßnahmen. Gib deine schriftliche Pflegeplanung einer anderen Pflegenden, um ihre Rückmeldung auf Verständlichkeit und Nachvollziehbarkeit einzuholen.

Kapitel 6
Durchführung

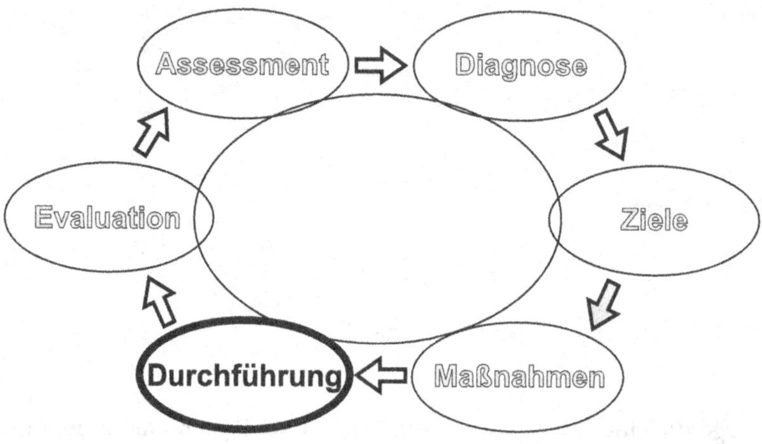

Habe den Mut, deinem Gewissen zu folgen!
Habe den Mut, dich deines eigenen Verstandes zu bedienen!
Immanuel Kant

Lernziele

Nach der Bearbeitung dieses Kapitels bist du fähig:
- die Bedeutung der Pflegedurchführung für die professionelle Pflege zu erläutern.
- zu beschreiben, welche Kriterien bei der Durchführung der Pflege zu beachten sind.
- bei auszuführenden Pflegehandlungen die Wichtigkeit der Beurteilung und Neubeurteilung zu erklären.
- zu erklären, nach welchen Kriterien Prioritäten in der Durchführung der geplanten Maßnahmen gesetzt werden.
- den Zusammenhang zwischen Durchführung der Pflege und Pflegeplanung zu beschreiben.
- die Rolle des Patienten und der Pflegenden bei der Durchführung zu beschreiben.
- einzuschätzen, an wen welche Pflegetätigkeiten in der Durchführung delegiert werden können.
- die Verantwortungsbereiche der professionellen Pflege zu differenzieren.
- Einzuschätzen, wie und was dokumentiert werden muss.
- die Möglichkeiten der Durchführungsbestätigung zu nennen.

Inhaltsübersicht

Planung des Arbeitsablaufes
Durchführung der Pflegemaßnahmen
Delegieren von Maßnahmen
Der Pflegebericht

Kernaussage des Kapitels

Im fünften Element des Pflegeprozesses wird der Pflegeplan in die Realität umgesetzt. Die geplanten Pflegemaßnahmen werden durchgeführt und die Reaktionen des Patienten darauf beobachtet und dokumentiert. Die Beobachtungen sind neben den Aussagen des Patienten Grundlagen für die Entscheidung über das Weiterführen, Modifizieren oder Stoppen von geplanten Pflegemaßnahmen (vgl. auch Kapitel „Evaluation“).

Basierend auf der Fachkompetenz der Pflegenden entsteht in Zusammenarbeit mit dem Patienten ein dynamischer Arbeitsprozess, der sich an den Bedürfnissen des Patienten und an den Veränderungen des Gesundheitszustandes orientiert.

Bei der Durchführung der Pflege werden die geplanten Maßnahmen zur Erreichung der festgelegten Pflegeziele umgesetzt. Die Arbeitsbeziehung zwischen Pflegenden und Patienten stößt dabei gelegentlich an die Grenzen der Intimität, beispielsweise bei der Körperpflege.

Das professionelle Arbeiten mit dem Patienten erfordert Informationen über die jeweilige Entwicklung des Patienten. Der aktuelle Pflegeplan, die Pflegeberichte der letzten Tage und die Dienstübergaben verschaffen einen Überblick über den Gesundheitszustand des Patienten. Diese Einschätzung der aktuellen Patientensituation ist für die Durchführung der Pflegemaßnahmen und für die tägliche Gestaltung der Beziehung zwischen Pflegenden und Patienten von Bedeutung.

Beispiel: GuKS Barrich erfährt bei der Dienstübergabe, dass Frau Schulz in der Nacht längere Zeit wach gelegen ist. GuKS Barrich wird aufgrund dieser Information vor der Durchführung der morgendlichen Mobilisation die Befindlichkeit von Frau Schulz erfragen und die Auswirkungen der nächtlichen Schlafunterbrechung einschätzen. GuKS Barrich wird einerseits die Maßnahmen an die Situation anpassen, sich aber auch auf die emotionale Situation von Frau Schulz einstellen.

Vor der Durchführung jeder Intervention wird kurzfristig und informell evaluiert, inwieweit die beschriebenen Planungsinhalte in die Praxis umgesetzt werden können (siehe Kapitel 7: Evaluation).

Planung des Arbeitsablaufes

Zunächst erfolgt die Einschätzung der Patientensituation:
- Wie ist das derzeitige Befinden des Patienten?
- Ist die geplante Pflege durchführbar?
- Ist der Patient in der Lage sich an der Durchführung zu beteiligen? Wenn ja, in welchem Ausmaß?

Die Einschätzung der täglichen Arbeitsorganisation hat Auswirkungen auf die Durchführung:
- Welche Pflegeschwerpunkte müssen erfüllt werden, um die Pflegeziele zu erreichen?
- Welche aktuellen Patientensituationen erfordern heute verstärkte Überwachung, Kontrolle und Dokumentation (z. B. Sturzgefahr)? Welche Auswirkungen kann es haben, wenn dies nicht erfolgt?
- Welche organisatorischen Aufgaben müssen heute gelöst werden und welchen Einfluss hat dies auf die Patientensituation?
- Wie ist die aktuelle Personalsituation?
- Welche Patientenprobleme kann ich heute realistisch bearbeiten?

Praxistipp – Der pflegediagnosenorientierte Notizzettel

Die Autoren haben die Erfahrung gemacht, dass durch den Einsatz eines strukturierten Notizzettels alle wichtigen Informationen eines Arbeitstages patientenorientiert festgehalten werden können.

Verwende beispielsweise einen Vordruck in dem Patientennamen, Besonderheiten und Pflegediagnosentitel nach Gruppen- oder Zimmereinteilung angeführt sind (z. B. Ausdruck aus dem EDV-System). Dadurch erhältst du einen guten Überblick. Der Vordruck kann bereits von den Nachtdienstkollegen vorbereitet werden. In diesem Formular werden Notizen aus der Dienstübergabe oder im Rahmen der täglichen Arbeit am Patienten eingetragen und dienen als Gedächtnisstütze. Eingetragen werden alle Informationen, die du im Rahmen deiner Arbeit festhalten willst: Termine, Veränderungen des Gesundheitszustandes, Aussagen von Angehörigen, besondere Ereignisse etc.

Anhand des pflegediagnosenorientierten Notizzettels überprüfst du am Ende deines Dienstes, ob alle wesentlichen Informationen in den Patientendokumentationen vermerkt sind.

Beispiel eines Vordrucks

Name/PD	Besonderheiten	Relevantes/Bericht/Notiz
Hr. Müller Franz 56 a P: Freihalten der Atemwege beeinträchtigt P: Körperliche Mobilität beeinträchtigt P: SPD Waschen Sauberhalten	*9h: HNO-Untersuchung*	*ruhig durchgeschlafen, in der Nacht keine Atemprobleme*
Fr. Hauke Maria 45 a P: Gehen beeinträchtigt P: Schmerz P: Schlafgewohnheiten, beeinträchtigt		*von 4–6h früh wachgelegen, Schmerzmedikamente erbrochen, am Abend mit einer Pflegenden vom Tagraum zum Bett gegangen - wirkte dabei sicher*

Vorteile eines pflegediagnosenorientierten Formularvordrucks für das Mitschreiben der täglichen Informationen:

- Strukturierung der Informationen anhand der Pflegediagnosen eines Patienten
- Rasche Abrufbarkeit von Informationen
- Gedächtnisstütze
- Struktur und Systematik für die Informationsweitergabe
- Komprimierte fachliche Informationsweitergabe in Besprechungen
- Zeitlich richtig eingeordnete und organisierte Informationsweitergabe

Durchführung der Maßnahmen

Bei der Durchführung der Maßnahmen sind folgende Kriterien zu berücksichtigen:

- Wie reagiert der Patient bei der Durchführung der geplanten Pflegemaßnahmen?
- Welches Verhalten hat sich im Verlauf der vergangenen Stunden im Bereich der beschriebenen Pflegediagnosen gezeigt?

Die Durchführung orientiert sich an den geplanten Maßnahmen, die dem aktuellsten pflegewissenschaftlichen Stand („State of the Art") entsprechen. Zur Umsetzung dieser Maßnahmen ist nicht nur Wissen notwendig, sondern auch die entsprechenden Fähigkeiten und Fertigkeiten. Dies erfordert regelmäßige Übung und auch praktische Fort- und Weiterbildung.

Delegieren von Pflegeaufgaben

Delegieren bedeutet das Übertragen der Durchführung einer bestimmten Tätigkeit (z. B. Durchführung einer Pflegemaßnahme) an eine Person, die zur Übernahme dieser Aufgabe qualifiziert und berechtigt ist.

Wesentliche Punkte für erfolgreiches Delegieren sind:
- Tätigkeiten können innerhalb des Pflegeteams an entsprechend qualifizierte und berechtigte Personen delegiert werden. Dabei sind die unterschiedlichen Kompetenzen des gehobenen Dienstes für Gesundheits- und Krankenpflege, der Pflegehilfsdienste (z. B. Pflegehelfer, Pflegeassistenten) sowie von Schülern und Praktikanten zu beachten.
- Aufgaben dürfen nur an Personen delegiert werden, die innerhalb der Organisation für die Durchführung zuständig sind. Diese Zuständigkeiten sind im Rahmen von Stellenbeschreibungen erfasst.
- Die delegierte Aufgabe muss sprachlich klar beschrieben werden. Der Auftrag muss Art, Umfang und Ziel der Tätigkeit enthalten.

! **Aufgaben dürfen ausschließlich an Personen delegiert werden, die für die Übernahme der Tätigkeit qualifiziert, berechtigt und zuständig sind.**

Beim Delegieren von Tätigkeiten sind folgende Fragestellungen zu berücksichtigen:
- Was darf an wen delegiert werden?
- Ist die Person/sind die Personen in der Lage, den Arbeitsauftrag mit der gebotenen Sorgfalt zu erfüllen?
- Was sind die möglichen Folgen einer unreflektierten Anordnung bzw. einer nicht autorisierten Übernahme von Tätigkeiten?

Bedenke, dass Patienten oder Angehörige keine ausgebildeten Pflegenden sind.

Aufgabenstellungen und Denkanstöße
Berücksichtige bei der Beantwortung der folgenden Fragen die für dich gültige Rechtslage.
Wer darf mit der Modifikation eines bestehenden Pflegeplans beauftragt werden?
Welche Aufgaben können an Patienten und Angehörige delegiert werden? Was ist dabei zu beachten?
Denke an deine bisherige Berufspraxis:
Was war problemlos zu delegieren? Was hat dir beim Delegieren Probleme bereitet? Welche Aufgaben wurden an dich delegiert? In welcher Form?

Schwierigkeiten bei der Durchführung geplanter Maßnahmen

Die Pflegeplanung ermöglicht ein gezieltes Vorgehen. Alle Beteiligten können sich auf die getroffenen Vereinbarungen einstellen. In manchen Situationen erlaubt die aktuelle Patientensituation jedoch keine Vorgehensweise nach Plan. In Ausnahmefällen kann es daher notwendig sein, einzelne Planungsinhalte zeitweise auszusetzen oder anzupassen. Dies ist im Pflegebericht zu beschreiben und zu begründen.

Gründe für Schwierigkeiten bei der Durchführung geplanter Maßnahmen können sein:

- Der Patient erlebt Schwankungen seiner Tagesverfassung (körperlich und psychisch).
- Der Patient fühlt sich mit den Pflegezielen oder den geplanten Maßnahmen überfordert.
- Der Patient sträubt sich gegen die Durchführung der Pflegemaßnahmen.
- Der Patient fühlt sich zu wenig unterstützt.
- Der Patient sieht sich als passiver Empfänger von Pflege und Betreuung.
- Der Patient rechnet nicht mehr mit einer Änderung seiner Situation.
- Der Patient kann sich nicht zur aktiven Mitarbeit motivieren.
- Die persönlichen Ziele des Patienten stimmen nicht mit den möglichen Behandlungszielen überein.
- Der Patient hat den Sinn der Pflegemaßnahmen nicht verstanden.
- Die Pflegeplanung stimmt mit dem kulturellen Hintergrund des Patienten nicht überein.

Es ist notwendig, die Ursachen der Schwierigkeiten in der Durchführung zu analysieren, im Betreuungsteam zu besprechen und gegebenenfalls die Planung zu modifizieren.

Der Pflegebericht

Der Pflegebericht ist ein „Logbuch" oder ein „Tagebuch" während des pflegerischen Betreuungszeitraumes.

Folgende Themen können beispielsweise Inhalt des Pflegeberichts sein:

- Aussagen und Reaktionen der Patienten
- Aussagen der Angehörigen
- Wesentliche Informationen aus Patienten- und Angehörigengesprächen
- Beobachtungen der Pflegenden
- Durchgeführte Pflegemaßnahmen
- Mitteilungen an Patienten
- Mitteilungen an Angehörige

- Besondere Ereignisse (z. B. Erbrechen des Patienten, Besuche)
- Datum
- Handzeichen

Die Informationen des Pflegeberichts werden in verschiedenen Dokumenten erfasst. Teilweise sind die Einträge frei formuliert (z. B. im Pflegeberichtsblatt), teilweise sind sie in standardisierten Formularen eingetragen (z. B. in der Fieberkurve).

Weitere Unterstützungsdokumente, neben den Pflegeberichtsblättern, sind beispielsweise:
- Überwachungsbögen
- Medikamentenblätter
- Sturzprotokolle
- Befindlichkeitsskalen
- Lagerungsprotokolle
- Fieberkurve
- Formular für besondere Vorkommnisse
- Vordrucke für Notfallmaßnahmen
- Flüssigkeitsbilanzblätter

Die Informationen im Pflegebericht sind Grundlage zur Überprüfung der Pflegequalität, zur Beurteilung des Genesungs- und Krankheitsprozesses, zur Kontrolle der Pflegekontinuität sowie zur weiteren Planung der Pflege. Der Pflegebericht ist darüber hinaus Nachweis für eine erfolgte kontinuierliche Betreuung und Beobachtung eines Patienten und hat rechtliche Relevanz.

Einträge im Pflegeberichtsblatt

Im Pflegeberichtsblatt werden Äußerungen von Patienten und Angehörigen sowie Beobachtungen der Pflegenden frei formuliert und zeitlich geordnet dokumentiert. Sie beziehen sich überwiegend auf das Alltagserleben und die Befindlichkeit des Patienten. Im Pflegeberichtsblatt wird auch das Verhalten des Patienten bei der konkreten Durchführung der geplanten Pflegemaßnahmen beschrieben. In diesem Fall kann auf die betreffenden Pflegediagnosen Bezug genommen werden, indem der Eintrag mit dem Titel der Pflegediagnose beginnt.

> *Beispiel 1:* P: Angst – Hr. Mischek äußert im Gespräch, dass er sich wohler fühle und der Druck, der auf ihn lastet nicht mehr so groß sei.
> *Beispiel 2:* P: SPD Waschen/Sauberhalten – Fr. Mikula braucht heute beim Duschen nur beim anschließenden Abtrocknen Hilfe von einer Pflegen-

den. Sie freut sich darüber und meint „Sehn Sie, Schwester, jetzt geht's schon aufwärts".

Die Pflegediagnosen eines Patienten können in den Planungsformularen nummeriert werden, um den Schreibaufwand zu reduzieren. Im Pflegebericht werden dann nur noch die Nummern der Pflegediagnosen angegeben.

Beispiel 1: zu 2 – Hr. Mischek äußert im Gespräch, dass er sich wohler fühle und der Druck der auf ihn lastet nicht mehr so groß sei.
Beispiel 2: zu 4 – Fr. Mikula braucht heute beim Duschen nur beim anschließenden Abtrocknen Hilfe von einer Pflegenden. Sie freut sich darüber und meint „Sehn Sie, Schwester, jetzt geht's schon aufwärts".

! Fehleinträge im Pflegebericht müssen so korrigiert werden, dass sie nachvollziehbar sind und es muss klar hervorgehen, wer die Korrektur vorgenommen hat (Initiale).

Es darf nicht übermalt, ausradiert oder überpinselt werden. Das Geschriebene muss lesbar bleiben. Korrigiere, indem das Geschriebene mit einer einfachen Linie durchgestrichen wird und lesbar bleibt. Bestätige mit deinem Handzeichen – deiner Initiale.

Beispiel: ~~zu 2 Hr. Mischek äußert im Gespräch, dass er sich wohler fühle und der Druck der auf ihn lastet nicht mehr so groß sei.~~ Korrigiert 21.10.2005 *Müller Fr.*

Beispiele für Einträge im Pflegebericht

Beobachtung

Einträge im Pflegebericht (Fallbeispiele)

Datum	Bericht	Handzeichen	Sonstiges
21.10.2005	P: Angst: Hr. M. nimmt am VM nicht an den Therapien teil, zieht sich stattdessen vermehrt ins Bett zurück, wirkt verzweifelt, auf Nachfragen sagt er …	*Müller Fr*	

Datum	Bericht	Handzeichen	Sonstiges
21.10.2005	P: Denkprozess verändert: Hr. K. gibt auf die Frage nach seinem Befinden keine schlüssigen Antworten, hält dabei beim Sprechen mehrmals inne, blickt zur Decke und nimmt zu Themen Bezug, die sich in keiner Weise auf das momentane Gespräch beziehen.	STH	

Datum	Bericht	Handzeichen	Sonstiges
21.10.2005	P: Sturz, hohes Risiko: Fr. L. geht um 23:15 aufs WC, tastet sich dabei an der Wand entlang, geht breitbeinig und leicht schwankend.	Hub i	

Äußerungen von Patienten und Angehörigen

Einträge im Pflegebericht (Fallbeispiele)

Datum	Bericht	Handzeichen	Sonstiges
21.10.2005	P: Gehen beeinträchtigt: Fr. D. sagt, heute „verzweifelt“ zu sein, weil die Gehübungen „nichts außer Schmerzen“ bringen. Sie wisse noch nicht, ob sie es morgen wieder „über sich ergehen“ lassen werde.	Müller Fr	

Datum	Bericht	Handzeichen	Sonstiges
21.10.2005	Die Tochter von Fr. K. äußert sich heute darüber, dass ihre Mutter “nichts zu trinken bekomme” bzw. sehe sie immer nur die vollen Tassen auf ihrem Nachtkästchen. Sie erhält Informationen über das reduzierte Durstempfinden ihrer Mutter und dass ihr bei jeder Kontaktaufnahme bzw. sich bietenden Gelegenheit zu trinken angeboten und auch eine Einfuhrbilanz geführt werde. Die Tochter wirkt nach der Information beruhigt.	STH	

Datum	Bericht	Handzeichen	Sonstiges
21.10.2005	Fr. J. gibt mittags an, dass sie sich immer unruhiger fühle, zudem schwitze sie vermehrt und habe leichtes Händezittern.	Hub i	

Reaktionen auf geplante Pflegemaßnahmen

Einträge im Pflegebericht (Fallbeispiele)

Datum	Bericht	Handzeichen	Sonstiges
21.10.2005	P: Körperliche Mobilität beeinträchtigt: Hr. W. ist beim Waschen am Waschbecken großteils selbstständig, aufgrund von Bewegungseinschränkungen der Arme wird er beim Waschen des Rückens und der Füße von einer Pflegenden unterstützt.	Müller Fr	

Datum	Bericht	Handzeichen	Sonstiges
21.10.2005	Hr. T. wird mehrmals auf seine mit ihm vereinbarte Ruhezeit aufmerksam gemacht, kommt jedoch jeweils nach einigen Minuten aus dem Zimmer.	STH	

Datum	Bericht	Handzeichen	Sonstiges
21.10.2005	P: Schmerz: Fr. A. klagt nach dem Mobilisieren über Gelenkschmerzen im rechten Knie …	Hub i	

Allgemeine Pflegehandlungen

Einträge im Pflegebericht (Fallbeispiele)

Datum	Bericht	Handzeichen	Sonstiges
21.10.2005	Klagt beim vormittäglichen Spaziergang über Drehschwindel und Übelkeit. Wird von einer Pflegenden auf die Station zurückgebracht und dem diensthabenden Arzt vorgestellt.	Müller Fr	

Datum	Bericht	Handzeichen	Sonstiges
21.10.2005	P: Suizid, hohes Risiko: Fr. H. wird im Zimmer mit einer Glasscherbe in der Hand angetroffen. Sie gibt als Erklärung an, dass sie sich gerade aus Verzweiflung die Pulsadern aufschneiden wollte. Fr. H. wird bis zum Eintreffen des Arztes von einer Pflegenden ständig überwacht.	STH	

Datum	Bericht	Handzeichen	Sonstiges
21.10.2005	Um 15 Uhr steht Fr. G. im Tagraum, als sie plötzlich zu taumeln beginnt und von einer Mitpatientin gestützt wird. Gemeinsam mit dieser Patientin (Frau L.) setze ich Fr. G. vorerst auf den Boden. Ihr Gesicht ist dabei blass, der Puls beschleunigt (160/min). Nach Hochlagern der Beine stabilisiert sich die Kreislaufsituation (RR 140/70) und Fr. G. kann zu Bett gebracht werden. Der diensthabende Arzt wird verständigt und ist Minuten später bei Fr. G. Die verordneten Medikamente werden verabreicht, der Pulsoxymeter wird aktiviert. Fr. G. zeigt bis zur Dienstübergabe ein unauffälliges Verhalten und äußert um 18.00 Uhr den Wunsch aufstehen zu dürfen. Nach einer Blutdruckkontrolle (130/80) und einer Pulskontrolle (75/min) sowie nach Rücksprache mit dem Arzt wird Fr. G. in Begleitung einer Pflegenden in den Tagraum geführt.	Hubi	

Veränderungen der Selbstpflege

Einträge im Pflegebericht (Fallbeispiele)

Datum	Bericht	Handzeichen	Sonstiges
21.10.2005	Gibt an, nun schon zum dritten Mal hintereinander in der Nacht harninkontinent gewesen zu sein. Hat aus Scham noch niemanden etwas davon gesagt. Verspürt den Harndrang, schafft es dann aber nicht mehr rechtzeitig auf die Toilette.	Müller Fr	

Datum	Bericht	Handzeichen	Sonstiges
21.10.2005	P: Müdigkeit: Fr. A. klagt über einen verminderten Antrieb, schafft es dann doch am Nachmittag wie vereinbart sich die Haare zu waschen.	STH	

Datum	Bericht	Handzeichen	Sonstiges
21.10.2005	P: SPD waschen/sauberhalten: Fr. E. hat sich heute auch Brust und Oberschenkel gewaschen, saß nach der Körperpflege ohne Unterstützung 30 Minuten Querbett.	Hub i	

Datum	Bericht	Handzeichen	Sonstiges
21.10.2005	P: Herumwandern, ruhelos: Hr. B. schafft es beim Mittagessen bei der Suppe sitzen zu bleiben.	Müller Fr	

Reaktionen auf therapeutische Maßnahmen

Einträge im Pflegebericht (Fallbeispiele)

Datum	Bericht	Handzeichen	Sonstiges
21.10.2005	P: Schlafgewohnheiten, gestört: Hr. G. gibt an, dass die Schlaftablette gut gewirkt hat, er habe ab 23 Uhr durchgeschlafen.	STH	

Datum	Bericht	Handzeichen	Sonstiges
21.10.2005	Fr. S. klagt 15 Minuten nach Transfusionsbeginn über Übelkeit, Brechreiz und Gliederschmerzen, …	Hub i	

Datum	Bericht	Handzeichen	Sonstiges
21.10.2005	Hr. R. beruhigt sich nach ca. 10 Minuten, nachdem er die Medikation erhalten hat. Gibt als Grund für seine Erregung eine Beeinflussung seiner Person durch den Fernseher an.	Müller Fr	

Informationen an Patienten und Angehörige

Einträge im Pflegebericht (Fallbeispiele)

Datum	Bericht	Handzeichen	Sonstiges
21.10.2005	P: Durchfall: Fr. J. wird der Grund für die Nahrungskarenz erklärt; sie ist zuversichtlich, dass sich die Verdauungsprobleme bald bessern werden.	*STH*	

Datum	Bericht	Handzeichen	Sonstiges
21.10.2005	Der Mutter von Fr. N. wurde erklärt, warum sie ihre Tochter vorübergehend nicht besuchen soll; sieht dies nach einem längeren Gespräch ein und wird in drei Tagen wieder anrufen, ob ein Besuch bei ihrer Tochter dann möglich sei.	*Hub i*	

Datum	Bericht	Handzeichen	Sonstiges
21.10.2005	P: Selbstschädigung, hohes Risiko: Hr. T. wird ermutigt, bei Gedanken sich selbst zu verletzen, sofort die ihn betreuende Pflegende zu kontaktieren.	*Müller Fr*	

Empfehlungen für Durchführungsnachweise in der Pflegedokumentation[1]

Die Pflegenden sind nach den verschiedenen Berufsgesetzen verpflichtet, die von ihnen gesetzten gesundheits- und krankenpflegerischen Maßnahmen zu dokumentieren.

Die Pflegedokumentationen sollten so ausgestattet sein, dass der dokumentierte Pflegeprozess nachvollziehbar beschrieben ist. Die Pflegedokumentation beinhaltet das Pflegeassessment, die Pflegediagnostik, die Pflegeziele, die Pflegemaßnahmen, Formulare für die Durchführung der Pflege, die Evaluierung, den Pflegebericht und weitere Dokumentationsformulare wie Überwachungsblätter, Fieberkurven etc.

1 Die beschriebenen Empfehlungen der Autoren sind Ergebnisse aus praktischen Erfahrungen. Die Durchführungsnachweise müssen sich an den jeweiligen Richtlinien und Gesetzen orientieren und diesen entsprechen

Durchführungsnachweis für Pflegeassessment – Pflegediagnose – Pflegeplanung

In der Pflegedokumentation sind das Pflegeassessment, die Pflegediagnostik und die Pflegeplanung mit dem Handzeichen jener examinierten/diplomierten Pflegenden zu bestätigen, welche das Assessment, die Diagnostik bzw. die Planung durchgeführt haben. Zusätzlich sind Datum und Uhrzeit zu vermerken.

Durchführungsnachweis für Pflegemaßnahmen

Geplante Pflegemaßnahmen werden in der Pflegeplanung individuell beschrieben und mittels Verweis auf Standards oder Pflegepläne dokumentiert.

Die Durchführung der Pflegemaßnahmen wird von jenen Pflegenden (examinierte/diplomierte Pflegende, Pflegehelfer, Schüler), welche die Maßnahmen durchgeführt haben, mit Handzeichen bestätigt. Wird im Pflegebericht auf den betreffenden Standard bzw. auf individuelle Pflegemaßnahmen laut Planung hingewiesen, muss nicht für jede einzelne Pflegemaßnahme ein Handzeichen gesetzt werden. Ein Eintrag in der Pflegedokumentation könnte lauten: „Maßnahmen laut Plan durchgeführt, *Kar* (HZ)"

Tätigkeiten, die nicht nach Pflegeplanung durchgeführt werden (ausgenommen Routinetätigkeiten), müssen im täglichen Pflegebericht nachvollziehbar beschrieben und begründet werden.

Beispiel: „Heute Ganzwaschung im Bett durchgeführt, Frau Vock fühlte sich sehr müde, war aber ab dem Mittagessen wieder auf."

Im Rahmen des mitverantwortlichen Tätigkeitsbereiches ist die Durchführungsbestätigung mittels Handzeichen für jede einzelne Pflegehandlung sicherzustellen. Beispielsweise übernimmt bei der Verabreichung von Medikamenten der Arzt die Anordnungsverantwortung, die Pflegenden die Durchführungsverantwortung. Die Pflegenden bestätigen mit ihrem Handzeichen, dass die Medikamente ordnungsgemäß verabreicht wurden.

Routinetätigkeiten im Rahmen des Pflegealltages

Bei selbstverständlichen Routinehandlungen und -kontrollen (z. B. das Bett machen, das Essen bereitstellen, die Leibschüssel reichen, das Bettteil hochklappen, regelmäßige Nachtkontrollen), welche im Rahmen des Krankenhausalltages durchgeführt werden, ist die Dokumentation nicht erforderlich[2].

---

2 Vgl. Uhlenbruck 1992

Der Vertrauensgrundsatz und die Sorgfaltspflicht sollen dahingehend gelten, dass durchgeführte Pflegetätigkeiten und Maßnahmen professionell, unter Einhaltung der geltenden Vorschriften und nach Maßgabe der fachlichen und wissenschaftlichen Erkenntnisse und Erfahrungen ausgeführt wurden.

Nachvollziehbarkeit der Dokumentationen

Die Nachvollziehbarkeit muss gewährleistet sein. Dies bedeutet, dass korrekt geführte Listen mit Namen, Handzeichen und Qualifikation der Pflegenden (examinierte/diplomierte Pflegende, Pflegehelfer, Schüler …) aufliegen müssen.

Die Dienstzeit der Pflegenden (Beginn und Ende) muss aus dem Dienstplan ersichtlich sein, um eine Zuordnung der diensthabenden Pflegenden zu den jeweilig betreuten Patienten zu ermöglichen.

Die Pflegedokumentation muss für Pflegende verständlich, vollständig und nachvollziehbar sein.

Beispiel einer Pflegeplanung mit Durchführungsliste

Der Pflegeplan ist solange gültig, solange die betreffenden Diagnosen aufrecht sind und Maßnahmen notwendig sind – über Tage, Wochen, Monate

Dat	HZ[3]	Pflegediagnose	Pflegeziele	Dat	HZ	Pflegemaßnahmen	Stop Dat.	HZ
10.12.05		P: Körperl. Mobilität beeintr. Ä: Schwäche in beiden Knien S: Ermüdet rasch, geht unsicher u. schwankend	Herr F. geht nach einer Woche täglichen Trainings ohne Unterbrechung 30 m.	10.12.05		Mit Herrn F. vormittags und nachmittags je 1× am Gang mit Unterstützung einer Pflegenden auf- und abgehen.		
10.12.05		P: SPD beim Waschen Ä: S:	Frau O. kann beim Waschen einfache Tätigkeiten … selbst übernehmen.	10.12.05		Jeden Morgen Waschen von Frau O. im Bett laut Bobath-Konzept		
10.12.05		P: Soziale Interaktion beeintr. Ä: S:	Frau N. nimmt innerhalb 1 Woche zu Mitpatienten Kontakt auf.	10.12.05		Jeden Nachmittag 2 Std. außerhalb des Bettes im Sozialraum		

3 HZ = Handzeichen der erstellenden bzw. der modifizierenden Pflegenden

				10.12.05		Vor dem Aufstehen die Beine bandagieren mit …		

Bestätigung der Durchführung der Pflegemaßnahmen lt. Pflegeplan:																		
Dat	1	2	3	4	5	6	7	8	9	10	11	12	13	14	15	16	17	18
TS[4] 1																		
TS 2																		
TS 3																		
NS[5]																		

4 Tagschicht Handzeichen
5 Nachtschicht Handzeichen

Kapitel 7

Evaluation

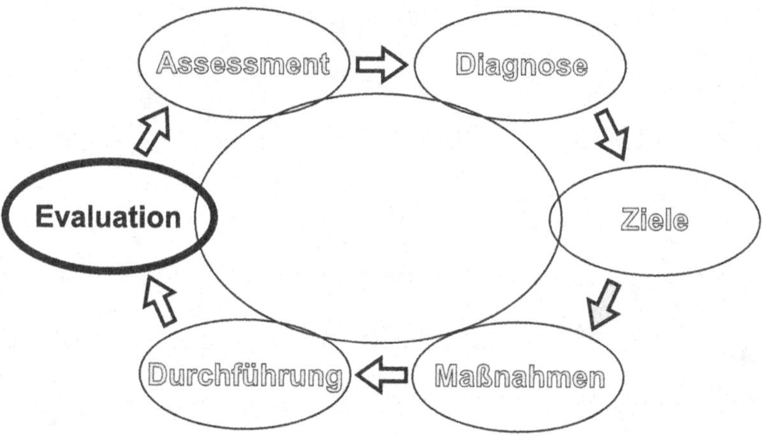

Ans Ziel kommt nur, wer eines hat.
Martin Luther

Lernziele

Nach der Bearbeitung dieses Kapitels bist du fähig:
- den Begriff Evaluation erklären zu können.
- zu beschreiben, welchen Stellenwert die Evaluation in der Pflege hat.
- zu erklären, welche Formen von Evaluation in der Pflege vorkommen.
- zu entscheiden, wann ein Pflegeplan beibehalten, modifiziert oder gestoppt werden soll.
- zu erkennen, warum und wie Pflegesysteme und Organisationen Pflegeziele beeinflussen.
- die Zusammenhänge von Pflegeevaluation und Entwicklung in der Pflege zu erläutern.
- Werkzeuge der Evaluation zu benennen.

Inhaltsübersicht

Kernaussage des Kapitels

Die Evaluation ist ein weiteres Element des Pflegeprozesses. Pflegeevaluation bedeutet Beurteilung, Bewertung, Bestimmung eines Zustandes/eines Prozesses. Sie dient der **Beurteilung der geplanten und ausgeübten Pflege**. Die Evaluation ist einerseits eine abschließende Bewertung der durchgeführten, geplanten Pflege, andererseits ist sie auch ein kontinuierlicher Prozess der in allen Phasen des Pflegeprozesses durchgeführt wird.

Evaluation ist eine Beurteilung der Pflege anhand von festgelegten **Kriterien** und umfasst daher mehr als reines Messen. Die Pflegenden erhalten durch die Evaluation Aufschluss über die **Wirksamkeit der angewendeten Maßnahmen**. Es können so Erfolge und Ergebnisse dargestellt werden und zur Weiterentwicklung der Pflege bei einem Patienten beitragen.

Die Pflegeevaluation ist untrennbar mit der **Qualitätssicherung** in der Pflege verbunden.

Nach Schiemann umfasst pflegerische Qualitätssicherung: „… den Vorgang des Beschreibens von Zielen in Form von Pflegestandards und Kriterien, das Messen des tatsächlichen Pflegeniveaus, der Vergleich von Zielen und Realität und falls erforderlich, das Festlegen und Evaluieren von Maßnahmen zur Modifizierung der Pflegepraxis“[1].

---

1 Schiemann 1990, S. 526

Evaluationen dienen der Bewertung bereits gesetzter Maßnahmen, um Informationen für weitere Entscheidungen oder Optimierungsmöglichkeiten zu gewinnen.

Obwohl es viele verschiedene Möglichkeiten zur Evaluation gibt, lassen sich einige allgemeine Kennzeichen von Evaluation in der Pflege beschreiben:

- Eine Evaluation bewertet Ergebnisse, Prozesse oder Rahmenbedingungen von Pflege.
- Eine Evaluation hilft bei Planungen und notwendigen Entscheidungen, weil durch sie Handlungsalternativen systematisch aufgezeigt und bewertet werden können. Dadurch werden auch Verbesserungspotenziale sichtbar.
- Eine Evaluation orientiert sich an festgelegten Zielen und Absichten und überprüft praktische Maßnahmen auf ihren Beitrag zur Zielerreichung.

Formen der Evaluation

Die Hauptform der Evaluation in der pflegerischen Praxis besteht in der Bewertung und Kontrolle eines konkreten patientenbezogenen Pflegeplans. Den Pflegepraktikern stehen darüber hinaus noch andere Arten der Evaluation zur Verfügung:
- die Evaluation von Abläufen oder
- die Evaluation als Instrument zur Qualitätssicherung und -entwicklung.

Evaluation ist eine Methode, um systematisches Feedback über die erzielten Zustände der Patienten und die Art und Weise der angewendeten Pflegeinterventionen zu erhalten. Mit diesen Informationen kann an der Qualitätssicherung und -entwicklung in der Gesundheits- und Krankenpflege gearbeitet werden.

Die Bewertung der Pflege durch den Patienten ist ein wichtiges Element für die Gesamtbeurteilung und wird mit der fachlichen Einschätzung durch die Pflegenden in Beziehung gesetzt. Die Beurteilung der Auswirkungen der Pflege auf seine gesundheitsbezogene Lebensqualität kann der Patient als Experte für sein eigenes Leben am besten treffen. Pflegende hingegen sind Experten für alle Aspekte der professionellen Pflege. Beide Gesichtspunkte zusammen ergeben eine Bewertung, die alle unmittelbar an der Pflege Beteiligten einbezieht.

Evaluationsprozesse finden statt:
- beim Assessement
- beim diagnostischen Prozess
- beim Finden von Zielen und Maßnahmen
- bei der Durchführung der Pflege
- bei der Pflegevisite
- beim Patientengespräch
- vor und nach der Entlassung
- im Rahmen der Supervision
- bei Teamgesprächen

! Evaluation findet permanent und unter Einbeziehung des Patienten statt. Sie hat Auswirkungen auf alle Elemente des Pflegeprozesses.

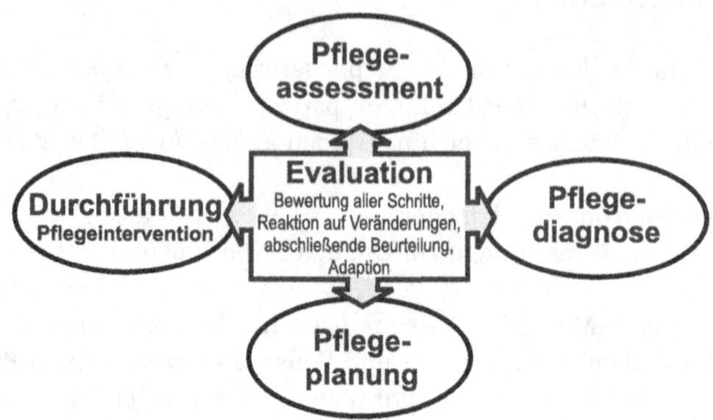

Evaluation als zentraler Bestandteil des Pflegeprozesses

Informelle Evaluation

Bei dieser Form findet Evaluation fortlaufend bei jeder Pflegehandlung statt. Eine Dokumentation ist dabei nicht immer notwendig.

> *Beispiel:* GuKS Huber geht nach der Dienstübergabe zu Patient Kolbe ins Zimmer. Sie plant Herrn Kolbe zu mobilisieren, damit er sein Frühstück im Speiseraum einnehmen kann. GuKS Huber überprüft durch das Ansprechen von Herrn Kolbe blitzschnell seinen Zustand. Ist er ansprechbar, wie ist seine Laune, geht es ihm besser oder schlechter als zuletzt, welche weiteren Schritte sind mit ihm möglich?

Dieses rasche Einschätzen ist bereits eine Form der Evaluation (Beurteilung, Vergleichen, Einschätzen), die nicht dokumentiert stattfindet. Informelle Evaluation findet im Pflegeprozess laufend statt, etwa bei der Überprüfung der dokumentierten Pflegediagnosen, der durchgeführten Pflegemaßnahmen, bei der regelmäßigen Überprüfung der Zielerreichung oder der Verlaufskontrolle.

Die Bewertung der Qualität von Produkten oder Tätigkeiten erfordert die Berücksichtigung vieler unterschiedlicher Faktoren. Das heutige Verständnis von systematischer Qualitätssicherung und -entwicklung mit den Elementen Struktur-, Prozess- und Ergebnisqualität geht auf den Mediziner und Soziologen Avedis Donabedian zurück, der auf die Zusammenhänge der verschiedenen Dimensionen von (Pflege)Qualität und deren Bedeutung für die Qualitätsbeurteilung hinwies[2].

---

2 Vgl. z. B. Donabedian 1980

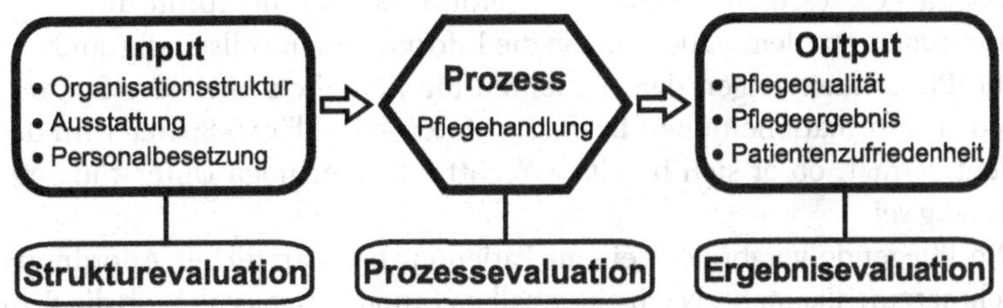

Struktur-, Prozess- und Ergebnisevaluation

Strukturevaluation

Sie konzentriert sich auf die strukturellen, betrieblichen Rahmenbedingungen unter denen Pflege stattfindet. Strukturevaluation ist die Beurteilung und Bewertung pflegerischen Handelns im Kontext der Organisations- und Arbeitsabläufe in der entsprechenden Organisationseinheit. Bei der Strukturevaluation wird festgestellt, ob die vorhandenen Ressourcen für eine definierte Leistungserbringung geeignet sind. Sie betrifft die Organisationsform einer Einrichtung, das Ausbildungsniveau der Mitarbeiter, den Personalschlüssel, die bauliche, technische und materielle Ausstattung. Beispiele dafür sind:_

- Wann erhalten alle Patienten in der Organisation das Abendessen. Wie viele Stunden vergehen, bis die nächste Nahrungs- und/oder Flüssigkeitsaufnahme erfolgt. Wie wirkt sich dies auf die Befindlichkeit der Patienten aus?
- Welche pflegerelevanten Informationen erhalten die Patienten bei der Aufnahme?
- Wie viele Pflegende stehen zur Verfügung?
- Werden kontinuierliche Teamgespräche oder Supervisionsgespräche angeboten?
- Wie ist die Fort- und Weiterbildung geregelt?
- Welche Rahmenbedingungen liegen für die Dienstplangestaltung vor?

Prozessevaluation

Die Prozessevaluation konzentriert sich auf die Art und Weise, wie Pflege angewendet wird. Es findet eine Beurteilung der eigentlichen Leistungserbringung statt. Die Prozessevaluation beinhaltet alle Pflegemaßnahmen, die im Laufe der Pflege eines Patienten durchgeführt wurden.

Prozessevaluation ist eine systematische Beurteilung und Bewertung pflegerischen Handelns in den Phasen des Pflegeprozesses. Sie beinhaltet die Vorbereitung sowie die tatsächliche Durchführung der Pflege. Beispiele dafür sind:

- Das Pflegeassessment wurde durchgeführt. Danach überprüft die Pflegende zusammen mit dem Patienten, ob die Informationen vollständig sind.
- Die Pflegenden zeigen dem Patienten die Räumlichkeiten der Station und geben Informationen über die stationsinternen Abläufe. Später wird der Patient gefragt, ob er sich bereits zurechtfinde oder noch Unterstützung notwendig sei.
- Die Pflegende verabreicht einem Patienten nach ärztlicher Anordnung ein Schmerzmedikament. Nach einer halben Stunde fragt sie ihn, ob die Schmerzen bereits nachgelassen haben.
- Ist der Patient über die Ziele der geplanten Pflegemaßnahmen informiert (Warum wird was gemacht)?
- Ist der Einsatz von Produkten und Hilfsmitteln der Patientensituation angemessen?
- Entspricht die Entlassungsvorbereitung den gültigen Standards?
- Im Rahmen der Pflegevisite wird der Betreuungsprozess von Patienten diskutiert, die geplante und durchgeführte Pflege analysiert und mit dem aktuellen Befinden der Patienten verglichen.

Die Prozessqualität wird mit folgenden Instrumenten überprüft:
- Pflegedokumentation
- Dienstübergabe
- Pflegevisite
- Pflegestandards
- Standardpflegepläne
- Pflegesystem (Zimmerpflege, Gruppenpflege, Bereichspflege etc.)

Ergebnisevaluation

Die Ergebnisevaluation konzentriert sich auf Pflegeergebnisse, das heißt sie beurteilt die Resultate, die bei einem Patienten im Anschluss an Pflegehandlungen erreicht wurden. Beispiele dazu sind:
- Im Rahmen der Pflegevisite wird der Gesundheitszustand überprüft und die Zufriedenheit des Patienten erfragt.
- Veränderungen der Gesundheitssituation werden anhand von Skalen festgehalten und besprochen (z. B. Befindlichkeitsskala, Schmerzskala, Wunddokumentation, Einschätzung des Dekubitusrisikos).
- Während des Entlassungsgesprächs mit dem Patienten wird überprüft, ob die erwarteten Ergebnisse (Pflegeziele) erreicht wurden.
- Nach der Entlassung oder Transferierung wird die Pflege evaluiert. Die Hauptinformationsquelle ist die Pflegedokumentation. Dieser Vorgang wird als retrospektive Evaluation bezeichnet. Beispiele dafür sind die Erstellung von Gutachten, Krankenhauseinschau durch Sanitätsbehörden etc.

Ziele der Evaluation der Pflege

Ziele der Evaluation sind:
- Transparenz durch verlässliche Informationen
- Qualitätssicherung und -verbesserung
- Rechenschaftslegung

Bei der Bewertung der Pflege spielen auch übergeordnete wirtschaftliche Ziele eine Rolle:
- Profilbildung im Wettbewerb und in Vergleichslisten (z. B. bei Rankings oder Benchmarking)
- Entscheidungsgrundlage für die Verteilung von Ressourcen (z. B. Geld, Personal …)

Mit der Durchführung von Evaluation zeigen Pflegende, dass sie ihre Verantwortung und Haftung für die Pflege der Patienten ernst nehmen und akzeptieren.

Pflegende streben im Sinne ihrer Patienten eine Erhöhung der Wirksamkeit (Effektivität) und der Effizienz (Verhältnis von Aufwand und Ergebnis) ihrer Maßnahmen an. Die systematische Bewertung dient dem Aufzeigen von Stärken und Schwächen und gibt damit konkrete Anhaltspunkte für Maßnahmen der Qualitätsarbeit, die für die Pflegepraxis wohl den wichtigsten Grund für Evaluation darstellt.

Evaluation und Qualitätsverbesserung

Evaluation zur Qualitätsverbesserung in der Pflege basiert auf der Annahme, dass die Qualität der Pflege im Gesundheitswesen fortwährend verbessert werden kann. Der Fortschritt in der Pflege zeigt sich daran, dass das Wissen und die Methoden der guten Pflege von Heute (State of the Art), durch Weiterentwicklungen und neue Erkenntnisse überholt und möglicherweise innerhalb weniger Jahre bereits veraltet sein wird.

An der Qualitätsverbesserung in der Pflege aktiv teilzunehmen bedeutet:
- Pflege auf Evidenz[3] (wissenschaftliche Absicherung und Beweis) zu überprüfen. Forschungsberichte und Praktikumsberichte werden gesichtet (z. B. die neuesten pflegewissenschaftlichen Erkenntnisse zum Thema „Sturz und Sturzprophylaxe“).
- Systematische und zielgerichtete Aufzeichnungen bei bestimmten Problemfeldern zu führen und diese zu bewerten.
- Analysieren der erreichten Ziele und aus dem Analyseergebnis Schlussfolgerungen ziehen.

---

3 EBN – Evidence Based Nursing

- Analyse der Praxiserfolge: Das bedeutet Recherche und Verbreitung von erfolgreichen Interventionen durch Gespräche mit Kollegen im Arbeitsumfeld und Publikationen.
- Weitergabe von Ergebnissen, die auf Forschungsarbeiten der Pflegepraxis beruhen.

Bei der Evaluation werden neben Erfolgen und Misserfolgen auch Fehler transparent. Das Erkennen von Fehlern kann für die Betroffenen eine schwierige Situation darstellen. Deshalb ist eine „konstruktive Fehlerkultur" für einen angstfreien Umgang mit Evaluationsergebnissen unumgänglich. Bei der Entwicklung und Pflege einer positiven Fehlerkultur übernehmen Führungskräften eine entscheidende Rolle. Ein angstfreies Klima schafft Motivation und Grundlagen für Verbesserungen in der Pflegearbeit.

! Um Evaluation in der Pflege zur Qualitätsverbesserung zu nutzen, ist es notwendig ein Klima zu schaffen, in dem über Misserfolge und Fehler offen gesprochen werden kann. Dies ist eine Grundvoraussetzung, damit man aus Fehlern lernen kann. Nicht das Auftreten von Fehlern ist das Problem, sondern das Nichterkennen.

Aufgabenstellungen und Denkanstöße
Nutze dein Wissen und überlege, wo in deinem Arbeitsfeld Fehler passieren. Analysiere die Situation um mögliche Schwachstellen zu erkennen und Verbesserungspotenziale zu benennen. Mache dir dazu Notizen.

Evaluation von Pflege an einem individuellen Patienten

Die Evaluation eines individuellen Pflegeplans bedeutet die Überprüfung aller Schritte des Pflegeprozesess.

- Assessment: Führe ein Assessement durch und überprüfe, welche Veränderungen es im Gesundheitsstatus gegeben hat. Versichere dich, dass die Daten umfassend und akkurat sind.
- Diagnose: Bestimme, ob die Pflegediagnosen durch die angebotene Pflege gelöst, verbessert oder gleichgehalten werden. Entscheide, ob sich neue Probleme ergeben haben.
- Pflegeplan: Überprüfe anhand der vorhandenen Ergebnisse, ob die erwarteten Pflegeziele und die dokumentierten Pflegemaßnahmen entscheidend sind, um den Zustand des Patienten zu erhalten oder zu verbessern.
- Durchführung: Prüfe, inwieweit der Plan in die Praxis umgesetzt ist. Entscheide, welche Faktoren den Erfolg beeinflussen oder Probleme mit dem Plan bereiten.

Falls diese Schritte durchgeführt oder die Fragen beantwortet werden, bist du befähigt, entscheiden zu können, ob der Plan nun
- weiterhin gültig ist,
- modifiziert oder
- gestoppt werden muss.

Dazu ein Beispiel zur Evaluation eines Pflegezieles.

Beispiel: Evaluation des Pflegezieles „Frau Meisel schafft es, sich alleine anzuziehen."
GuKS Kornfeld überprüft, inwieweit Frau Meisel das Ziel erreicht hat und kommt zur folgenden Feststellung: „Frau Meisel braucht für das Anlegen der Kleidung 30 Minuten, wirkt am Ende sehr erschöpft, hat Schwierigkeiten den Pullover über den Kopf zu ziehen."
GuKS Kornfeld muss nun entscheiden, inwieweit das Pflegeziel zufriedenstellend erreicht wurde:
- Wurde das Pflegeziel vollständig erreicht?
- Wurde das Pflegeziel teilweise erreicht?
- Wurde das Pflegeziel noch nicht erreicht?

Sie hält ihre Einschätzung in der Patientendokumentation fest.
Im nächsten Schritt überprüft GuKS Kornfeld, welche Faktoren die Zielerreichung beeinflussen. Sie verwendet dabei folgende hilfreiche Fragestellungen:
- Sind die Pflegeziele und Pflegemaßnahmen realistisch und angemessen für diesen Patienten?
- Wurden die Pflegemaßnahmen kontinuierlich, wie im Pflegeplan beschrieben, durchgeführt?
- Wurden neue Pflegediagnosen frühzeitig erkannt, diagnostiziert und dokumentiert? Wurde angemessen darauf reagiert und eine Planänderung durchgeführt?
- Welche Meinung hat der Patient/Angehörige zur vorhandenen Zielerreichung und zum Pflegeplan?
- Welche Einflussfaktoren behindern den Verlauf?
- Welche Einflussfaktoren fördern den Verlauf?
- Sind zum Thema Literaturrecherchen notwendig, liegen geeigneten Forschungsarbeiten oder Praxisberichte vor?

Abschließend entscheidet GuKS Kornfeld, ob der bestehende Plan weitergeführt, modifiziert oder gestoppt werden muss. Sie wendet dafür folgende Kriterien an:

Behalte den Pflegeplan bei, wenn
- absehbar ist, dass die Pflegeziele realisierbar sind,
- noch Zeit benötigt wird, um die Ziele zu erhalten.

Modifiziere den Pflegeplan, wenn
- Pflegeziele nicht erreicht werden können,
- neue Probleme oder Risikofaktoren aufgetreten sind oder
- wenn du effektivere Wege aufzeigen kannst.

Stoppe den Plan, wenn:
- die Ziele erreicht wurden und keine weiteren Probleme und Risikofaktoren aufgetaucht sind,
- der Patient die weitere Pflege selbst übernehmen kann oder wenn
- das Ziel sich als unerreichbar herausstellt.

Evaluation von Pflege bei Patientengruppen

Neben der Evaluation der Pflege an einem individuellen Patienten ist auch eine Überprüfung der Auswirkungen von Pflegemaßnahmen bei bestimmten Patientengruppen möglich. Diese Form der Evaluation wird eingesetzt, um festzustellen ob eine konkrete Maßnahme, eine konkrete Technik oder ein konkretes Produkt Vorteile für Patienten hat, die einer genau definierten Gruppe zugeordnet werden können.

Beispiele:
Evaluation der Auswirkungen von Spätmahlzeiten und Flüssigkeitsaufnahme auf die nächtliche Verwirrtheit von alten Menschen:
Für welche Patientengruppen können Techniken wie Bobath oder Kinästhetik auf unserer Station vorteilhaft genutzt werden?
Evaluation der angewendeten Konzepte bei der Betreuung von schwerkranken, Sterbenden.
Welche Maßnahmen erweisen sich bei Angst und Panikattacken als besonders wirksam?

Die Evaluation der Pflege bei bestimmten Patientengruppen ist ein hilfreiches Werkzeug zur Verbesserung der Pflegequalität, etwa bei der Reduktion von Schmerzen für die Patienten, bei der Erhöhung der Effizienz in der Pflege und auch bei der sinnvollen Einsparung von Kosten. Sie wird beispielsweise im Rahmen von klinischer Pflegeforschung durchgeführt.

Die Pflegevisite

Wenn das Leben keine Vision hat,
nach der man strebt,
nach der es sich sehnt,
die man verwirklichen möchte,
dann gibt es auch kein Motiv,
sich anzustrengen.
Erich Fromm

Die Pflegevisite bietet die Möglichkeit zum Informationsaustausch und zur Entwicklung der pflegerischen Fachlichkeit. Es ist ein Gespräch mit dem Ziel der Reflexion, d. h. Vergleichen, Beurteilen und Diskutieren. Ziel ist es, die weitere Pflege des betreffenden Patienten abzustimmen und optimal zu gestalten. Deshalb ist die Pflegevisite grundsätzlich patienten- bzw. bewohnerorientiert. Sie gibt Gelegenheit zur Korrektur und zum Lernen, da sowohl Erfolge, als auch Probleme thematisiert werden. Fehlentwicklungen können ohne Schuldzuweisungen angesprochen werden, Gründe für Pflegeerfolge werden evaluiert und in die Pflegepraxis aufgenommen.

! Die Pflegevisite ist ein in regelmäßigen Abständen stattfindendes Gespräch des Pflegeteams mit und über einen oder mehrere Patienten. Die Pflegevisite dient den Pflegenden zum Informationsaustausch, zur partnerschaftlichen Kooperation zwischen Patienten und Pflegenden und ist daher ein wesentlicher Bestandteil des Beziehungsprozesses.

Die Pflegevisite ist ein Instrument der Evaluation und daher Bestandteil des Pflegeprozesses.

Was kann mit der Einführung von Pflegevisiten erreicht werden?

- Die Pflegevisite ist ein Instrument zur Qualitätssicherung und Qualitätsentwicklung.
- Die Pflegevisite ist im Pflegealltag ein hilfreiches Instrument für den Austausch mit Patienten und Mitarbeitern.
- Die Pflegevisite fördert Sicherheit im eigenen Handeln durch kompetentes Feedback von anderen Pflegenden.
- Die Stations- und Abteilungsleitung kann sich bei der Pflegevisite ein Bild über die Fachkompetenz und die Arbeitssituation der Pflegenden machen, und kann auf mögliche Probleme (z. B. Über- oder Unterforderung) reagieren.
- Bestehender Fortbildungsbedarf kann erkannt und geplant werden.

Ziele der Pflegevisite sind:

- Die Einbeziehung des Patienten und eventuell der Angehörigen in den Pflegeprozess
- Die Patienten als Klienten und als gleichberechtigten Partner in der Pflege wahrnehmen
- Die Kommunikation zwischen Patienten und Pflegeteam
- Die Kommunikation innerhalb des Pflegeteams
- Der Ist-Soll-Vergleich, d. h. die Pflegevisite ist eine Standortbestimmung und somit aktiver Beitrag zur Qualitätssicherung und Weiterentwicklung der Pflege
- Die kundenorientierte Pflegekultur und Steigerung der Patientenzufriedenheit

Evaluationskriterien im Rahmen der Pflegevisite sind:

- Die Übereinstimmung der Pflege mit den Elementen des Pflegeprozesses
- Die Überprüfung der Pflegedokumentation auf Aktualität, Plausibilität und Vollständigkeit
- Der Einsatz von Pflegeprodukten und Hilfsmittel
- Die Ausführung von Maßnahmen
- Die Verwendung von Beurteilungsinstrumenten zur Einschätzung der Patientensituation (z. B. Bradenskala, Nortonskala, Bathelindex, Riskoerfassung)
- Die Verwendung von standardisierten Dokumentationselementen (z. B. Sturzprotokoll, Aggressions/Gewalt-Erfassungsbögen, Wunddokumentationsblätter)
- Das Erreichen der Pflegeziele
- Die Durchführung der Entlassungsvorbereitung

Diese Inhalte und Kriterien sollten bei jeder Form der Pflegevisite zur Anwendung kommen, um zu einer umfassenden Beurteilung der durchgeführten und geplanten Pflege zu gelangen.

Die Dauer der Pflegevisite ist von der jeweiligen Vorgehensweise abhängig. Die Autoren haben die Erfahrung gemacht, dass Pflegevisiten, die im Pflegeteam durchgeführt werden etwa eine Stunde benötigen. Grundsätzlich kann die Dauer der Pflegevisite offen gestaltet werden.

! Das Ergebnis der Pflegevisite ist Grundlage für Rückmeldungen an den Patienten und die betreuenden Pflegenden.

Durchführung der Pflegevisite

Die Autoren empfehlen vier mögliche Vorgehensweisen bei der Durchführung der Pflegevisite.

Variante 1: Einmal wöchentlich eine Fallbesprechung im Pflegeteam

Eine Pflegende berichtet dem Pflegeteam anhand einer Pflegedokumentation über einen Patienten. Gemeinsam wird der Ist-Zustand beschrieben, wobei auch die Erwartungen und Möglichkeiten des Pflegeteams berücksichtigt werden. Der Ist-Zustand wird durch ein Brainstorming erhoben. Dabei werden Eindrücke und Beobachtungen der teilnehmenden Pflegenden gesammelt und von einer moderierenden Pflegenden (wer diese Rolle übernimmt, wird am Beginn der Pflegevisite vereinbart) aufgeschrieben. Es werden sämtliche Beiträge notiert, das Gesagte wird nicht vorselektiert oder beurteilt. Nur unklare Wortmeldungen werden umgehend geklärt. In weiterer Folge werden die wesentlichen pflegerelevanten Punkte geordnet und herausgearbeitet. Daraus resultierende Erkenntnisse werden formuliert, die Planung wird evaluiert und es werden konkrete Maßnahmen beschrieben. Nach der Fallbesprechung wird das Ergebnis durch die Bezugsbetreuung oder der aktuell zuständigen Pflegenden mit den vorgesetzten Pflegenden und den Patienten besprochen. Durch das Kommunizieren des Pflegeplanes weiß der Patient, was auf ihn zukommen wird. Im Gespräch mit Vorgesetzten und Patienten können von Seiten der Pflegenden noch Korrekturen vorgenommen werden. Auch Einwände oder Ergänzungen des Patienten können noch berücksichtigt werden. Wichtig ist, dass bei Fallbesprechungen nicht nur „Problempatienten" besprochen werden, sondern auch Patienten mit einem erfolgreichen Verlauf. Es ist genauso wichtig einen gut gelungenen Genesungsprozess zu hinterfragen, wie Probleme zu analysieren. In beiden Fällen findet ein Lernprozess statt, der Wissen und Erfahrung der beteiligten Pflegenden erweitert.

Variante 2: Einmal wöchentlich mehrere Fallbesprechungen im Pflegeteam

In dieser Variante der Pflegevisite werden mehrere Patienten evaluiert, maximal fünf. Diese Vorgehensweise der Pflegevisite wird gewählt, wenn die Pflegeplanungen auf aktuellem Stand sind, bzw. von den Mitarbeitern kein spezieller Fall vorgebracht wird. Die Auswahl der Patienten erfolgt per Zufall oder aufgrund von Nennung durch das Pflegeteam. Pflegeberichte und Aussagen der teilnehmenden Pflegenden werden gesammelt und mit der Pflegeplanung verglichen. Die Planung wird adaptiert. Im Anschluss an die Pflegevisite findet mit den Patienten ein Gespräch statt, in dem auch vorgenommene Veränderungen im Pflegeplan besprochen werden.

Variante 3: Evaluation durch die praktische Durchführung

Bei dieser Möglichkeit der Pflegevisite übernimmt die evaluierende Pflegende (z. B. Stationsleitung) bei einem oder zwei Patienten die Pflege und führt die Maßnahmen laut Pflegeplanung durch. Sie begleitet den Patienten über den Tag und evaluiert die Angemessenheit der Pflege, die Pflegequalität den physischen und psychischen Status des Patienten. Zusätzlich werden auch die Pflegeplanung und die Pflegeberichte beurteilt. Das Pflegevisitenblatt wird ausgefüllt und die Ergebnisse der Evaluation werden mit den anwesenden Pflegenden besprochen.

Variante 4: Evaluation durch die Stationsleitung Pflege

Bei dieser Form der Pflegevisite übernimmt die Stationsleitung die Evaluation bei einem Patienten. Sie überprüft die Pflegedokumentation auf Aktualität, Plausibilität und Vollständigkeit. Anschließend erfolgt eine direkte Kontaktaufnahme mit dem Patienten. Die gewonnenen Wahrnehmungen, Beobachtungen und Informationen aus einem Gespräch werden mit den Inhalten der Pflegedokumentation verglichen. Aus dieser Gegenüberstellung ergibt sich die Bewertung/Beurteilung der durchgeführten und geplanten Pflege. Die Ergebnisse der Evaluation werden von der Stationsleitung an die zuständige Pflegende rückgemeldet und besprochen.

! Die Pflegevisite ist ein Instrument zur Weiterentwicklung und Sichtbarmachung der professionell durchgeführten Pflege.

Dokumentation der Pflegevisite

Im Anschluss an die Pflegevisite werden die Inhalte und Ergebnisse dokumentiert. Veränderungen im Pflegeplan, Aussagen des Patienten und sonstige patientenbezogene Informationen werden in der Pflegedokumentation im Rahmen des Pflegeberichts niedergeschrieben.

Zur Evaluation der Pflegevisite in einer Organisationseinheit und zur Sicherung der Daten der Pflegevisite wird die Verwendung eines einheitlichen Formulars empfohlen. Dieses Pflegevisitenformular wird nach der Durchführung direkt in der Patientendokumentation abgelegt und eine Kopie in einem Sammelordner auf der Station aufbewahrt.

Zur Veranschaulichung ist auf den folgenden beiden Seiten ein Pflegevisitenblatt dargestellt. Es zeigt die unterschiedlichen Bewertungskriterien und gibt eine Hilfestellung zur Einschätzung der Pflegequalität anhand der Pflegequalitätsstufen nach Fiechter/Meier[4]. Die Einstufung der Pflegequalität in den

4 vgl. Fiechter/Meier 1998

verschiedenen Aufgabenbereichen (z. B. allgemeine Pflege, spezielle Pflege) soll die Kriterien für die Bewertung der Pflegequalitätsermittlung veranschaulichen und die Pflegenden mit Pflegequalitätseinstufungen vertraut machen. Die Einstufungen ermöglichen Argumentation und Diskussion unter den Pflegenden, aber auch ein Vergleichen der Einschätzungen, falls die Einstufung sowohl vom Patienten selbst, als auch von den Pflegenden durchgeführt wird.

Manchmal kann trotz intensiver Bemühung der Pflegenden keine höhere Pflegequalitätsstufe erreicht werden. Die aktuell vorhandenen Ressourcen eines Patienten lassen nicht immer das Erreichen einer höheren Pflegequalitätsstufe zu.

! Akuter Handlungsbedarf ist gegeben, falls in einem Aufgabenbereich gefährliche Pflege diagnostiziert wird.

Die Einstufung macht transparent, in welchem Qualitätsbereich sich die Pflegenden bei der geplanten und geleisteten Pflege des Patienten befinden (Ist-Einstufung der Pflegequalität) und zeigt auf, in welchem Bereich es realistische Verbesserungspotenziale gibt.

Pflegevisitenblatt

Pflegevisite Seite 1
Station: Datum:
Name Patient:
Psych. PV/PPR[5]: ....
Pflegequalitätsstufe nach Fiechter/Meier: siehe Rückseite
Dokumentierte Pflegeanamnese vorhanden: O ja O nein

Dokumentierte Pflegeplanung vorhanden:	O ja	O nein	
PD[6] nach NANDA, Anzahl:	....		
Struktur der PD nach PÄS/PRF[7]/PV[8]:	O ja	O tlw.	O nein
PD verständlich beschrieben:	O ja	O tlw.	O nein
Ressourcen beschrieben:	O ja	O tlw.	O nein
Ziele nach der RUMBA Regel[9]:	O ja	O tlw.	O nein
Maßnahmen decken Ziele ab:	O ja	O tlw.	O nein
Maßnahmen klar beschrieben:	O ja	O tlw.	O nein
Bericht verständlich/nachvollziehbar:	O ja	O tlw.	O nein
Bericht stimmt mit Planung überein:	O ja	O tlw.	O nein
Maßnahmen mit HZ abgezeichnet:	O ja	O tlw.	O nein

PatientIn/BewohnerIn ist über Planung informiert: O ja O nein
Pflegeplanung stimmt mit dem Zustand
des Patienten/Bewohners überein O ja O tlw. O nein

Welche PD wurden im Rahmen der Pflegevisite neu angeführt:

Pflegeplanung wurde bei der Pflegevisite evaluiert: O ja O nein
Gespräch mit dem Patienten/Bewohner findet im Anschluss an die Pflegevisite statt:
O ja (wer führt das Gespräch):
O nein Begründung:

Kommentar:

Station ist in hygienischem/geordneten Zustand:
O ja O nein Begründung:
Beteiligte Pflegende:
Stationsleitung Pflege/Unterschrift:
Abteilungsleitung Pflege/Unterschrift:

---

5 PsychPV = Psychiatrie Personalverordnung, PPR-Pflege = Personalberechnung
6 PD = Pflegediagnose
7 PÄS = Pflegediagnosentitel, Ätiologie, Symptom; PRF = Pflegediagnosentitel, Risikofaktoren;
8 PV = Pflegediagnosentitel, Voraussetzungen z. B. bei Gesundheitsdiagnosen
9 RUMBA = relevant, understandable, measurable, behavioral, attainable (dt. wichtig, verständlich, messbar, Verhalten ableitbar, erreichbar)

Stufen der Pflegequalität

	Stufen der Pflegequalität[10]			
	Stufe 3	Stufe 2	Stufe 1	Stufe 0
Bereiche	*Optimale Pflege* Miteinbeziehung des Patienten	**Angemessene Pflege** **dem Patienten angepasst**	*Sichere Pflege* Routineversorgung	*Gefährliche Pflege* Patient erleidet Schaden
Allgemeine Pflege	Patient ist aktiviert, trägt Mitverantwortung an seiner Rehabilitation. Patient und Vertrauensperson/ Angehörige erhalten sinnvolle Gesundheitserziehung.	**Patient erfährt Berücksichtigung seiner individuellen Bedürfnisse.**	Patient ist mit dem Nötigsten versorgt. Er erleidet keinen vermeidbaren Schaden.	Patient erleidet physischen (vermeidbaren) Schaden (Dekubitus, Kontrakturen, Unfall…). Sein Äußeres ist ungepflegt.
Spezielle Pflege	Patient kennt Sinn und Zweck der Behandlung, ist damit einverstanden, kooperiert, kann die Behandlung später selbst weiterführen (oder Vertrauensperson/ Angehörige).	**Patient ist über die Behandlung informiert, ist während und nach der Behandlung adäquat unterstützt und überwacht.**	Patient erhält korrekte Behandlungspflege. Er erleidet keinen vermeidbaren Schaden.	Patient erhält fehlerhafte Behandlungspflege und erleidet (vermeidbare) Komplikationen.

10 vgl. Fiechter/Meier 1998

Eingehen auf psychische und soziale Bedürfnisse	Patient ist so in die Pflege einbezogen, dass er eine angepasste Lebensweise erlernt und Lebenshilfe über die Spitalsentlassung hinaus erfährt.	**Patient erfährt ein Klima, in dem er seine Bedürfnisse ausdrücken kann und sich verstanden und akzeptiert fühlt. Er kann Kontakte nach außen aufrecht erhalten.**	Patient muss sich überwiegend an den Spitalsalltag anpassen. Er bekommt kaum Hilfe in der Auseinandersetzung mit persönlichen und existentiellen Fragen.	Patient erleidet psychische Schäden – Angst, Stress, Regression, Isolation.
Kommunikation Interaktion	Patient erfährt gezielte Beratung, die ihm weiterhilft – therapeutische Beziehung.	**Patient erfährt eine zwischenmenschliche Beziehung, in der Gespräche und Meinungsaustausch möglich sind.**	Patient erfährt stereotype spitalsbezogene Kommunikation.	Patient ist nicht informiert. Er kann seine Meinung nicht anbringen.
Pflegeplanung und Informationslogistik	Patient (inkl. Vertrauensperson/ Angehörige) werden in die Pflegeplanung einbezogen. Die interdisziplinäre Zusammenarbeit[11] ist spitalsintern und -extern gewährleistet.	**Es ist ein individueller Pflegeplan vorhanden, der nach Bedarf modifiziert wird. Es findet ein regelmäßiger Informationsaustausch im Pflegeteam statt.**	Sichere Dienstübergaben und schriftliche Berichte sind gewährleistet.	Das Berichtwesen ist mangelhaft (z. B. Dokumentation).

Das Sachverständigengutachten in der Gesundheits- und Krankenpflege (GuK)

Das Sachverständigengutachten ist eine Form der externen Evaluation von Pflege. Der Sachverständige für GuK ist eine Person mit hervorragenden Sach-

11 Interdisziplinär = innerhalb des Pflegeberufes bereichsübergreifend (ambulant, stationär, Hauskrankenpflege)

kenntnissen, die beispielsweise Gerichten mit ihrer besonderen Sachkunde bei der Wahrheitsfindung behilflich ist.

In Österreich werden für diesen Zweck allgemein beeidete und gerichtlich zertifizierte Sachverständige eingesetzt. Sie müssen für ihre Tätigkeit bestimmte Kriterien erfüllen und sich einer Zertifizierungsprüfung stellen[12].

Ein Sachverständigenbeweis kann in allen Verfahrensarten erhoben werden. Der Sachverständige stellt Tatsachen fest, die nur aufgrund besonderer Sachkunde wahrgenommen, verstanden und beurteilt werden können. Er bezieht sich dabei auf (pflege)wissenschaftliche Erkenntnisse.

Wer sind die Auftraggeber von Pflegegutachten?

Auftraggeber sind:

- Gerichte (zivilrechtlich und strafrechtlich)
- Patienten- und Pflegeanwaltschaften
- Private Personen
- Private Organisationen (z. B. Anwaltskanzleien, Versicherungsgesellschaften)

Beispiele für Begutachtungsthemen[13]

- Strafrechtliche Verfahren: durch Behandlungsfehler der Pflege kommt es zu Schädigungen von Patienten, die der Staatsanwaltschaft zur Anzeige gebracht werden.
- Zivilgerichtliche Verfahren: Versicherungen sollen Entschädigungsleistungen für Pflegeaufwendungen erbringen, die in unfallkausalen Zusammenhängen oder durch Pflegefehler entstanden sind.
- Folgen von Behandlungsfehlern durch medizinische Berufsgruppen: ein Pflegegutachten ist als Ergänzung zum ärztlichen Gutachten notwendig.
- Pflegeorganisationsmängel: wenn dadurch ein unfallkausaler Zusammenhang für fahrlässige Körperverletzung vermutet wird.
- Verletzung von Patientenrechten: Freiheitsbeschränkung gegen den Willen des Patienten, Pflegehandlungen ohne dem Einverständnis des Patienten.
- Stellungnahmen des Sachverständigen in Pflegegeldverfahren.

! **Vom Sachverständigen werden konkrete Antworten und Erörterungen zu den vom Auftraggeber gestellten Fragen erwartet.**

12 vgl. Allmer 2003
13 vgl. Schrenk 2004

Ablauf bei der Erstellung eines Pflegegutachtens

Der Sachverständige handelt auf Auftrag der oben genannten Auftraggeber. Er hat dabei zu prüfen, ob er sachlich und fachlich der Aufgabe gewachsen ist und keine Befangenheit in der betreffenden Causa besteht. Der Sachverständige wird in alle fallbezogenen Dokumente und Befunde Einsicht nehmen. Für diesen Zweck wird die Patientendokumentation von der jeweiligen Organisation bzw. vom Patienten direkt organisiert. Nach Erhalt der relevanten Dokumente wird eine sachstrukturelle Analyse durchgeführt. Ergänzende Informationen erhält der Sachverständige durch direktes Befragen von betroffenen und beteiligten Personen, beispielsweise von Patienten, Angehörigen und Pflegenden.

Nach sorgfältiger Prüfung aller Daten kommt der Sachverständige zur Schlussfolgerung und begutachtet zusammenfassend den Sachverhalt. Dabei achtet er darauf, dass die Fragen des Gutachtens umfassend beantwortet werden und der Auftraggeber eine Grundlage für seine Bewertungen und Schlussfolgerungen erhält.

Anschließend wird das Pflegegutachten dem Auftraggeber übermittelt.

Pflegerelevante Aspekte in Pflegegutachten[14]

Mit spezifischen Fragestellungen aus dieser Checkliste können Pflegende im Rahmen von Gutachten konfrontiert werden.

Aspekte der Organisations- und Personalentwicklung

- Überprüfung der Personaleinsatzplanung und der Personalbedarfsberechnung
- Methoden der Personalbedarfsberechnung
- Führungsstrukturen und Führungsstile
- Ist-Stand-Analyse des tatsächlichen Pflegepersonalstands im fraglichen Zeitraum, aufgeschlüsselt in: gehobener Dienst für Gesundheits- und Krankenpflege (examinierte Pflege), Pflegehilfsdienste, Heimhilfen (im extramuralen Bereich)
- Überprüfung der Dienstpläne bezüglich der Mindestbesetzung. Dazu gibt es länderabhängige Personalschlüssel im Rahmen von Kennzahlen, differenziert in Tages- und Nachtpräsenzen
- Formen von Pflegesystemen
- Mitarbeiterorientierungsgespräche
- Schulung neuer Mitarbeiter (Einsteiger- oder Wiedereinsteigerprogramme)

---

14 vgl. Österreichisches Bundesministerium für Gesundheit und Frauen (2003)

- Überprüfung der Qualifikationsnachweise: Diplomierte/r Gesundheits- und Krankenschwester/-pfleger, Diplomierte/r psychiatrische/r Gesundheits- und Krankenschwester/-pfleger, Diplomierte/r Kinderkrankenschwester/-pfleger, Pflegehelfer/in
- Sonderausbildung in Spezialbereichen: Führungsaufgaben, Pflege im Operationsbereich, Pflege bei Nierenersatztherapie, Intensiv- und Anästhesiepflege, Krankenhaushygiene, Lehraufgaben
- Weiterbildung
- Fortbildung (Themenbereiche innerbetrieblich, außerbetrieblich)

Aspekte der Pflegedokumentation

- Struktur der Pflegedokumentation
- Übereinstimmung der Pflegedokumentation mit den gemachten Beobachtungen und den Aussagen von Patienten, Angehörigen, Pflegenden
- Nachvollziehbarkeit der Pflegedokumentation
- Eigenverantwortlicher Tätigkeitsbereich (§ 14 GuKG[15]): Vollständigkeit der Pflegeprozessschritte, Berücksichtigung psychosozialer Aspekte, Pflegeschwerpunkte, Pflegemodelle, Rahmenstandards
- Mitverantwortlicher Tätigkeitsbereich (§ 15 GuKG): Besteht Klarheit in der Dokumentation des mitverantwortlichen Tätigkeitsbereiches des gehobenen Dienstes für Gesundheits- und Krankenpflege (Dokumentation der ärztlichen Anordnungen und der Durchführung, Dokumentation der Durchführung durch Pflegehelfer)
- Interdisziplinärer Tätigkeitsbereich (§ 16 GuKG): Mitwirkung bei der Krankheitsverhütung und der Gesundheitsförderung, Vorbereitung der Entlassung und Hilfestellung bei der Weiterbetreuung, Gesundheitsberatung, Beratung für die Betreuung während und nach einer physischen und psychischen Erkrankung, Pflegevisiten

Stationsbezogene Aspekte

Gesamteindruck der Räumlichkeiten

- Platzangebot
- Raumgröße
- Sauberkeit
- Geruch

15 Alle angegebenen Paragrafen beziehen sich auf das Österreichische Bundesgesetz für Gesundheits- und Krankenpflege (GuKG)

- Reinigungspläne (Reinigung erfolgt durch hauseigenes Personal oder durch angemietetes Personal)
- Anzahl und Ausstattung der WC-Anlagen, Duschen, Badezimmer und die dazugehörigen Hilfsmittel (z. B. Duschsitz, WC-Sitzerhöhung, Badewannen-Lifter)

Sachmittelausstattung des Pflegebereiches

- Pflegeutensilien und Pflegehilfsmittel
- Bettwäsche, Decken, Pölster, Handtücher, etc.
- Wäschereinigung intern oder extern z. B. durch eine Fremdfirma
- Pflegeprodukte
- Inkontinenzprodukte
- Lagerungshilfsmittel (z. B. Kissen in unterschiedlichen Größen und Formen, Schaumstoffkissen, sonstige Weichlagerungsmaterialien)
- Lagerungssysteme (z. B. Materialien zur Druckminderung und Materialien zur Druckentlastung wie Spezialmatratzen, groß- oder kleinzellige Wechseldruckmatratzen, Spezialbetten)
- Verbandsmaterialien, Lagerhaltung, Trennung in steril – unsteril, Arten und Einsatz von Einmalhandschuhen, etc.
- Desinfektion und Sterilisation und die Möglichkeiten dazu: vorhandene Desinfektionsmittelspender, zweckmäßige Anwendung, Umgang mit Sterilgut (z. B. Lagerhaltung von Sterilgut und Ablaufdatum)
- Mobilisationshilfen (z. B. Unterarmstützkrücken, reziprokes Gehgestell, Rollator, Rollstuhl)
- Notfallausrüstung (z. B. Notfallkoffer, Überprüfungsplan)

Patientenbezogene Aspekte

- Allgemeines Erscheinungsbild der Patienten am Beispiel der Körperpflege, der Kleidung, der Haut- und Hautanhangsgebilde (Haare, Nägel)
- Aktivierungsmaßnahmen bei beeinträchtigter körperlicher Mobilität am Beispiel von Gehübungen, Rollstuhlhandling, Lagerung im Sitzen
- Angebot und Erreichbarkeit von Getränken
- Verwendung und Funktionalität von Hilfsmitteln wie Hörgeräte, Brillen, Zahnprothesen
- Erreichbarkeit und Funktion der Patientenrufanlage
- Freiheitseinschränkende Maßnahmen
- Ort- und Zeitpunkt der Essenseinnahme
- Ernährungszustand, Essensauswahl, Diäten, Ernährungsberatung

Einschätzung und Beobachtung spezieller Patientensituationen

- Zustand der Mundschleimhaut, der Zunge, der Lippen
- Hautbeschaffenheit
- Zustand der Fingernägel, Zehennägel
- Haarpflege
- Einschätzung des Risikos eines möglichen Hautdefektes (Dekubitus). Werden dazu Einschätzungsskalen verwendet, wie die erweiterte Norton-Skala, Braden-Skala oder andere?
- Maßnahmen zur Dekubitusprophylaxe. Gibt es einen Lagerungsplan?
- Sichtbare Hautdefekte bzw. Hautveränderungen
- Zielgerichtete Anwendung von Maßnahmen und Hilfsmittel zur Verhinderung von Kontrakturen und Liegeschmerzen
- Zielgerichtete Anwendung von Maßnahmen und Hilfsmittel zur Verhinderung von Thrombosen
- Zielgerichtete Anwendung von Maßnahmen und Hilfsmittel zur Verhinderung von Pneumonien
- Flüssigkeitsbilanzierung
- Zielgerichteter Einsatz von Inkontinenzprodukten
- Anwendung von Harnableitungssystemen
- Maßnahmen zur Obstipationsprophylaxe
- Maßnahmen zur Kommunikationsförderung (verbal und nonverbal)
- Anwendung bestimmter Scores zur Einschätzung von Suizidgefahr, von Schmerzen, Ängsten etc.
- Übereinstimmungen der Beobachtungen bzw. Angaben mit der Pflegedokumentation

Beispiele für Fragestellungen in Pflegegutachten

Beispiel Dekubitusproblematik

Im Auftrag der Patientenanwaltschaft XY ist ein gesundheits- und krankenpflegerisches Sachverständigengutachten im Schadensfall Frau M. R., geb. am 21.07.1939 zu folgenden aufgetragenen Fragen zu erstatten:

- Entsprachen die Leistungen der Gesundheits- und Krankenpflege dem heutigen Stand der Pflegewissenschaft, im Sinne der gebotenen Sorgfalt?
- Sind die Dekubitalulzerationen im Zusammenhang mit Pflegefehlern entstanden?
- Hätte das Entstehen der Dekubitalulzerationen durch die Pflege verhindert werden können?

Beispiel Sturz mit Verletzungsfolge

Im Auftrag des Landesgerichts für XY ist ein gesundheits- und krankenpflegerisches Sachverständigengutachten im Schadensfall B. S., geb. am 6. Jänner 1940, zu folgenden aufgetragenen Fragen zu erstatten:

- Entsprachen die Leistungen der Gesundheits- und Krankenpflege dem heutigen Stand der Pflegewissenschaft, im Sinne der gebotenen Sorgfalt?
- Sind die im unfallkausalen Zusammenhang entstandenen Verletzungen der Patientin durch einen Pflegefehler entstanden?
- Hätte der Sturz und die in Zusammenhang stehenden Verletzungsfolgen durch eine systematisch geplante pflegeprozessorientierte Pflege verhindert werden können?
- Hätte die diplomierte Gesundheits- und Krankenschwester die Patientin während des Toilettengangs, unter Berücksichtigung der vorliegenden Dienstanweisung, verlassen und damit unbeaufsichtigt lassen dürfen?
- Wäre der Sturz und seine Folgen im gegenständlichen Ausmaß durch die ständige Anwesenheit einer Pflegenden bei der Patientin zu verhindern gewesen?

Lerntipps und Übungsvorschläge

Versuche mit Hilfe des Pflegevisitenformulars zu überprüfen, ob die beispielhaft angeführten Pflegediagnosen und die daraus abgeleiteten Pflegeplanungen sorgfältig und nachvollziehbar beschrieben sind.

Überlege diesbezüglich Verbesserungsvorschläge und erläutere, welche Zusatzinformationen für die Modifizierung der Planung notwendig sind.

Diskutiere diese Beispiele mit Kollegen.

P: Mangelernährung S: ist sehr dünn, hat Gewicht verloren	Frau A. nimmt Gewicht zu	Regelmäßige Gewichtskontrolle Gespräche anbieten Zum Essen motivieren
P: Fr. B. ist immobil	Frau B. ist mobil	Täglich Mobilisieren

Kapitel 8

EDV in der Pflege

Wenn wir berichten, warum Pflegende tätig werden,
müssen wir klingen, wie ein Chor!
Mit einer Sprachverwirrung wie beim Turmbau von Babel
wird man uns nicht ernst nehmen!
unbekannter Autor

Lernziele

Nach dem Studium des Kapitels bist du fähig:
- die Bedeutung der EDV für die Pflege zu erläutern.
- die Einsatzbereiche und die Möglichkeiten der EDV in der Pflege zu beschreiben.
- Voraussetzungen für den EDV-Einsatz in der Pflege zu nennen.

Inhaltsübersicht

Kernaussage

EDV-Pflegesysteme bieten:
- Unterstützung der Pflegenden in allen Schritten des Pflegeprozesses
- Unterstützung bei der Einhaltung und Überprüfung von festgelegten, strukturierten Abläufen
- schnelle Dokumentation und rasche Informationsweitergabe
- schnelles Speichern und Abrufen von Patienteninformationen
- permanente Verfügbarkeit der aktuellsten Patienteninformationen an jedem EDV-gestützten Arbeitsplatz (verschiedene Berufsgruppen an verschiedenen Orten zur gleichen Zeit)
- schnelle und effiziente Dokumentation
- gute Lesbarkeit der Patientendokumentation
- die Möglichkeit zum Vergleich von großen Datenmengen über Patienten
- die Datenbasis, um Forschung und Entwicklung in der Pflege zu betreiben
- Generieren von Standardformularen und automatisches Ausfüllen von bereits bekannten Informationen, z. B. Namen, Arzneimitteldaten oder andere bereits erhobene Parameter in Transferierungsbriefen, Entlassungsbriefen etc.

Die Bedeutung von EDV in der Pflege

Computer sind in unserer Zeit allgegenwärtig. Nutze deine Kreativität dazu, die neue Technologie bestmöglich einzusetzen und mitzugestalten, sodass sie deinen Anforderungen gerecht wird und dir die tägliche Arbeit erleichtert. Versuche, sich der EDV-Unterstützung zu entziehen sind unrealistisch.

Der EDV-Einsatz in Krankenhäusern ist inzwischen selbstverständlich und dient dazu, verschiedenste klinische Tätigkeiten zu unterstützen. Dabei soll die EDV den Bedürfnissen möglichst vieler Berufsgruppen gerecht werden. Seit Jahren bestehen Bestrebungen auch im Pflegebereich EDV-gestützte Dokumentationen einzusetzen, um damit folgende Ziele zu erreichen:

- die Dokumentation des Pflegeprozesses zu unterstützen,
- die Qualität der Pflegedokumentation zu erhöhen,
- den Arbeitsaufwand zu reduzieren
- die Auswertungsmöglichkeiten zu verbessern

Daten, die in der Pflegepraxis von Bedeutung sind, werden identifiziert, gesammelt, verwaltet und verarbeitet. Die wachsende Rolle des EDV-Einsatzes in der Pflege zeigt sich daran, dass sich das Fach „Pflegeinformatik“ an Instituten, Hochschulen und Universitäten zu einer eigenständigen Disziplin entwickelt hat. Pflegedokumentationen enthalten riesige Mengen an wertvollen Informationen über die klinische Praxis. Mit ihrer Hilfe können fundierte Entscheidungen getroffen sowie Forschung und Entwicklung betrieben werden.

Wer nicht innovativ ist, fällt zurück und
muss früher oder später aufgeben!
Eglau et al.

Der Verfügbarkeit von pflegebezogenen Daten wird in Zukunft für einzelne Häuser, Gemeinden, Länder, Staaten und auch auf internationaler Ebene (EU, WHO) eine große Bedeutung für gesundheitspolitische Entscheidungen haben. Davon betroffen sind etwa Fragen der Finanzierung oder der Bereitstellungen von personellen und institutionellen Ressourcen. Die Pflege hat bei der Erarbeitung dieser Datenbanken eine gute Möglichkeit, die Art und den Umfang der erhobenen Daten mitzubestimmen. Dies stellt für die Pflege eine große Chance dar, sich in der gesundheitspolitischen Diskussion zu positionieren. Die EDV-gestützte Pflegedokumentation kann durch die Integration pflegerischer Daten in die elektronische Patientenakte einen wichtigen Beitrag zum Selbstverständnis und zur Wahrnehmung der Pflege leisten.

Im Zusammenhang mit dem EDV-Einsatz wird eine Vereinheitlichung der erhobenen Pflegedaten angestrebt, damit die Daten vom einzelnen Patienten bis hin zur nationalen oder international Ebene für die Professionalisierung der Pflege verfügbar sind.

Ein „Nursing Minimum Data Set" (NMDS) ist ein System zur standardisierten Sammlung grundlegender Pflegedaten. Es enthält alle jene Daten, die bei jedem Patienten erhoben werden sollen. Dabei steht es natürlich allen Einrichtungen frei, mehr Daten zu sammeln, als im Nursing Minimum Data Set enthalten sind.

Ein NMDS umfasst alle Arten von Informationen, die von der Mehrzahl der Pflegenden in den unterschiedlichen Pflegebereichen benutzt werden. Dazu gehören z. B. Pflegediagnosen, Pflegeziele, Pflegemaßnahmen und demographische Patientendaten (z. B. Geschlecht, Geburtsjahr). In einem NMDS werden anonymisierte Informationen verwendet, um den Anforderungen des Datenschutzes gerecht zu werden. Es ist geplant, diese Informationen in abrufbarer Form in EDV-Datenbanken zu speichern und zu verarbeiten[1].

Die Anwendung der NMDS in großem Stil könnte dem Pflegepersonal einen größeren Einfluss auf Entscheidungen in der Gesundheitspolitik verschaffen.

Beispiel: NMDS in Belgien[2]:
In Belgien gibt es seit 1988 für alle allgemeinen Krankenhäuser eine gesetzliche Verpflichtung zur Sammlung von Pflegedaten im Rahmen eines NMDS. Diese Daten werden nicht laufend, sondern stichprobenartig 4 × im Jahr erhoben. Im Jahr 2003 standen bereits Daten von über 5 Millionen Patienten in einer Datenbank zur Verfügung.
Diese Informationen werden beispielsweise verwendet, um die Budgets der Krankenanstalten festzusetzen, wobei die Pflegedaten ein wesentliches Kriterium für die Zuteilung finanzieller Mittel darstellen. Manche Häuser ziehen die Daten des belgischen NMDS zur Personalbedarfsplanung heran. Die Forschung kann anhand der umfangreichen Datenbank Vermutungen über Entwicklungen im Gesundheitssystem auf ihre Richtigkeit prüfen und liefert damit wesentliche Grundlagen für politische Entscheidungen, die das Gesundheitssystem betreffen.

Um den Vorbehalten gegenüber der Pflegeprozessdokumentation und den Ängsten gegenüber dem EDV-Einsatz in der Krankenpflege entgegen zu treten, ist es wichtig den Pflegenden die Beschäftigung mit den Veränderungen in der Dokumentation zu ermöglichen. Die Bereitschaft der Pflegenden sich auf etwas Neues einzulassen, stellt eine wesentliche Voraussetzung für den erfolgreichen Einsatz von EDV in der Pflege dar. Werden jene Pflegende, die mit den EDV-Programmen auf den Stationen arbeiten, in die Entwicklung von standardisierten elektronischen Pflegeplänen, Formblätter, Skalen etc. eingebunden, ist mit einer

1 Nähere englischsprachige Informationen zum Thema „NMDS" finden sich z. B. auf einer Internetseite der Universität Iowa: http://www.nursing.uiowa.edu/sites/NI/research_frm.htm

2 Sermeus/Evers/van den Heede 2003

hohen Akzeptanz in der Praxis zu rechnen. Diese Tatsache hat sich bei der Implementierung von EDV-Pflegesystemen in der Vergangenheit mehrfach bestätigt.

Erfahrungen aus der Praxis

Bei der Einführung von standardisierten EDV-Pflegeplänen wurden an unterschiedlichen Stationen beobachtet, dass sich die Pflegenden zu Beginn eher an medizinischen Begriffen orientierten (z. B. Pflege bei Myocardinfarkt, Polytoxikomanie) (Stefan 2003). Bereits nach wenigen Wochen wurden in der Arbeit mit der EDV zunehmend pflegerische Aspekte beschrieben (z. B. Hautzustände, Mobilität, Selbstwertgefühl, Interaktionsmuster). Dadurch wurden die Pflegeplanungen weniger krankheitsorientiert und stärker pflegephänomenologisch gestaltet. Die EDV-gestützte Pflegedokumentation ermutigt die Pflegenden dazu, sich differenziert mit dem Pflegeprozess und der individuellen Pflegeplanung auseinander zu setzen. Die EDV-gestützte Pflegedokumentation eröffnet viele Möglichkeiten in der Weiterverarbeitung und Auswertung von pflegerischen Daten. Sie stellt eine Grundlage für die Pflegeforschung und für das Pflegemanagement dar, da eine standardisierte Sprache und Fachterminologie verwendet wird. Die Verbesserung der Qualität der Pflegedokumentation ist zudem eine qualitätssichernde Maßnahme (vgl. Kapitel 6: Evaluation). Wichtige Faktoren für eine erfolgreiche Einführung von EDV-Unterstützung in der Pflege ist die genaue Planung und die Berücksichtigung stationärer Besonderheiten, sowie die Motivation der Mitarbeiter.

! Bei der Einführung von EDV kann die Pflege von den Erfahrungen anderer Berufsgruppen profitieren.

Der Umgang mit EDV wird in der Pflege – wie in anderen Berufen auch – zunehmend zum fixen Bestandteil des Aufgabenbereichs. Eine ablehnende Haltung gegenüber der EDV-Entwicklung ist mit einer Ablehnung neuer Technologien in der Automobilindustrie zu vergleichen.

Aufgabenstellungen und Denkanstöße
In der Automobilindustrie wird die neueste Technologie für erhöhte Sicherheit und Komfort genutzt. Als Kunden verlangen wir alle den Einsatz der bestmöglichen Technologie. Menschen, die aktuell oder möglicherweise in Zukunft als Patienten mit Pflegenden in Kontakt kommen, fordern mit dem gleichen Recht den Einsatz der bestmöglichen Mittel für ihre Gesundheit.
Überlege, wo die EDV in deinem Bereich unterstützend eingesetzt werden kann!
Welche Vorteile könnte der EDV-Einsatz deiner Meinung nach für Pflegende und Patienten haben?

Der Einsatz von EDV-Pflegedokumentationssystemen im Pflegeprozess

Untersuchungen und Befragungen zeigen, dass Pflegende bis zu 50% ihrer Zeit mit Dokumentation und Administration verbringen. Bis zu 30% der gesamten Arbeitszeit wird für die Pflegedokumentation verwendet. EDV-Systeme können diesen Prozess verkürzen. Die Erfahrungen der Autoren zeigen, dass Pflegende, die bereits mit komplexen und anwenderfreundlichen EDV-Programmen arbeiten, die Vorteile zu schätzen wissen. Einen Umstieg auf handgeschriebene Dokumentationen ist für diese Pflegenden nicht mehr vorstellbar.

Der Pflegeprozess und seine Teilbereiche bieten Möglichkeiten, Zeit durch Standardisierung von Arbeitsschritten zu sparen, ohne die Individualität der Patienten zu vernachlässigen[3].

Im Folgenden werden die Aufgaben der EDV in den einzelnen Elementen des Pflegeprozesses beleuchtet.

Assessment

Im Rahmen des Beziehungsaufbaus zum Patienten erfolgt die Ersteinschätzung. Das Assessment beinhaltet Aufnahmeinformationen wie Gesundheitszustand, Hauptsymptome, ursächliche Zusammenhänge, Ressourcen etc. Diese Daten werden, vergleichbar mit einem Anamnesebogen, in den Computer eingegeben. Das EDV-Programm ersetzt bei der Dokumentation des Assessments den handschriftlichen Anamnesebogen, wobei bestimmte Fragestellungen als Pflichtfelder

3 vgl. Kapitel 5: Pflegeplanung, Abschnitt „Standard für Pflegemaßnahmen“ und Abschnitt „Standardpflegepläne“

in der EDV-Dokumentation vorgegeben sind und daher nicht vergessen werden können. Manche EDV-Systeme bieten dazu vorgefertigte Fragestellungen und Assessmentabläufe, die sich an verschiedenen Denkrichtungen und Modellen der Pflege orientieren.

Die konkrete Einbindung des EDV-Systems in den Ablauf des Assessments kann so unterschiedlich ausfallen, wie dies bei der Anwendung von handschriftlichen Assessmentbögen der Fall ist.

Beispiele:
- Daten werden während des Gesprächs in das EDV-Pflegedokumentationssystem eingegeben.
- Die Dateneingabe erfolgt im Anschluss an das Gespräch.

Pflegediagnosen

Nach Eingabe der Assessmentdaten in das EDV-System werden vom Programm verschiedene Pflegediagnosen vorgeschlagen. Die meisten Programme listen die Pflegediagnosen nach unterschiedlichen Klassifikationssystemen auf. Die Pflegenden wählen aufgrund ihrer klinischen Urteilskraft die passenden Pflegediagnosen aus. Zur Unterstützung bei der Festlegung der passenden Pflegediagnose bietet das EDV-System eine rasche Übersicht über mögliche Pflegediagnosen und deren Hintergrundinformationen (Definition, Ätiologie, Symptome, Risikofaktoren, Voraussetzungen). Das Suchen in Textbüchern entfällt dadurch großteils.

Für eine weiterführende Datenverarbeitung und Datenabfrage ist eine Codierung der Diagnosentitel, eine Codierung der einzelnen Ätiologien/Risikofaktoren und eine Codierung der einzelnen Symptome notwendig. Zusätzlich ist zu diesen codierten Ätiologien/Risikofaktoren und Symptomen eine Freitexteingabe zur weiteren Konkretisierung sinnvoll. Findet diese Codierung nicht statt, ist eine Auswertung der gesammelten Pflegediagnosen, Ätiologien und Symptomen nicht möglich.

Planung

Standardisierte Pflegepläne können rasch gesichtet und in die individuelle Planung eines Patienten einbezogen werden. Dies ermöglicht ein kontinuierliches Vorgehen innerhalb eines Pflegeteams. Durch den EDV-Einsatz stehen allen Pflegenden evaluierte und standardisierte Pflegepläne zur Verfügung. Dies stellt sicher, dass alle Pflegenden über die gleichen Standards verfügen, welche für die Verwendung im EDV-System genehmigt wurden.

Pflegeziele und Pflegemaßnahme können auf Basis des Gesamtwissens aller Pflegenden einer Funktionseinheit ausgewählt werden. Das bedeutet, dass zu einer Pflegediagnose Vorschläge oder sogenannte „Hitlisten" von Planungsvarianten angeführt werden, die bereits mit Erfolg angewendet wurden. Pflegeziele und Pflegemaßnahmen großer Patientenpopulationen können auf diese Art per EDV erfasst und z. B. der Pflegewissenschaft für ihre Forschungen zur Verfügung gestellt werden. Der EDV-Einsatz stellt der Wissenschaft umfassende Daten zur Verfügung und ermöglicht die raschere Gewinnung von Ergebnissen, im Vergleich zu Forschungsprojekten, bei denen Pflegedokumentationen handschriftlich verfasst und analysiert werden.

Für eine weiterführende Datenverarbeitung und Datenabfrage ist eine Codierung der Pflegeziele und Pflegemaßnahmen erforderlich. Das Softwareprogramm muss so ausgestattet sein, dass Klassifikationen für Pflegeziele (NOC – nursing outcome classification) und Klassifikationen für Pflegemaßnahmen (NIC – nursing intervention classification) übernommen werden können. Weist das EDV-System diese Möglichkeiten auf, können sowohl für einzelne Patienten als auch für Organisationseinheiten (z. B. Stationen, Abteilungen) Leistungserfassungen, Leistungsbeurteilungen und Leistungsnachweise durchgeführt werden.

Durchführung

Durchgeführte Maßnahmen werden dokumentiert und durch den Einstieg ins EDV-System automatisch über den individuellen User[4] vidiert. Verlaufsprotokolle können geordnet und ausgedruckt werden. Erinnerungen für geplante Maßnahmen (Vitalzeichenkontrolle, Gespräche, Gehübungen etc.) werden signalisiert. Tages- und Wochenprotokolle erleichtern die Planung und verhindern Überschneidungen. Informationen können auf einfachem Wege auch anderen Stationen, Ambulanzen und Bereichen zugänglich gemacht werden. Dies ist beispielsweise bei Verlegungen ein großer Vorteil. Apothekenbestellungen werden automatisch weitergeleitet. Für Entlassungs- und Transferierungsberichte wird automatisch der aktuelle Status aufgelistet. Für individuell notwendige Ergänzungen können Textfelder mit den Kommentaren der Pflegenden hinzugefügt werden.

Evaluation

Erfolgreiche Pflegemaßnahmen, mit denen erwartete Ergebnissen häufig erreicht werden, können mittels EDV-Daten leicht eruiert und weiterempfohlen werden. Weniger erfolgreiche Vorgehensweisen können ebenso erkannt und ausgeschieden werden. Die abgestufte Bewertung der erwarteten Pflegeziele im Rahmen

4 Jede Person, die ein Computersystem nutzt, erhält einen eigenen Benutzernamen, unter dem sich die Person im EDV-System anmeldet. Diesen Benutzernamen nennt man auch „User"

der Evaluierung, wie dies bei NOC (nursing outcome classification) der Fall ist, bietet darüber hinaus Anhaltspunkte für die Pflegequalitätsbestimmung.

Die Bewertung der einzelnen Schritte im Pflegeprozess kann anhand von Evaluationskriterien vorgenommen und gespeichert werden. Es ist möglich zu prüfen, ob die Pflegeziele der „RUMBA Regel" entsprechen (vgl. Kapitel 4: Pflegeplanung, Abschnitt „Merkmale von Pflegezielen") oder ob Pflegediagnosen konkret und nachvollziehbar beschrieben sind.

Durch die EDV-Anwendung wird der systematische Vergleich der unterschiedlichsten Merkmale möglich. Es können Zeitreihen erstellt werden, um Entwicklungen darzustellen, ebenso wie Vergleiche zwischen Organisationseinheiten oder unterschiedlichen Pflegeinterventionen.

EDV-Einsatz und Verantwortung

In allen Bereichen des Pflegeprozesses gilt, dass die vom EDV-System empfohlenen Inhalte nochmals einer kritischen und aufmerksamen Beurteilung durch die Pflegenden bedürfen, bevor sie abgespeichert werden. Dabei werden folgende Fragen gestellt:

- Inwieweit stimmt die EDV-Vorgabe und die vorgegebene Patientensituation überein?
- Was muss bei diesen EDV-Daten ergänzt werden (z. B. vorgegebener Pflegeplan)?

Es bedarf eines kritischen und wachen Geistes in der Pflege, um die EDV sinnvoll und bedarfsorientiert einsetzen zu können. EDV-Anwendungen sind nur dann nützlich, wenn Pflegende die Fähigkeit besitzen, die Daten und die Situation des Patienten im Kontext der tatsächlichen Situation eigenständig zu analysieren und zu interpretieren. Dies ist eine der Kernkompetenzen der professionellen Pflege!

! Nutze dein eigenes Wissen und Denken, besonders in kritischen, akuten Situationen.

Beispiel: Das EDV-System empfiehlt GuKS Stein Pflegemaßnahmen. Bevor sie die Vorschläge übernimmt, überprüft sie, ob die Maßnahmen für den Patienten wirklich zielführend sind.

! Der Computer und das EDV-System können und dürfen nicht das eigene Denken ersetzen! Die Verantwortung für die Pflegehandlungen verbleibt immer bei den Pflegenden und kann nicht an die EDV delegiert werden.

Anforderungen an eine EDV-gestützte Pflegedokumentation

Damit eine EDV-gestützte Pflegedokumentation in der Praxis verwendbar ist, muss sie verschiedene Kriterien erfüllen. Vor der Entscheidung für ein bestimmtes Produkt wird darauf geachtet, ob die erwarteten Voraussetzungen erfüllt werden. Die Autoren empfehlen folgende Anforderungen an ein EDV-System in die Planung einzubeziehen:

- Klassifikationssysteme wie NANDA (North American Nursing Diagnosis Association), ICNP (International Classification of Nursing Practice), NIC (Nursing Intervention Classification), NOC (Nursing Outcome Classification) sind integrierbar.
- NMDS (Nursing Minimum Data Set) ist integrierbar.
- Codierungen bei Pflegediagnosentiteln, Ätiologien, Symptomen, Pflegezielen und Pflegemaßnahmen werden vor Inbetriebnahme durchgeführt und ermöglichen eine statistische Auswertung.
- Vorlagen sind individuell ergänzbar – d. h. es müssen Freifelder vorhanden sein, damit individuelle Kommentare eingefügt werden können, um von abstrakten Begrifflichkeiten zu konkreten Situationsbeschreibungen zu gelangen. Die individuelle Patientensituation kann so abgebildet werden und es entsteht ein klareres Bild über die tatsächliche Situation.

  Beispiel: Bei der NANDA-Pflegediagnose „Angst" findet sich die Ätiologie „entwicklungsbedingte Krise", die im EDV-System codiert ist. Der Codierung „entwicklungsbedingte Krise" wird ein Freitextfeld zugeordnet, in dem die notwendige weiterführende und konkrete Beschreibung der Situation möglich ist. Das gleiche Prinzip gilt für die Symptombeschreibung.

- Bei den Dienstübergaben ist eine rasche Übersicht über die Pflegeplanung und den Pflegebericht der letzten 24 Stunden gewährleistet (wenn möglich, in Form einer übersichtlichen Darstellung/Ansicht).
- Klassifikationen sind in Entwicklung stehende Ordnungssysteme, die weiterentwickelt werden. Das EDV-Programm benötigt die Möglichkeit zur zukünftigen Anpassung an Weiterentwicklungen. Die Frage nach Erweiterungsmöglichkeiten und Anpassungen des EDV-Systems an den jeweils aktuellen Stand der Klassifikationen soll vorab mit dem Anbieter geklärt werden.
- Das Mapping[5] der Klassifikationssysteme in die Referenzklassifikationen von NURSING data und das Mapping von NIC in Leistungserfassungsinstrumente sollte möglich sein.

---

5 „Mapping" bezeichnet das Übertragen von Informationen aus einem Ordnungssystem in die passenden Einteilungen eines anderen Ordnungssystems. Die Informationen bleiben dabei gleich, nur die Systematik ihrer Ordnung wird verändert

Die wichtigsten Empfehlungen auf einen Blick

Beruhend auf der Erfahrung der Autoren sollten vor der Einführung eines EDV-Systems folgende Punkte vorhanden sein oder geklärt werden:

Zur Datenverarbeitung

- Welches Ordnungssystem für die Pflegedokumentation? Möglich sind z. B. NANDA, NIC und NOC, ICNP (Interface-Terminologien).
- Lizenzrechte, Kosten und die Verfügbarkeit des gewählten Ordnungssystems sind abzuklären (z. B. NANDA, NIC und NOC, ICNP). Dabei sind insbesondere die Rechte für die deutsche Übersetzung zu berücksichtigen.
- Sind Vernetzungen (Schnittstellen) zwischen den Ordnungssystemen vorgesehen (z. B. Einsatz von NANDA, NIC und NOC in verknüpfter Form in der Pflegedokumentation)?
- Sind Verknüpfungen zu Referenzterminologien, insbesondere SNOMED CT und ICNP möglich?.
- Sind die ISO-Standards für Pflegediagnosen und Pflegeinterventionen berücksichtigt?
- Sind Verknüpfungen zu den im Projekt NURSING data in Entwicklung stehenden Referenzklassifikationen und den vorhandenen Nursing Minimum Data Sets (NMDS) möglich?
- Sind Verknüpfungen zu Leistungserfassungs- und Personalbedarfsinstrumenten (LEP, PPR, Psych PV, PLAISIR) möglich?
- Sind Freitexte, zumindest zu Beginn, dort möglich, wo genormte Einträge anhand der Klassifikationssysteme in die Pflegedokumentation erwünscht sind?
- Besteht die Möglichkeit zur systematischen Auswertung von Freitextfeldern? Sind die Ergebnisse für die Weiterentwicklung und Ausbildung einzusetzen?

Anforderungen an die Flexibilität des EDV-Systems

- Je nach Aufgabenbereich einer Organisationseinheit muss das EDV-System in der Lage sein, einen Teilkatalog der am häufigsten verwendeten Pflegediagnosen zu erstellen.
- Eine verständliche, praxisorientierte Hilfedatei für die Unterstützung der Mitarbeiter im Umgang mit dem EDV-System ist unabdingbar (Funktionalität von Eingabemasken, Symbolerklärung …), siehe auch Abschnitt „Hilfedatei/Begleitdokumentation zur elektronischen Krankengeschichte“.
- Inhaltliche Adaptionen des EDV-Systems an neue Abläufe in der Organisationseinheit (z. B. Aufnahme von neuen Formularen mit neuen Datenfeldern,

neue Pflegediagnosen) müssen durch speziell geschulte Pflegende (Administratoren, Key-User) ins System integrierbar sein.

- Das EDV-System muss so gestaltet sein, dass Anpassungen an Neu- und Weiterentwicklungen der Pflege (z. B. neue Pflegediagnosen, Aktualisierung von Ätiologien und Symptomen bestehender Pflegediagnosen, Leistungskataloge, neue Empfehlungen für Maßnahmen und Skalen) in das bestehende System integrierbar sind. Dabei ist darauf zu achten, dass bestehende Daten und Codierungen bei der Aktualisierung nicht verändert werden. Veränderte Codierungen machen eine Abfrage, die auf Daten vor dem Aktualisierungszeitpunkt zugreift, unmöglich.

Funktionale Anforderungen

- Der Ablauf des Pflegeprozesses im EDV-System wird durch die Auswahl einer Pflegediagnose begonnen. Dies kann entweder über das Pflegeassessment (bei der Aufnahme, oder dem Assessmentgespräch) oder über die Auswahl einer Pflegediagnose aus einem Katalog (Evaluierung, Erstellung neuer Pflegediagnosen während der Betreuung) erfolgen.
- Für jede gestellte Pflegediagnose wird ein vordefinierter Ablauf der Informationserfassung absolviert (Pflegediagnosetitel – Ätiologie – Symptome – Pflegeziele – Pflegemaßnahmen). Das EDV-System führt hierarchisch strukturiert durch den Ablauf und erlaubt den Wechsel zum nächsten Schritt nur, wenn die notwendigen Pflichtfelder des aktuellen Schrittes ausgefüllt sind (Kontrolle der Vollständigkeit).
- Bei der Planung der Maßnahmen werden nähere Spezifikationen der Maßnahme einzeln erfasst (z. B. Zeitraum, Frequenz, Dauer, Bemerkungen). Dies ermöglicht eine systematische Auswertung der Pflegemaßnahmen und dient unter anderem auch der Aufwands- und Leistungsdarstellung.
- Bei der Dokumentation der Durchführung sind gesonderte Eingabemasken für Standardmaßnahmen vorhanden (z. B. bei der Maßnahme „Messen der Körpertemperatur" erscheint ein Eingabefeld, in das Art, Wert und Zeitpunkt der Messung eingetragen werden). Auch die Möglichkeit zur Begründung der Nichtdurchführung einer Maßnahme ist vorhanden.
- Ein maßgebliches Entscheidungskriterium für oder gegen ein Softwareprodukt ist die „Eleganz der Umsetzung". Das bedeutet eine übersichtliche und benutzerfreundliche Gestaltung der Bedieneroberfläche, der Auswahlmenüs und Eingabefelder. Beispielsweise werden in Feldern, in die nur Zahlen eingegeben werden sollen, nur numerische Eingaben akzeptiert oder häufig vorkommende Inhalte werden bereits als Auswahlmöglichkeit angeboten.
- Einsicht in relevante Bereiche des EDV-dokumentierten Pflegeprozesses ist auch für andere Berufsgruppen möglich (Leseberechtigung).

Zur Struktur des KIS (Krankenhausinformationssystems), insbesondere der Pflegedokumentation

- Die EDV-Pflegedokumentation wird nicht isoliert betracht, sondern im Kontext der übergeordneten Patientendokumentation unter Miteinbezug aller Nahtstellen zu den ärztlichen Bereichen, Labor, Apotheke, dem Bestellwesen usw.
- Die Struktur des Pflegeprozesses ist dem Programm hinterlegt.
- Hilfsinstrumente, wie Checklisten, Assessmentinstrumente, Standardpflegepläne, Problemlisten usw. sind vorhanden.
- Das Kurvenblatt wird interdisziplinär erarbeitet.
- Die Terminverwaltung für die Durchführung sämtlicher Maßnahmen des multiprofessionellen Betreuungsteams erfolgt in einem gemeinsamen „Patiententerminkalender" und ist täglich sowie wöchentlich darstellbar.
- Die Struktur ist grundsätzlich flexibel aufgebaut, damit später neue Nahtstellen und Strukturelemente hinzugefügt werden können.

Zur Handhabung des KIS (Krankenhausinformationssystems), insbesondere der Pflegedokumentation werden organisationsintern verbindliche Regeln erstellt:
- Klare Richtlinien zur Dokumentationspflicht
- Regeln bezüglich User-Rechte, Leserechte, Verantwortlichkeiten für die Datenerfassung, das Bestellwesen usw.
- Berücksichtigung der mobilen Datenerfassung (z. B. Laptops, Palm-Geräte etc.)

Das Pflichtenheft

Im Pflichtenheft werden alle als wichtig definierten Prozesse im Einsatzbereich vermerkt. Es enthält alle Anforderungen, die an das EDV-System gestellt werden. Das Pflichtenheft wird vor der Auftragsvergabe erstellt und ist Grundlage für den Leistungsvertrag mit dem EDV-Anbieter.

! Je klarer und konkreter das Pflichtenheft ist, desto genauer kann die erbrachte Leistung des EDV-Anbieters kontrolliert und die vollständige Erfüllung des Auftrages (ohne Mehrkosten) eingefordert werden.

Nicht im Pflichtenheft berücksichtigte Funktionen und Abläufe werden von den EDV-Anbietern nach Leistungserbringung gesondert verrechnet.

Ausschnitt aus einem Pflichtenheft

Modul für den pflegerischen Arbeitsplatz Pflegerische Dokumentation / Unterstützung des Pflegeprozesses
Pflegeanamnese
Einmalige Stammdatenerhebung
Strukturierung der Pflegeanamnese entsprechend der Kategorien des zugrundeliegenden Pflegemodells bzw. der hinterlegten Pflegestandards
mit Bereich, Art und Umfang der Beeinträchtigungen und die Fähigkeiten (Ressourcen)
Einrichtung und Verknüpfung von Katalogen
Katalog „Pflegeprobleme" z. B. NANDA
Katalog „Pflegeziele" z. B.NOC
Katalog „Pflegemaßnahmen" z. B. NIC, ICNP
Gruppenbildung in den Katalogen möglich
Verknüpfung dieser Kataloge möglich
Dialoggestützte Verwaltung von krankheitsartbezogenen und krankheitsübergreifenden Pflegestandards
Pflegestandards bereichsspezifisch und allgemein hinterlegbar
dialoggestützte Aktualisierung der Pflegestandards
freie Textbausteine, Nachbearbeitung muss möglich sein
Dialoggestützte Verwaltung von Stations-, Abteilungs-, Klinikstandards
z. B. RV1 Forensik, Entfernung, Entlassung gegen ärztlichen Rat
Pflegemaßnahmen /Standardpflegepläne
Anzeige/Ausdruck der Standardpflegepläne sortiert nach: Krankheitsarten, Fachbereichen
dialoggestützte Erstellung von patientenbezogenen Pflegeplänen (u. a. mit Kopieren von Teilmengen hinterlegter Pflegestandards)
Arbeitsliste: Erstellung zeitbezogen patientenbezogen, gruppenbezogen, stations-/abteilungsbezogen möglich (z. B. Medikations-, Spritzen-, Therapiegruppenlisten)
Pflege-Anordnung mit Aktualitätshinweis
Problembezogene Dokumentation (mit einer Wertungsskala) der durchgeführten Pflegemaßnahmen
Die Dokumentation der durchgeführten Maßnahmen müssen in Bündel/Gruppen möglich sein

Anordnung von medizinischen Leistungen
durch den Arzt: Maßnahmen, Medikamente mit Aktualitätshinweis (akustisch oder optisch)
Anordnung mit Kontrollfunktionen oder Folgeanordnung z. B.: Röntgen-Anordnung -> Systemabfrage: Gravidität
Anordnungen für Medikamente, Maßnahmen (und Kost) können ohne Neuerfassung auf beliebige Tage übertragen werden
Zyklenverwaltung möglich
unterstütztes Pflegemodell
beliebig
wenn nein, welches Pflegemodell wird vorgegeben
Automatische Erinnerung an Termine (mit freier Parametrierung)
Erinnerungshinweise, Untersuchungs-, OP-Termine, Zielkontrolle
Therapieplanung
Schnittstelle oder Integration zu Subsystemen in Funktionsbereichen (z. B. Transportdienst, Spezialdienste)
Risikofaktoren (aus pflegerischer Sicht)
dialoggestützte Verwaltung von Risikofaktoren
Pflegebericht
Unterstützung des pflegerischen Berichtswesens mit Filterfunktion (Problembezogen), Überleitungs- und Entlassungsbogen-Editor
Allergieliste, Risikofaktorenliste
Erstellen, Pflegen und Anzeige der Liste
Alarmfunktion
Anzeige (siehe auch Stationsmanagement)
erledigte/unerledigte Pflegeaktivitäten eines Patienten
Dokumentation mediz. Diagnostik und Therapie
Erfassung und grafische Präsentation der Vitaldaten und weiterer Informationen, die üblicherweise in der Kurve dokumentiert werden
Medikation, Bilanzierung, Trends (Pflegebeobachtungen),
Geschäftsfähigkeit
Verwaltung des Patienteneigentums / RV 8
Dokumentation im Pflegeheim und in den Einrichtungen der sozialen Rehabilitation
PPR automatisches Ableiten der Pflegestufe

Pflegegeldeinstufungen
Automatisches Ableiten der Stufe nach der Psychiatrie-Personalverordnung – PV oder Pflegepersonalregelung PPR
Personalbemessung nach Psych PV /PPR
Pflegediagnosenorientierter Anamnesebogen (Stefan/Allmer/Eberl et al. 2003)
Splitten in Oberbereiche zur Ansicht und Ausfüllen z. B. Luft, Wasser, Nahrung, …
Integration der NANDA Pflegediagnosen insgesamt 168 plus 12 Gesundheitsdiagnosen (Stefan/Allmer/Eberl et al. 2003) Codierung der einzelnen Pflegediagnosen, Codierung der einzelnen Ätiologien, Risikofaktoren und Codierung der einzelnen Symptome. Bei allen Codierungen müssen Freitextfelder zur Konkretisierung vorhanden sein.
Integration von NOC (nursing outcome classification): pro Ziel ein Feld und die Möglichkeit von Auswahl aus dem Klassifikationssystem incl. Rating und individuelle Erstellung
Integration von NIC (nursing intervention classification): pro Maßnahme ein Feld und die Möglichkeit von Auswahl aus dem Klassifikationssystem und individuelle Erstellung
Die Planung muss nach den Spitalskriterien evaluierbar und bewertbar sein
PD Titel müssen beim täglichen Bericht sichtbar sein – Bezugnahme bei der Dienstübergabe (ohne umzuklicken)
PD Titel erscheinen automatisch im Pflegebericht und es kann dazu beschrieben werden wie sich der Patient dabei verhalten hat.
Durchführungsnachweis bei den Maßnahmen
Alles was bei der Durchführung der Maßnahmen geschrieben wurde, muss automatisch in den Pflegebericht übernommen werden
Wochenübersicht
Terminverwaltung – incl. Verknüpfung mit Zuweisung
Pflegeplanung übersichtlich wie gewohnt auf Papierform in 4 Rubriken (PD, Ziele, Maßnahmen, Evaluation)
Pflegeplanung erstellen über Pflegeanamnese und individuell
Pflegeplanung erstellen über Standardpflegepläne – Arbeitsstandards welche von der jeweiligen Station/Abteilung hinterlegt werden mit vorgegebenen PD/Zielen/Maßnahmen
PD/Ziele/Maßnahmen individuell erweiterbar (eine Situation z. B. sedierter Patient im PIB mit einigen PDs und Zielen und Maßnahmen)
Pflegeplanung erstellen mit Übernahme von Pflegediagnosenstandards (eine PD mit vorgegebenen Zielen und Maßnahmen)

Skalen zur Integration:	
	Befindlichkeitsskala (Stefan/Scheuchelbauer)
	Nortonskala
	Erweiterte Nortonskala
	Bradenskala
	Barthelindex
	Sturzrisikoskala/Sturzprotokoll
	SOAS Erhebungsskala (Aggression/Gewalt)
	Broset Risikoskala für Aggression/Gewalt
	Fieberkurve
	Klassifikation nach Jones bei den Selbstpflegedefiziten und bei den Mobilitätsbeeinträchtigungen
Pflegeentlassungsbrief laut Rahmenstandards (offene Pflegediagnosen und Maßnahmen werden automatisch übernommen plus individuelles Freifeld)	
Psych. PV hinterlegt	
PPR hinterlegt	
Pflegegeldeinstufung hinterlegt	
Möglichkeiten der Statistikabfragen über Access und SPSS-Datenbank	
Stationsmanagement	
Verlegung, Entlassung, Notaufnahmen (Bewegungen)	
Auswertungen und Übersichten (siehe auch 7. Präsentationen und Auswertungen)	
	beliebige Auswertungskombinationen aller erfassten Daten
	Zusammenstellung zweckgebundener Daten über Reports (z. B. Laborwerte)
	Leistungsübersicht-Reports (ausbaufähig) z. B. alle auffälligen Befunde, wie viele Pflegevisiten durchgeführt, wie viele ambulante Patienten, wie viele Betreuungen pro Fall …
	Mitgebrachte Befunde müssen einlesbar sein – Einscannen
	Laborkurvenanzeige mit mind. 5 Laborwerten
	Fieberkurve
	patientenbezogene Prozesssicht möglich:
	– zeitlich geordnete Dokumentenanzeige
	– hierarchisch

Auskunftsfunktionen nach verschiedenen Selektionskriterien
– patientenbezogen
– zeitraumbezogen
– erledigte/unerledigte Pflegeaktivitäten eines Patienten
Stationsstatistik (Belegungsstatistik usw.)
Ressourcenverwaltung inklusive Terminplanung /-disposition (Positionen durchstreichen, die nicht abgedeckt sind: z. B. Eintrag, Bestätigung von Reservierungen, Ergänzungen, Verschiebungen, Stornierung, Übersicht, Warteliste)
Führen verschiedener Terminkalender (patientenbezogen, stationsbezogen, leistungsstellenbezogen ...)
Erinnerungshinweise für Untersuchungstermine
Terminverwaltung für Leistungsstellen (Eintrag, Bestätigung von Reservierungen, Ergänzung, Verschiebung, Stornierung, Übersicht, Warteliste, Behandlungsreihenfolge) mit entsprechender Reaktion am anfordernden Arbeitsplatz
Auftragsbezogene Statusanzeige muss vorhanden sein.
Terminvergabe nach Einzelressourcen (z. B. Ärzte, Behandlungsteam, Behandler, Räume)
Terminvorschläge in Bezug auf kritische Ressourcen
Terminverwaltung von Maßnahmen arbeitsplatzbezogen und/oder übergreifend
Anzeige/Ausdruck selektiert nach verfallenen Terminen, noch nicht bestätigten Terminen, Patientenwarteliste, Auslastung von Ressourcen
Verwaltung allgemeiner Ressourcen (Arbeitszeit in Vollstellen, Neuaufnahmekontingent, Behandlungszeitrasterung z. B. 30 Minuten)
Führung einer Warteliste bei besetzten und deren Berücksichtigung bei freiwerdenden Terminen
Materialverwaltung (siehe auch Nahtstellen)
Übernahme Materialkatalog aus SAP kostenstellenbezogen (täglich)
Bildung von Materialsets
Verbrauchsdokument. patienten- und kostenstellenbezogen
Materialanforderung kostenstellenbezogen
Medikamentenverwaltung (siehe auch Nahtstellen)
Übernahme „Medikamenten-Hausliste" kostenstellenbezogen
Bildung von Materialsets

Verbrauchsdokumentation patienten- und kostenstellenbezogen (Erinnerung, falls definierter Mindeststand unterschritten wird)
Medikamentenanforderung kostenstellenbezogen
Unterstützung der Medikamentenverordnung
Zugriff auf Medikamentenkatalog z. B. Austria Codex, Hausliste
Bettendisposition
Vorplanung Bettenbelegung
graphische Bettenübersicht auf Station mit Statusübersicht
Dienstplanung
Schnittstelle zur SP-EXPERT
Erstellen von Arbeitslisten
Erstellung zeitbezogen patientenbezogen, gruppenbezogen, stations-/abteilungsbezogen möglich (z. B. Medikations-, Spritzen-, Infusionslisten etc.)
Erstellen von Organisationshilfen
z. B. Etiketten, siehe auch III.4
integrierte E-Mail-Funktionalität
Erstellung einer Hilfedatei/Begleitdokumentation
Alle Funktionen, Bildschirmansichten, Buttons etc. werden praxisgerecht dargestellt und erklärt (sind in einem Benutzerhandbuch und im EDV-System elektronisch verfügbar)

Hilfedatei für die elektronische Plfegedokumentation

Die Beispiele der Hilfedatei wurden von Diplomsozialarbeiter Anton Hlavin entwickelt.

Das Arbeiten mit EDV-Systemen erfordert für jeden einzelnen Nutzer zu Beginn eine Einschulung. Eine benutzerfreundliche Hilfedatei oder Begleitdokumentation erleichtert die Einstiegsphase und hat sich als eine förderliche Begleitmaßnahme für die Einarbeitung in ein EDV-System erwiesen. Diese Hilfsmittel geben Orientierung, Sicherheit und sind auch für geübte Anwender ein Nachschlagewerk.

Das nachfolgende Beispiel einer Begleitdokumentation wurde von einem Nutzer, entwickelt. Die Autoren empfehlen, zukünftig von jedem EDV-Anbieter eine vergleichbare Hifedatei/Begleitdokumentation als Standard einzufordern und diese auch im Pflichtenheft zu verankern.

Formulare

Assessment

Funktionalität: In diesem Formular kann das Pflegeassessment auf Basis des Anamnesebogens erhoben werden. Die einzelnen Themen des Assessments (eigene Formulare) sind über die Links im Formularkopf erreichbar.

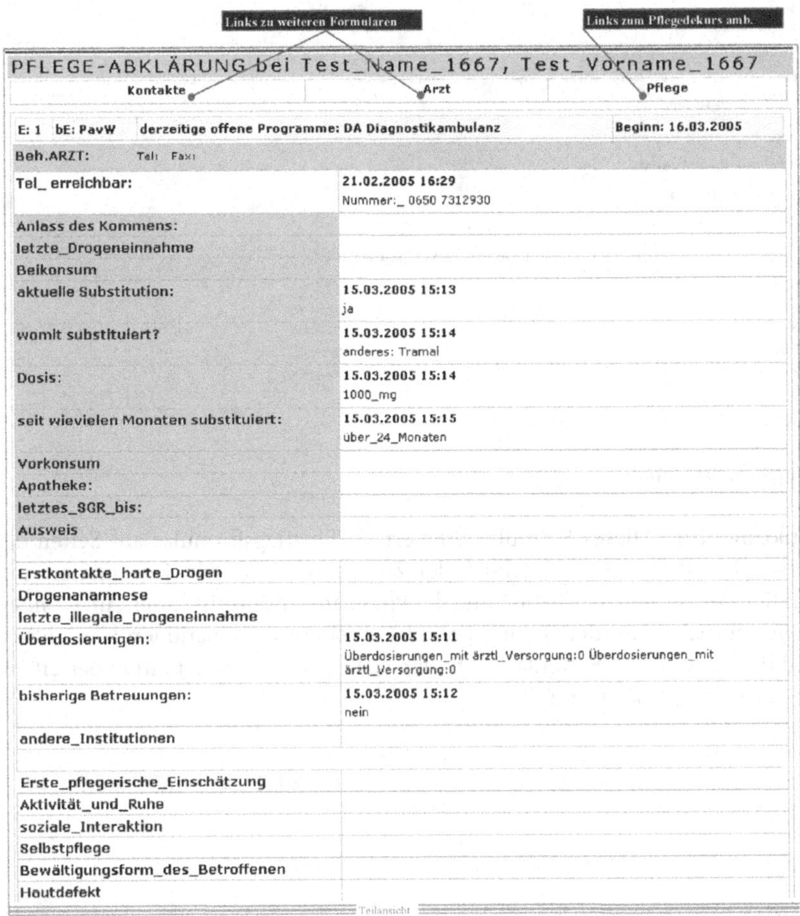

PFLEGE-ABKLÄRUNG bei Test_Name_1667, Test_Vorname_1667

Kontakte | Arzt | Pflege

E: 1 bE: PavW derzeitige offene Programme: DA Diagnostikambulanz Beginn: 16.03.2005

Beh.ARZT: Tel: Fax:

Tel_ erreichbar:	21.02.2005 16:29 Nummer:_ 0650 7312930
Anlass des Kommens:	
letzte_Drogeneinnahme	
Beikonsum	
aktuelle Substitution:	15.03.2005 15:13 ja
womit substituiert?	15.03.2005 15:14 anderes: Tramal
Dosis:	15.03.2005 15:14 1000_mg
seit wievielen Monaten substituiert:	15.03.2005 15:15 über_24_Monaten
Vorkonsum	
Apotheke:	
letztes_SGR_bis:	
Ausweis	
Erstkontakte_harte_Drogen	
Drogenanamnese	
letzte_illegale_Drogeneinnahme	
Überdosierungen:	15.03.2005 15:11 Überdosierungen_mit ärztl_Versorgung:0 Überdosierungen_mit ärztl_Versorgung:0
bisherige Betreuungen:	15.03.2005 15:12 nein
andere_Institutionen	
Erste_pflegerische_Einschätzung	
Aktivität_und_Ruhe	
soziale_Interaktion	
Selbstpflege	
Bewältigungsform_des_Betroffenen	
Hautdefekt	

Teilansicht

Pflege-Abklärung

Funktionalität: In diesem Formular werden Daten hinsichtlich Abklärung aus pflegerischer Sicht eingegeben. Dieses Formular steht in erster Linie für die

Wochenendambulanz zur Verfügung. Entsprechende Links zu relevanten weiteren Formularen wurden vorgesehen.

Link zur Pflegedurchführung

Test_Name_1667, Test_Vorname_1667 Pflegedurchführung

Zuordnungen:		Daten:	
Bezugsbetreuung1		Adresse:	Test_Strasse_1667 5605 Test_Ort_1667
Bezugsbetreuung2		SVNR:	1556
Sozialarbeit_bei			
Arbeitstherapie			

E: 1 bE: PavW **derzeitige offene Programme:** DA Diagnostikambulanz **Beginn:** 16.03.2005

KONZILBESCHLUSS	
aktuelle Sonderregelungen	
Gefahren_Risikofaktoren	
Gefahr_im_Verzug	
Regelverstoß	

PHASENVERLAUF

Phase		Ergebnis:	
Phase		Ergebnis:	
Phase		Ergebnis:	
Phase		Ergebnis:	
Phase		Ergebnis:	

Pflege-Startseite

Funktionalität: Dieses Formular fungiert als Einstiegsformular auf Seiten der Pflege. Es erlaubt einen Überblick der Zuständigkeiten, gibt Information hinsichtlich der aktuellen Situation und der Phase, in der sich ein Patient im Rahmen des Aufenthaltes auf der Station befindet. Weitere Informationen hinsichtlich Funktionalität dieses Formulars befinden sich in der Dokumentation betreffend das Formular „Phasenverlauf".

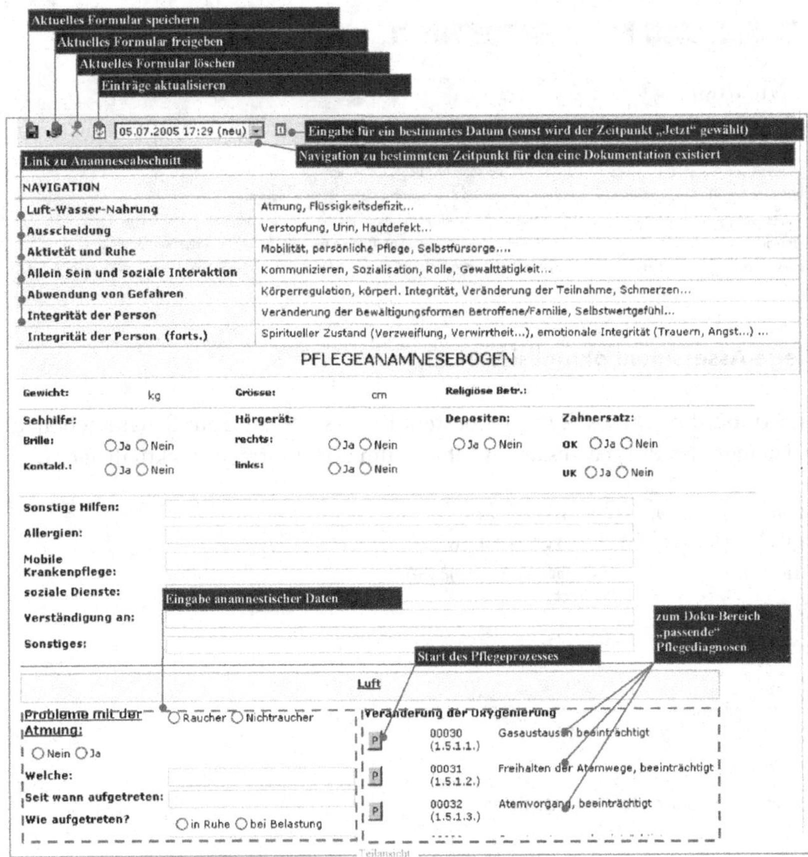

Pflegebericht

Funktionalität: In diesem Formular kann die Pflegedokumentation nach Tag- bzw. Nachdienst getrennt erfolgen. Bisherige Einträge sind im unteren Formularbereich ersichtlich. Die Einträge sind farblich getrennt:

- Tagdienst
- Nachtdienst
- Sonstiger Eintrag

Link zu Anamneseabschnitten, nach Themen geordnet

Navigation	
Luft-Wasser-Nahrung	Atmung, Flüssigkeitsdefizit...
Ausscheidung	Verstopfung, Urin, Hautdefekt...
Aktivtät und Ruhe	Mobilität, persönliche Pflege, Selbstfürsorge....
Allein Sein und soziale Interaktion	Kommunizieren, Sozialisation, Rolle, Gewalttätigkeit...
Abwendung von Gefahren	Körperregulation, körperl. Integrität, Veränderung der Teilnahme, Schmerzen...
Integrität der Person	Veränderung der Bewältigungsformen Betroffene/Familie, Selbstwertgefühl...
Integrität der Person (forts.)	Spiritueller Zustand (Verzweiflung, Verwirrtheit...), emotionale Integrität (Trauern, Angst...)

Pflege-Assessment aktualisieren

Funktionalität: Dieses Formular besteht im wesentlichen aus Schaltflächen, die zu Themen des Pflegeassessment führen, um dort Einträge zu aktualisieren.

Test_Name_1710, Test_Vorname_1710
PFLEGEBERICHT - ÜBERGABEN

Tagdienst:	**05.07.2005 17:37 - Tagdienst** Testbericht Tagdienst
Nachtdienst:	05.07.2005 17:37 - Nachtdienst Testbericht Nachtdienst
sonstiger Eintrag:	**05.07.2005 17:37 - Sonstige** Testeintrag sonstig

Chronologische Dokumentation:

Zurück

Pflegediagnosen-Katalog

Funktionalität: In diesem Formular sind alle Pflegediagnosen den Themen der Gliederung entsprechend aufgelistet. Alle Pflegediagnosen sind mit der alten und neuen NANDA-Nummerierung versehen. Zur Dokumentation eines bestimmten Pflegeprozesses wird über die „P"-Schaltfläche links neben der Pflegediagnose in den Prozess eingestiegen. Über die grüne Pfeiltaste werden die einzelnen Dokumentationsschritte „abgearbeitet".

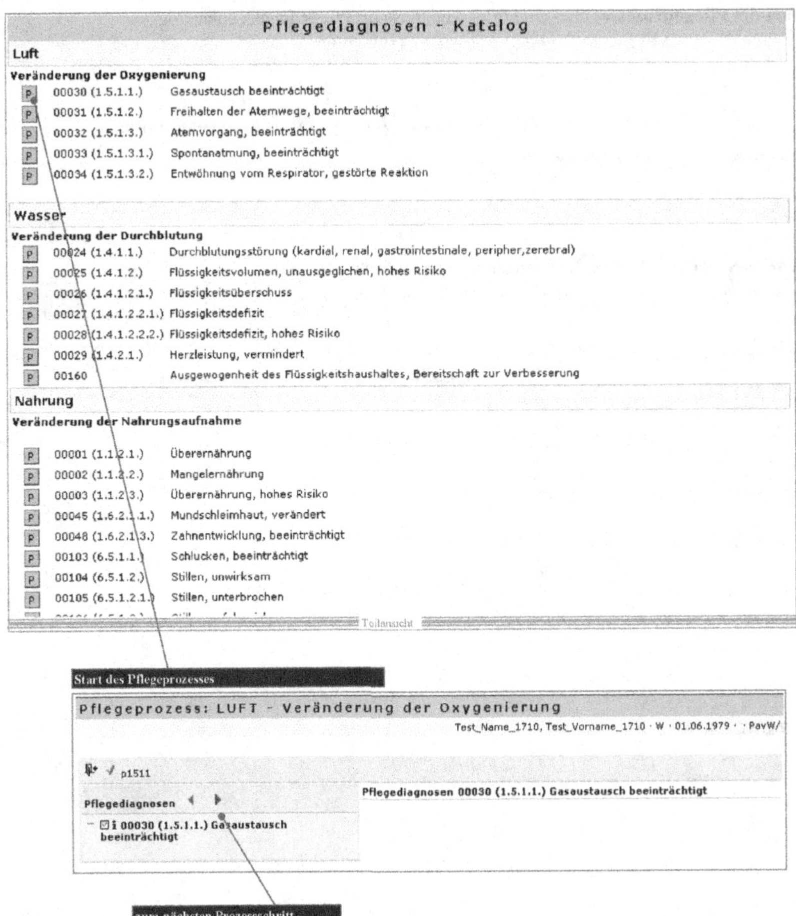
Pflegediagnosen - Katalog
Luft
Veränderung der Oxygenierung
00030 (1.5.1.1.) Gasaustausch beeinträchtigt
00031 (1.5.1.2.) Freihalten der Atemwege, beeinträchtigt
00032 (1.5.1.3.) Atemvorgang, beeinträchtigt
00033 (1.5.1.3.1.) Spontanatmung, beeinträchtigt
00034 (1.5.1.3.2.) Entwöhnung vom Respirator, gestörte Reaktion
Wasser
Veränderung der Durchblutung
00024 (1.4.1.1.) Durchblutungsstörung (kardial, renal, gastrointestinale, peripher,zerebral)
00025 (1.4.1.2.) Flüssigkeitsvolumen, unausgeglichen, hohes Risiko
00026 (1.4.1.2.1.) Flüssigkeitsüberschuss
00027 (1.4.1.2.2.1.) Flüssigkeitsdefizit
00028 (1.4.1.2.2.2.) Flüssigkeitsdefizit, hohes Risiko
00029 (1.4.2.1.) Herzleistung, vermindert
00160 Ausgewogenheit des Flüssigkeitshaushaltes, Bereitschaft zur Verbesserung
Nahrung
Veränderung der Nahrungsaufnahme
00001 (1.1.2.1.) Überernährung
00002 (1.1.2.2.) Mangelernährung
00003 (1.1.2.3.) Überernährung, hohes Risiko
00045 (1.6.2.1.1.) Mundschleimhaut, verändert
00048 (1.6.2.1.3.) Zahnentwicklung, beeinträchtigt
00103 (6.5.1.1.) Schlucken, beeinträchtigt
00104 (6.5.1.2.) Stillen, unwirksam
00105 (6.5.1.2.1.) Stillen, unterbrochen
Start des Pflegeprozesses
Pflegeprozess: LUFT - Veränderung der Oxygenierung
Test_Name_1710, Test_Vorname_1710 · W · 01.06.1979 · · PavW/
p1511
Pflegediagnosen
Pflegediagnosen 00030 (1.5.1.1.) Gasaustausch beeinträchtigt
00030 (1.5.1.1.) Gasaustausch beeinträchtigt
zum nächsten Prozessschritt

Pflegeprozess

Funktionalität: Für jeden Pflegeprozess wird ein eigenes Prozessformular geöffnet. Gemäß den zugehörigen Prozess-Schritten und deren näherer Beschreibung können textbausteingestützt Eingaben vorgenommen werden, die über Textfelder noch zusätzlich genauer definiert werden. Abschließend wird eine Maßnahme bestimmt und für deren Durchführung auch Zeitraum, Dauer, Frequenz festgelegt.

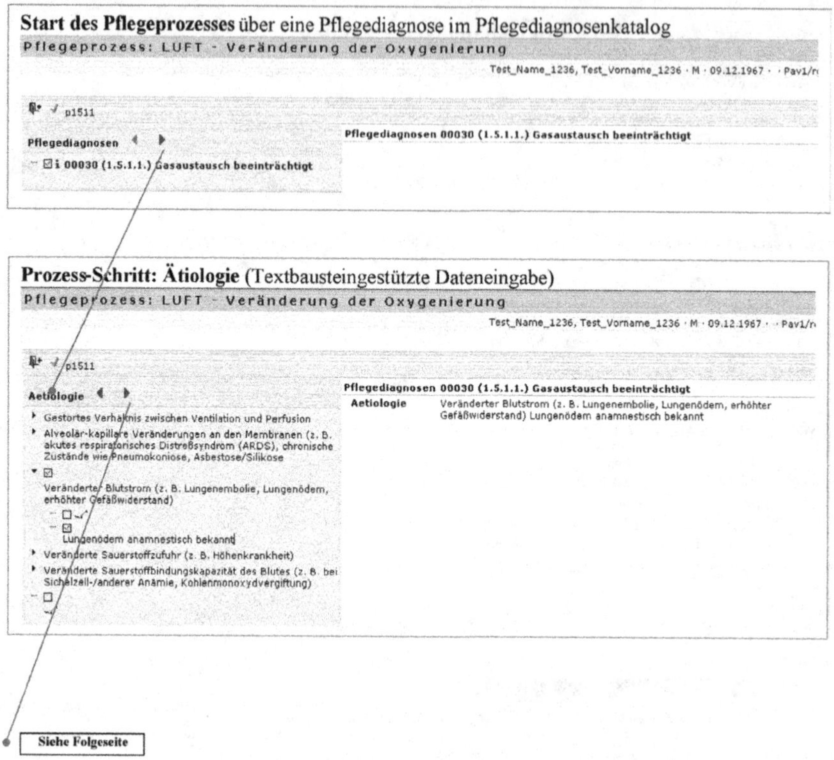

Start des Pflegeprozesses über eine Pflegediagnose im Pflegediagnosenkatalog

Pflegeprozess: LUFT - Veränderung der Oxygenierung

Test_Name_1236, Test_Vorname_1236 · M · 09.12.1967 · · Pav1/r

p1511

Pflegediagnosen

00030 (1.5.1.1.) Gasaustausch beeinträchtigt

Pflegediagnosen 00030 (1.5.1.1.) Gasaustausch beeinträchtigt

Prozess-Schritt: Ätiologie (Textbausteingestützte Dateneingabe)

Pflegeprozess: LUFT - Veränderung der Oxygenierung

Test_Name_1236, Test_Vorname_1236 · M · 09.12.1967 · · Pav1/r

p1511

Aetiologie

- Gestörtes Verhältnis zwischen Ventilation und Perfusion
- Alveolär-kapilläre Veränderungen an den Membranen (z. B. akutes respiratorisches Distreßsyndrom (ARDS), chronische Zustände wie Pneumokoniose, Asbestose/Silikose
- Veränderter Blutstrom (z. B. Lungenembolie, Lungenödem, erhöhter Gefäßwiderstand)
  - Lungenödem anamnestisch bekannt
- Veränderte Sauerstoffzufuhr (z. B. Höhenkrankheit)
- Veränderte Sauerstoffbindungskapazität des Blutes (z. B. bei Sichelzell-/anderer Anämie, Kohlenmonoxydvergiftung)

Pflegediagnosen 00030 (1.5.1.1.) Gasaustausch beeinträchtigt

Aetiologie	Veränderter Blutstrom (z. B. Lungenembolie, Lungenödem, erhöhter Gefäßwiderstand) Lungenödem anamnestisch bekannt

Siehe Folgeseite

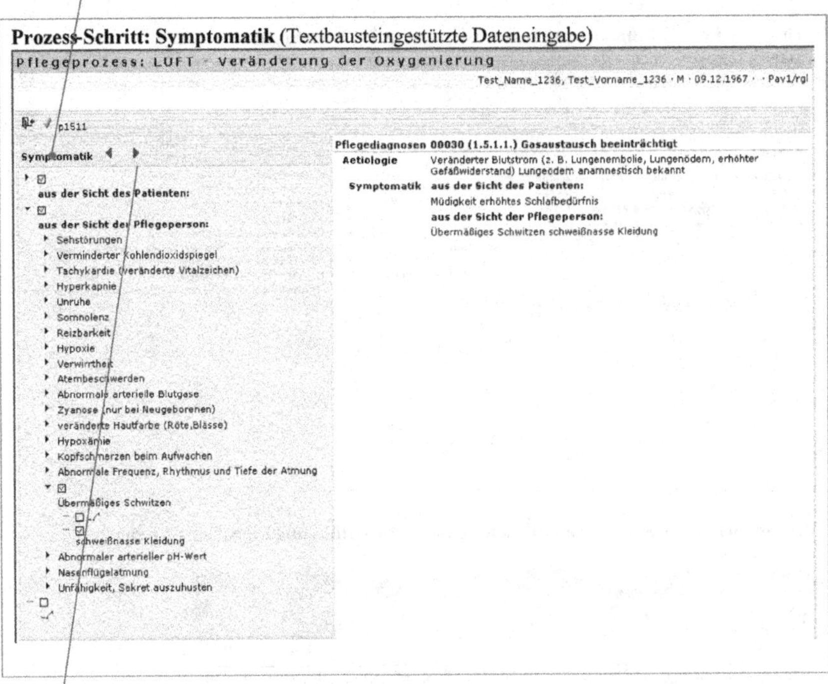
Prozess-Schritt: Symptomatik (Textbausteingestützte Dateneingabe)
Pflegeprozess: LUFT - Veränderung der Oxygenierung
Test_Name_1236, Test_Vorname_1236 · M · 09.12.1967 · · Pav1/rgl
p1511
Symptomatik
aus der Sicht des Patienten:
aus der Sicht der Pflegeperson:
Sehstörungen
Verminderter Kohlendioxidspiegel
Tachykardie (veränderte Vitalzeichen)
Hyperkapnie
Unruhe
Somnolenz
Reizbarkeit
Hypoxie
Verwirrtheit
Atembeschwerden
Abnormale arterielle Blutgase
Zyanose (nur bei Neugeborenen)
veränderte Hautfarbe (Röte,Blässe)
Hypoxämie
Kopfschmerzen beim Aufwachen
Abnormale Frequenz, Rhythmus und Tiefe der Atmung
Übermäßiges Schwitzen
schweißnasse Kleidung
Abnormaler arterieller pH-Wert
Nasenflügelatmung
Unfähigkeit, Sekret auszuhusten
Pflegediagnosen 00030 (1.5.1.1.) Gasaustausch beeinträchtigt
Aetiologie
Veränderter Blutstrom (z. B. Lungenembolie, Lungenödem, erhöhter Gefäßwiderstand) Lungeödem anamnestisch bekannt
Symptomatik
aus der Sicht des Patienten:
Müdigkeit erhöhtes Schlafbedürfnis
aus der Sicht der Pflegeperson:
Übermäßiges Schwitzen schweißnasse Kleidung

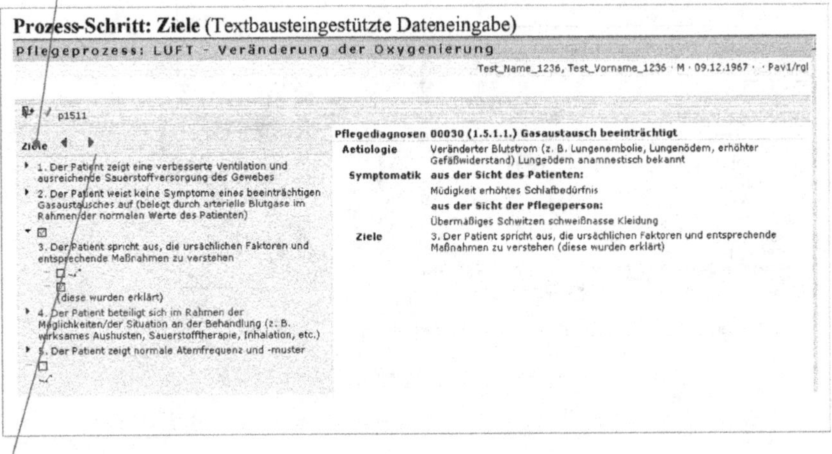
Prozess-Schritt: Ziele (Textbausteingestützte Dateneingabe)
Pflegeprozess: LUFT - Veränderung der Oxygenierung
Test_Name_1236, Test_Vorname_1236 · M · 09.12.1967 · · Pav1/rgl
p1511
Ziele
1. Der Patient zeigt eine verbesserte Ventilation und ausreichende Sauerstoffversorgung des Gewebes
2. Der Patient weist keine Symptome eines beeinträchtigten Gasaustausches auf (belegt durch arterielle Blutgase im Rahmen der normalen Werte des Patienten)
3. Der Patient spricht aus, die ursächlichen Faktoren und entsprechende Maßnahmen zu verstehen
(diese wurden erklärt)
4. Der Patient beteiligt sich im Rahmen der Möglichkeiten/der Situation an der Behandlung (z. B. wirksames Aushusten, Sauerstofftherapie, Inhalation, etc.)
5. Der Patient zeigt normale Atemfrequenz und -muster
Pflegediagnosen 00030 (1.5.1.1.) Gasaustausch beeinträchtigt
Aetiologie
Veränderter Blutstrom (z. B. Lungenembolie, Lungenödem, erhöhter Gefäßwiderstand) Lungeödem anamnestisch bekannt
Symptomatik
aus der Sicht des Patienten:
Müdigkeit erhöhtes Schlafbedürfnis
aus der Sicht der Pflegeperson:
Übermäßiges Schwitzen schweißnasse Kleidung
Ziele
3. Der Patient spricht aus, die ursächlichen Faktoren und entsprechende Maßnahmen zu verstehen (diese wurden erklärt)

Siehe Folgeseite

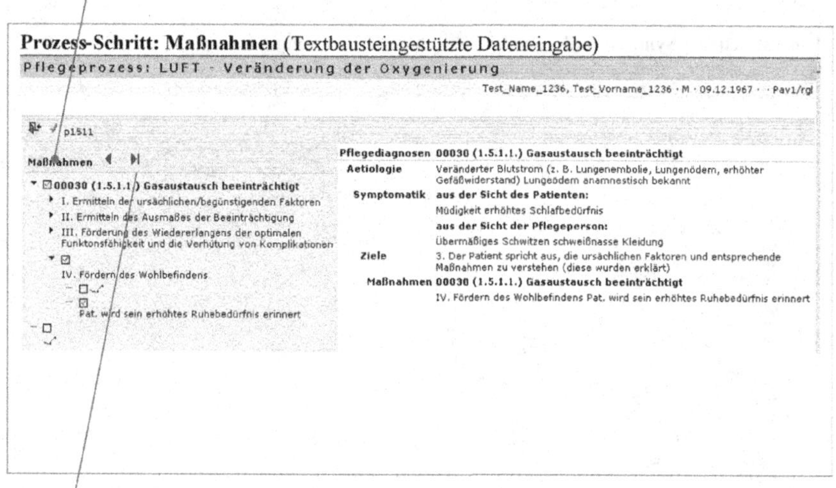
Prozess-Schritt: Maßnahmen (Textbausteingestützte Dateneingabe)
Pflegeprozess: LUFT - Veränderung der Oxygenierung
Test_Name_1236, Test_Vorname_1236 · M · 09.12.1967 · · Pav1/rgl
p1511
Maßnahmen
00030 (1.5.1.1.) Gasaustausch beeinträchtigt
I. Ermitteln der ursächlichen/begünstigenden Faktoren
II. Ermitteln des Ausmaßes der Beeinträchtigung
III. Förderung des Wiedererlangens der optimalen Funktonsfähigkeit und die Verhütung von Komplikationen
IV. Fördern des Wohlbefindens
Pat. wird sein erhöhtes Ruhebedürfnis erinnert
Pflegediagnosen 00030 (1.5.1.1.) Gasaustausch beeinträchtigt
Aetiologie Veränderter Blutstrom (z. B. Lungenembolie, Lungenödem, erhöhter Gefäßwiderstand) Lungeödem anamnestisch bekannt
Symptomatik aus der Sicht des Patienten:
Müdigkeit erhöhtes Schlafbedürfnis
aus der Sicht der Pflegeperson:
Übermäßiges Schwitzen schweißnasse Kleidung
Ziele 3. Der Patient spricht aus, die ursächlichen Faktoren und entsprechende Maßnahmen zu verstehen (diese wurden erklärt)
Maßnahmen 00030 (1.5.1.1.) Gasaustausch beeinträchtigt
IV. Fördern des Wohlbefindens Pat. wird sein erhöhtes Ruhebedürfnis erinnert

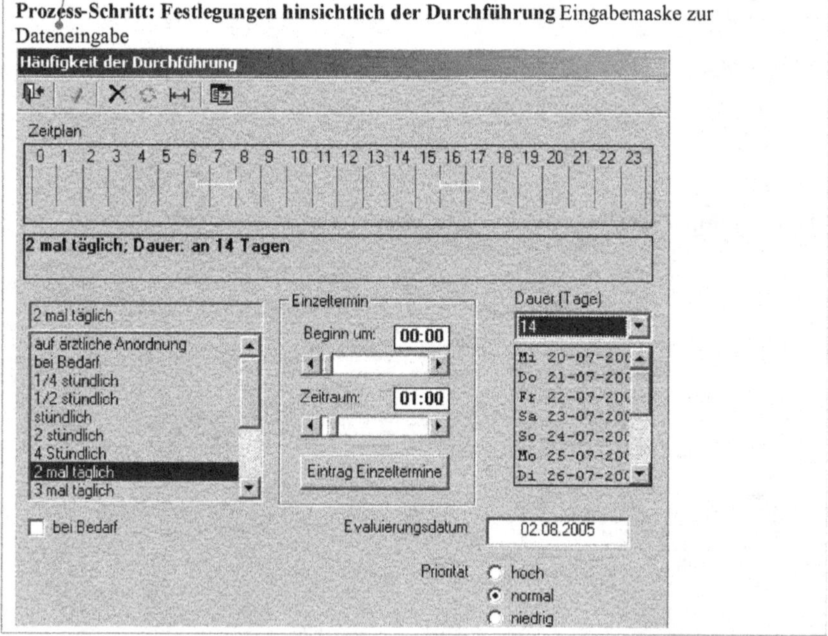
Prozess-Schritt: Festlegungen hinsichtlich der Durchführung Eingabemaske zur Dateneingabe
Häufigkeit der Durchführung
Zeitplan
0 1 2 3 4 5 6 7 8 9 10 11 12 13 14 15 16 17 18 19 20 21 22 23
2 mal täglich; Dauer: an 14 Tagen
2 mal täglich
auf ärztliche Anordnung
bei Bedarf
1/4 stündlich
1/2 stündlich
stündlich
2 stündlich
4 Stündlich
2 mal täglich
3 mal täglich
Einzeltermin
Beginn um: 00:00
Zeitraum: 01:00
Eintrag Einzeltermine
Dauer (Tage)
14
Mi 20-07-200
Do 21-07-200
Fr 22-07-200
Sa 23-07-200
So 24-07-200
Mo 25-07-200
Di 26-07-200
bei Bedarf
Evaluierungsdatum 02.08.2005
Priorität hoch
normal
niedrig

Pflege-Durchführung

Funktionalität: In diesem Formular kann, auf Basis der im Pflegeprozess definierten Maßnahmen, deren Durchführung dokumentiert werden. In der Zeitschiene ist mittels Balken ersichtlich wann welche Maßnahme durchzuführen ist. Das Durchführen kann kommentarlos, mit Bemerkung oder ohne Bemerkung erfolgen (in diesem Fall mit Begründung). Im unteren Formularbereich ist der Pflegebericht ersichtlich, der eventuell wesentliche weitere Informationen enthält.

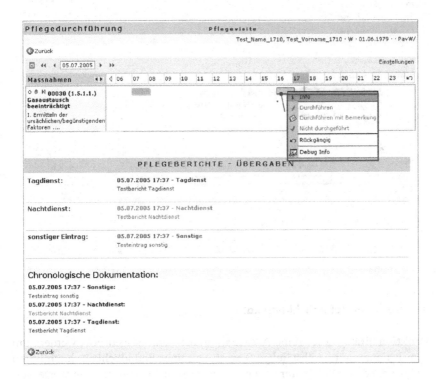

Befindlichkeitsskala – Pflege

Funktionalität: Für allgemeine Informationen zur Funktionalität eines statischen Formulars siehe Formular „Pflegevorgeschichte". Dort sind auch die Symbole der Schaltflächen im Formularkopf beschrieben. In diesem Formular kann, nach Aspekten der Befindlichkeit getrennt, eine Bewertung dieser erfolgen. Aus der vorgenommenen Bewertung ergibt sich eine automatisch berechnete Punktanzahl (je höher die Zahl, desto schlechter die Befindlichkeit).

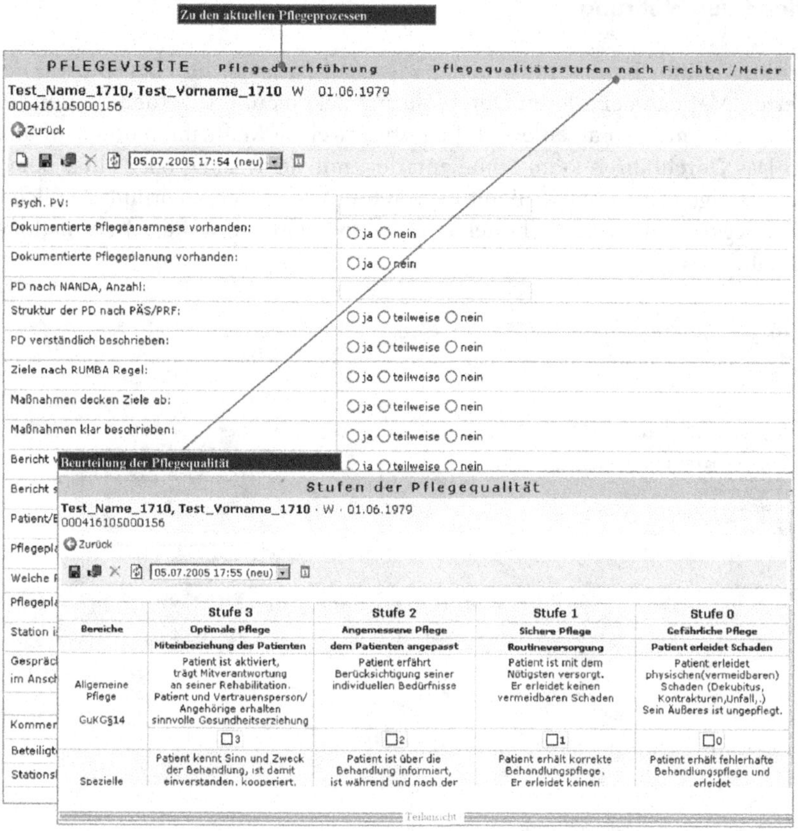

Zu den aktuellen Pflegeprozessen

PFLEGEVISITE Pflegedurchführung Pflegequalitätsstufen nach Fiechter/Meier

Test_Name_1710, Test_Vorname_1710 W 01.06.1979
000416105000156

Zurück

05.07.2005 17:54 (neu)

Psych. PV:	
Dokumentierte Pflegeanamnese vorhanden:	ja nein
Dokumentierte Pflegeplanung vorhanden:	ja nein
PD nach NANDA, Anzahl:	
Struktur der PD nach PÄS/PRF:	ja teilweise nein
PD verständlich beschrieben:	ja teilweise nein
Ziele nach RUMBA Regel:	ja teilweise nein
Maßnahmen decken Ziele ab:	ja teilweise nein
Maßnahmen klar beschrieben:	ja teilweise nein
Bericht v	ja teilweise nein
Bericht s	
Patient/E	
Pflegepl	
Welche P	
Pflegepl	
Station i	
Gespräc im Ansch	
Kommen	
Beteiligt	
Stations	

Beurteilung der Pflegequalität

Stufen der Pflegequalität

Test_Name_1710, Test_Vorname_1710 · W · 01.06.1979
000416105000156

Zurück

05.07.2005 17:55 (neu)

Bereiche	Stufe 3 Optimale Pflege Miteinbeziehung des Patienten	Stufe 2 Angemessene Pflege dem Patienten angepasst	Stufe 1 Sichere Pflege Routineversorgung	Stufe 0 Gefährliche Pflege Patient erleidet Schaden
Allgemeine Pflege GuKG§14	Patient ist aktiviert, trägt Mitverantwortung an seiner Rehabilitation. Patient und Vertrauensperson/ Angehörige erhalten sinnvolle Gesundheitserziehung	Patient erfährt Berücksichtigung seiner individuellen Bedürfnisse	Patient ist mit dem Nötigsten versorgt. Er erleidet keinen vermeidbaren Schaden	Patient erleidet physischen(vermeidbaren) Schaden (Dekubitus, Kontrakturen,Unfall,.) Sein Äußeres ist ungepflegt.
	☐3	☐2	☐1	☐0
Spezielle	Patient kennt Sinn und Zweck der Behandlung, ist damit einverstanden, kooperiert.	Patient ist über die Behandlung informiert, ist während und nach der	Patient erhält korrekte Behandlungspflege. Er erleidet keinen	Patient erhält fehlerhafte Behandlungspflege und erleidet

Teilansicht

Ausdruck der Befindlichkeitsskala

Funktionalität: Dieses reine Ansichtsformular kann ausgedruckt werden, um dem Patienten eine selbständige Bewertung seiner Befindlichkeit durchführen zu lassen, oder erlaubt vorerst eine Bewertung ohne Computer. Die Werte werden nachträglich im Formular „Befindlichkeitsskala" eingegeben. Es können 2 Seiten (siehe Schaltfläche rechts unten) ausgedruckt werden, um eine Bewertung für insgesamt 7 Zeitpunkte zu ermöglichen.

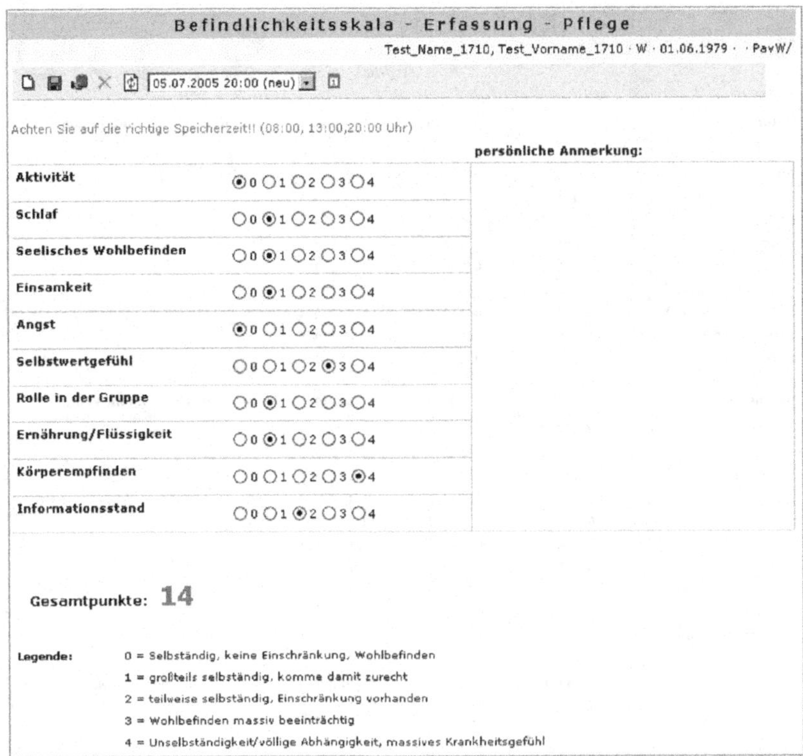

Befindlichkeitsskala - Erfassung - Pflege

Test_Name_1710, Test_Vorname_1710 · W · 01.06.1979 · · PavW/

05.07.2005 20:00 (neu)

Achten Sie auf die richtige Speicherzeit!! (08:00, 13:00,20:00 Uhr)

persönliche Anmerkung:

	0	1	2	3	4
Aktivität	●	○	○	○	○
Schlaf	○	●	○	○	○
Seelisches Wohlbefinden	○	●	○	○	○
Einsamkeit	○	●	○	○	○
Angst	●	○	○	○	○
Selbstwertgefühl	○	○	○	●	○
Rolle in der Gruppe	○	●	○	○	○
Ernährung/Flüssigkeit	○	●	○	○	○
Körperempfinden	○	○	○	○	●
Informationsstand	○	○	●	○	○

Gesamtpunkte: 14

Legende:
0 = Selbständig, keine Einschränkung, Wohlbefinden
1 = großteils selbständig, komme damit zurecht
2 = teilweise selbständig, Einschränkung vorhanden
3 = Wohlbefinden massiv beeinträchtig
4 = Unselbständigkeit/völlige Abhängigkeit, massives Krankheitsgefühl

Pflegevisite

Funktionalität: Für allgemeine Informationen zur Funktionalität eines statischen Formulars siehe Formular „Pflegeassessment". Dort sind auch die Symbole der Schaltflächen im Formularkopf beschrieben. In diesem Formular erfolgt das Controlling hinsichtlich Pflegeprozess und Pflegequalität (über Link erreichbar). Zur Einsichtnahme in die Dokumentation der Pflegeprozesse, wurde ein weiterer Link zur Pflegedurchführung vorgesehen.

Befindlichkeitsskala - Erfassung - Pflege

Seite 1

Test_Name_1710, Test_Vorname_1710 · W · 01.06.1979 · · PavW/

Datum:	**8.00**	**13.00**	**20.00**	**persönliche Anmerkung:**
Aktivität	0 1 2 3 4	0 1 2 3 4	0 1 2 3 4	
Schlaf	0 1 2 3 4	0 1 2 3 4	0 1 2 3 4	
Seelisches Wohlbefinden	0 1 2 3 4	0 1 2 3 4	0 1 2 3 4	
Einsamkeit	0 1 2 3 4	0 1 2 3 4	0 1 2 3 4	
Angst	0 1 2 3 4	0 1 2 3 4	0 1 2 3 4	
Selbstwertgefühl	0 1 2 3 4	0 1 2 3 4	0 1 2 3 4	
Rolle in der Gruppe	0 1 2 3 4	0 1 2 3 4	0 1 2 3 4	
Ernährung/Flüssigkeit	0 1 2 3 4	0 1 2 3 4	0 1 2 3 4	
Körperempfinden	0 1 2 3 4	0 1 2 3 4	0 1 2 3 4	
Informationsstand	0 1 2 3 4	0 1 2 3 4	0 1 2 3 4	

Datum:	**8.00**	**13.00**	**20.00**	**persönliche Anmerkung:**
Aktivität	0 1 2 3 4	0 1 2 3 4	0 1 2 3 4	
Schlaf	0 1 2 3 4	0 1 2 3 4	0 1 2 3 4	
Seelisches Wohlbefinden	0 1 2 3 4	0 1 2 3 4	0 1 2 3 4	
Einsamkeit	0 1 2 3 4	0 1 2 3 4	0 1 2 3 4	
Angst	0 1 2 3 4	0 1 2 3 4	0 1 2 3 4	
Selbstwertgefühl	0 1 2 3 4	0 1 2 3 4	0 1 2 3 4	
Rolle in der Gruppe	0 1 2 3 4	0 1 2 3 4	0 1 2 3 4	
Ernährung/Flüssigkeit	0 1 2 3 4	0 1 2 3 4	0 1 2 3 4	
Körperempfinden	0 1 2 3 4	0 1 2 3 4	0 1 2 3 4	
Informationsstand	0 1 2 3 4	0 1 2 3 4	0 1 2 3 4	

Datum:	**8.00**	**13.00**	**20.00**	**persönliche Anmerkung:**
Aktivität	0 1 2 3 4	0 1 2 3 4	0 1 2 3 4	
Schlaf	0 1 2 3 4	0 1 2 3 4	0 1 2 3 4	
Seelisches Wohlbefinden	0 1 2 3 4	0 1 2 3 4	0 1 2 3 4	
Einsamkeit	0 1 2 3 4	0 1 2 3 4	0 1 2 3 4	
Angst	0 1 2 3 4	0 1 2 3 4	0 1 2 3 4	
Selbstwertgefühl	0 1 2 3 4	0 1 2 3 4	0 1 2 3 4	

Teilansicht oben

weiter zur Seite 2

Teilansicht unten

Bemerkungen

Codierung

Alle Einträge in den Textbausteinen der Pflegeprozesse sind codiert, um eine Auswertung zu gewährleisten. Eine eigene Kontrolldatenbank mit den Datenfeldern und deren Einträgen wird geführt, um eine eindeutige Zuordnung von Eintrag zu Code sicherzustellen.

Datenfelder

Es ist sicherzustellen, dass Datenfelder gegebenenfalls in anderen Formularen auch zur Ansicht gebracht werden. So sich dies als sinnvoll erweist, sind sie dort auch befüllbar.

Erweiterbarkeit

Der Pflegeprozess kann bei Weiterentwicklungen angepasst werden. Textbausteine können ergänzt, gelöscht werden, neue Pflegediagnosen mit neuen Prozessen und deren Textbausteinen können in die Datenbank integriert werden.

Vorstellung einiger EDV-Pflegedokumentationssysteme

Im folgenden Abschnitt stellen verschiedene Anbieter von EDV-Pflegedokumentationssystemen ihre Programmpakete beispielhaft vor. Sie sind alphabetisch gereiht. Um einen Überblick zu derzeit am Markt befindliche EDV-Systemen zu erhalten, haben die Autoren einigen Anbietern hier die Möglichkeit gegeben, einen Einblick in ihre Systeme zur Verfügung zu stellen.

! Die Autoren geben mit diesem Informationsangebot keine, wie immer geartete Empfehlung für das EDV-Systems eines bestimmten Anbieters ab.

Ausführliche Informationen zu den einzelnen Programmpaketen finden sich auf der mitgelieferten CD-ROM.

Text der Firma Lobmaier
PDB – die Pflegedatenbank

Wurde die PDB Mitte der 90er Jahre als System zur einfachen, gesetzeskonformen Planung und Dokumentation eingeführt – im Laufe der Jahre ist sie in enger Zusammenarbeit von Softwareentwicklern und Pflegemitarbeitern zu einem umfassenden Pflege- und Dokumentationssystem aus der Praxis für die Praxis geworden.

Die Mitarbeiter des Pflegedienstes werden bei der Planung und Dokumentation aller pflegerischen Tätigkeiten im Sinne des Pflegeprozesses begleitet. Vordefinierte Bausteine (Textbausteine, Pflegebausteine, ...) unterstützen den Pflegedienst bei der Formulierung der pflegerischen Tätigkeiten, garantieren eine einheitliche Sprache und lassen trotzdem ausreichend Freiraum um auf das Individuum „Patient" entsprechend eingehen zu können.

PDB verfügt über flexible Strukturen und ermöglicht daher die Planung und Dokumentation nach der jeweils im Haus etablierten Pflegephilosophie bzw. Klassifikation (NANDA, Juchli, Krohwinkel, Gordon, ...). Sowohl die Anpassung der Inhalte an hausspezifische Gegebenheiten als auch der Wechsel auf eine andere Pflegephilosophie bzw. Klassifikation stellen keine Hindernisse dar.

Stationsübersicht

Zeit ist Mangelware und der rasche Zugriff auf benötigte Informationen spart Zeit. Ein Blick auf die Stationsübersicht genügt, um über den Planungs- und Dokumentationsfortschritt einer ganzen Abteilung Auskunft zu erlangen.

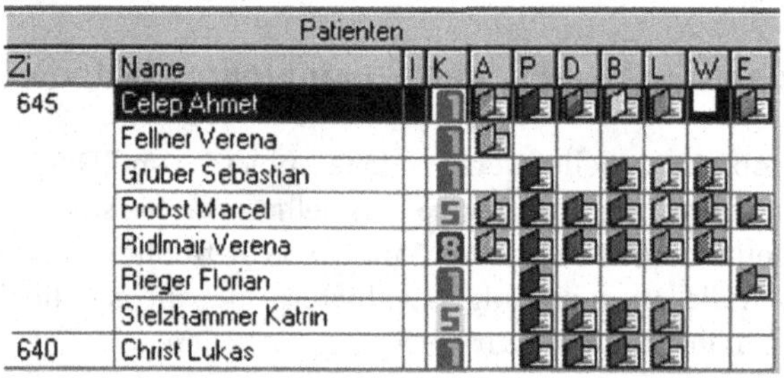

Patienten										
Zi	Name	I	K	A	P	D	B	L	W	E
645	Celep Ahmet		1							
	Fellner Verena		1							
	Gruber Sebastian		1							
	Probst Marcel		5							
	Ridlmair Verena		8							
	Rieger Florian		1							
	Stelzhammer Katrin		5							
640	Christ Lukas		1							

Die Stationsübersicht – eine übersichtliche Antwort auf viele Fragen:

- Wurde eine Anamnese für alle Patienten erhoben und unterzeichnet?
- Gibt es für alle Patienten einen Pflegeplan?
- Wurden die Durchführung aller pflegerischen Leistungen bestätigt?
- Gibt es noch offene pflegerische Tätigkeiten?
- Gibt es aktuelle Einträge im Pflegebericht, bei der Lagerungsdokumentation?
- Wurden Wunden erfasst und dokumentiert? Heute oder in den vergangenen Tagen?
- Ist die pflegerische Entlassung eines Patienten erledigt? Entlassungsbereicht erstellt?

Anamnese

Für die Erfassung der Anamnese steht ein Frage-Antwort-Katalog zur Verfügung, der jederzeit vom Kunden individuell angepasst werden kann. Durch die Definition von Muss-Fragen kann die Erfassung bestimmter Antworten erzwungen werden, bzw. können, durch die Festlegung von Warnfragen, Hinweise auf fehlende Einträge angezeigt werden.

Ausformulierte Fragestellungen und eine Vorauswahl an möglichen Antworten unterstützen die Mitarbeiter der Pflege bei der Führung des Anamnese-Gesprächs, vereinfachen der Erfassung und stellen sicher, dass alle wesentlichen Informationen eingeholt worden sind.

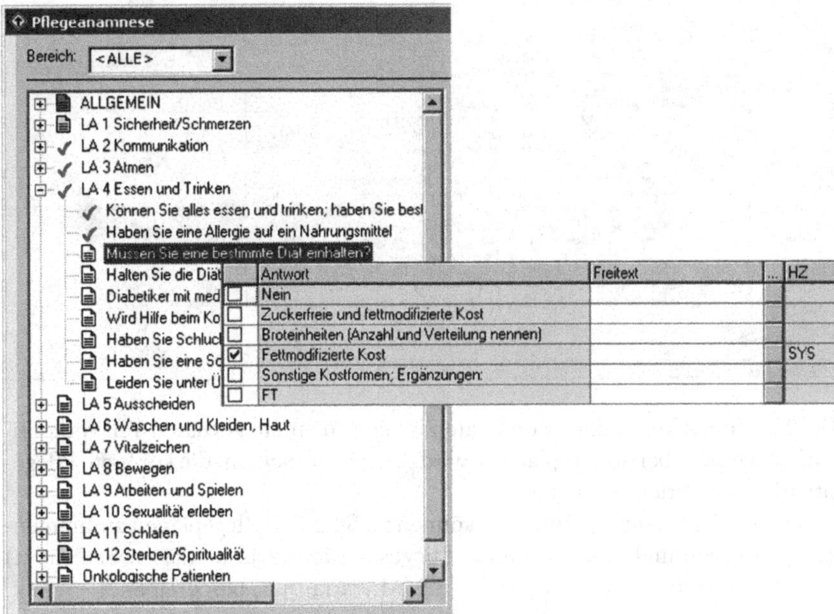

Werden die Anamnese-Antworten bereits in den Stammdaten mit entsprechenden Pflegediagnosen verknüpft, werden bei der Erfassung der Anamnese sofort die hinterlegten Pflegediagnosen als Vorschlag in den Pflegeplan übernommen.

Anamnesen aus Voraufenthalten können in den aktuellen Aufenthalt übernommen und entsprechend angepasst werden. Der Pflegedienstmitarbeiter kann im Anamnesegespräch Bezug auf die Anamnese aus dem Voraufenthalt nehmen, auf Besonderheiten (Vorlieben, Abneigungen, …) sofort eingehen und schafft somit eine entsprechende Vertrauensbasis.

Pflegeplan

Die kleinste Einheit für die Erstellung eines Pflegeplanes für einen Patienten ist der Baustein. Ein Baustein verfügt über die Merkmale Diagnose, Ziel, Vorbereitung und Maßnahme und kann als Pflegeplanungseinheit bezeichnet werden.

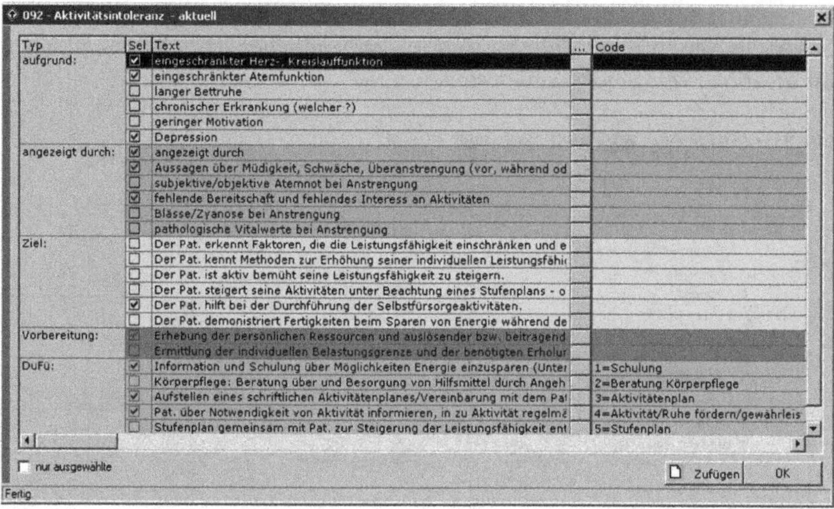

Der Baustein kann in den Stammdaten bereits zu einem gewissen Teil vorkonfiguriert werden, bei der Einplanung wird dieser nur mehr an die konkrete Pflegesituation des Patienten angepasst.

Diese Pflegeplanungseinheiten können zu Standardpflegeplänen zusammengefasst werden und eine bestimmte Pflegesituation (z. B. bettlägeriger Patient) oder ein bestimmtes Krankheitsbild (z. B. M. Parkinson) beschreiben.

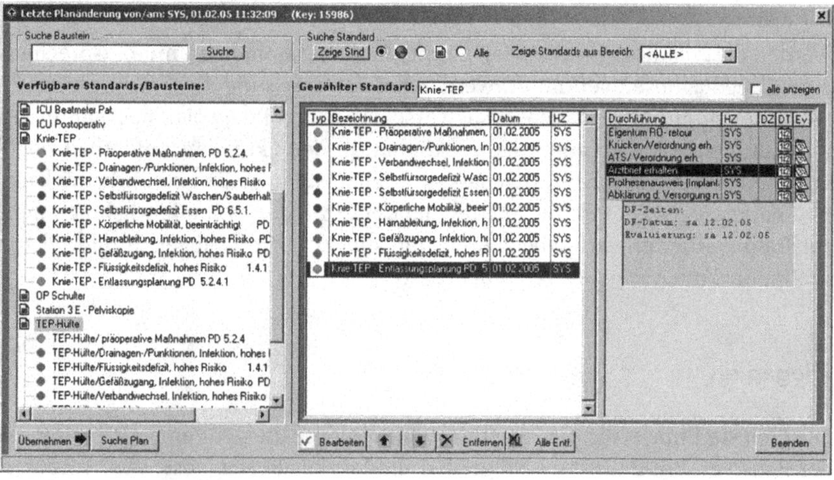

Bei der tatsächlichen Pflegeplanung kann aus den verfügbaren Standardpflegeplänen oder direkt aus den Bausteinen gewählt werden, wobei sowohl Pflegeplan als auch Baustein jederzeit individuell angepasst werden können.

Auch für die Erstellung des Pflegeplanes gibt es eine Übernahmefunktion – was besonders bei regelmäßig wiederkehrenden Patienten (z. B. Onkologie) eine wesentliche Arbeits-Erleichterung darstellt.

Durchführungsnachweis

Der Durchführungsnachweis ist der sich aus dem Pflegeplan ergebende Tages-Arbeitsplan.

Die Durchführung der geplanten Maßnahmen wird bestätigt und mit Uhrzeit und Handzeichen im System vermerkt. Eine übersichtliche Soll/Ist-Darstellung und eine zusätzliche farbige Kennzeichnung informieren laufend über den Fortschritt der Tätigkeiten.

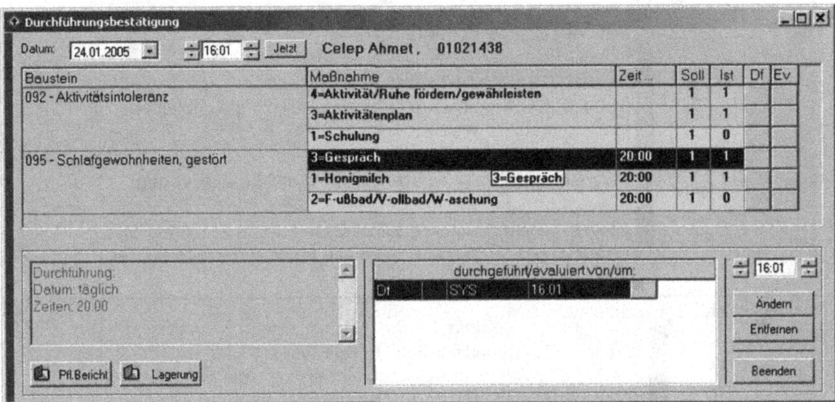

Wie aus allen anderen Bereichen auch, kann auch aus dem Durchführungsnachweis heraus in den Pflegebericht verzweigt werden.

Pflegebericht

Der Pflegebericht ist das Kernstück der PDB – hier laufen alle Informationen zusammen. Die Einträge im Pflegebericht werden immer mit ihrer „Herkunft“ verknüpft – d. h. es ist jederzeit möglich den Zusammenhang zwischen Pflegeberichtseintrag und Durchführungsinformation oder Lagerungs- oder Wunddokumentation wieder herzustellen. Die farbliche Codierung der Einträge gibt sofort optisch Auskunft über Typ und Herkunft des Eintrags.

Berichtstyp: <ALLE>

Datum	Zt/Hz	i	Berichtseintrag
26.01.05	05:35 VOGK		Keine Besonderheiten/Auffälligkeiten während des Nachtdienstes bei den Kontrollgängen beobachtet.
	00:05 VOGK		Pat. bekam am Abend TH lt. Optiplan, gibt keine Wünsche o. Beschwerden an
25.01.05	18:35 HANE		Unauffälliger Nachmittag
	11:11 HANE		Pat. ist mobil und selbständig ,klagt über keine Schmerzen.
	05:47 RHOM		Pat. hat in der Nacht um Schlafmedikation gebeten, da sein Bettnachbar zu laut geschnarcht hat, hat Passedan erhalten und anschließend geschlafen
24.01.05	22:04 RHOM		Pat. geht es gut, hat nichts benötigt, Vitalzeichen sind im Normalbereich
	18:40 VOGK		Pat. war am NM im Haus unterwegs gibt keine Beschwerde an
	16:18 HANE		Pat. auf ZI 219 verlegt
	11:54 HANE		ICU/INT Flüssigkeitsdefizit, hohes Risiko 1.4.1.2.2.2./Monitoring/Vitalzeichenko.: gleichbleibend, die Maßnahme wird weiter durchgeführt
	11:53 HANE		Lt. Visite darf Pat. aufstehen, wird auf Zi. 218 verlegt
	09:39		ICU/ INT Selbstfürsorgedefizit Essen PD 6.5.1./Medika. bereitstellen: gleichbleibend, die Maßnahme wird weiter

Datum	Zt/Hz	i	Berichtseintrag
24.01.05	11:54 HANE		ICU/INT Flüssigkeitsdefizit, hohes Risiko 1.4.1.2.2.2./Monitoring/Vitalzeichenko.: gleichbleibend, die Maßnahme wird weiter durchgeführt
	09:39 HANE		ICU/ INT Selbstfürsorgedefizit Essen PD 6.5.1./Medika. bereitstellen: gleichbleibend, die Maßnahme wird weiter durchgeführt
			ICU/ INT Selbstfürsorgedefizit Essen PD 6.5.1./Essen/Getränke anrichten: gleichbleibend, die Maßnahme wird weiter durchgeführt
			ICU/INT Selbstfürsorgedefizit Waschen/Sauberhalten PD: 6.5.2./Haare kämmen/waschen: gleichbleibend, die Maßnahme wird weiter durchgeführt
			ICU/INT Selbstfürsorgedefizit Waschen/Sauberhalten PD: 6.5.2./Zahnpfl.: gleichbleibend, die Maßnahme wird weiter

Datum	Zt/Hz	i	Berichtseintrag
26.01.05	05:35 VOGK		Keine Besonderheiten/Auffälligkeiten während des Nachtdienstes bei den Kontrollgängen beobachtet.
	00:05 VOGK		Pat. bekam am Abend TH lt. Optiplan, gibt keine Wünsche o. Beschwerden an
25.01.05	05:47 RHOM		Pat. hat in der Nacht um Schlafmedikation gebeten, da sein Bettnachbar zu laut geschnarcht hat, hat Passedan erhalten und anschließend geschlafen
24.01.05	22:04 RHOM		Pat. geht es gut, hat nichts benötigt, Vitalzeichen sind im Normalbereich
	05:22 WERB		HF zwischen 55 und 65/min zeitweise niedriger bis 46/min, OA informiert, Pat. äußert keine Beschwerden,
23.01.05	21:47 WERB		Th. lt Optiplan erh., äußert keine Beschwerden, HD stabil
	05:17 HAAJ		Pat. mit Unterbrechungen geschlafen, HD stabil.
	21:24 HAAJ		Pat. gibt keine Beschwerden an, HD stabil, weiterhin O2- Gabe, keine Temp

In den Stammdaten können Textvorlagen für den Pflegebericht verwaltet, nach Bereichen gruppiert und farblich individuell gekennzeichnet werden. Diese Textvorlagen vereinfachen die Erstellung Pflegeberichtseinträgen, garantieren möglichst einheitliche und korrekte Formulierungen.

Wunddokumentation

Die PDB verfügt über eine integrierte Wunddokumentation. Wie in allen gängigen Wunddokumentationssystemen werden auf die entsprechenden Körperregionen Markierungen gesetzt und diese dokumentiert. Verbandwechsel und Wundveränderungen können sowohl textlich als auch bildlich erfasst werden.

Weitere Funktionen

- Lagerungsdokumentation: Dokumentation Besonderheiten, Lagerungstechnik, Umlagerung
- Dekubitusrisiko-Skalen: Norton-, Braden-Skala
- Formularwesen

Entlassungsbericht

Wie die Anamnese kann auch die Entlassung in Form eines Frage-Antwort-Kataloges dokumentiert werden. Zusätzlich können Vorbereitung und Maßnahmen aus den Bausteinen für die Fortführung bestimmter Pflegemaßnahmen in den

Bericht übernommen werden. Ebenso können Informationen aus dem Pflegebericht in den Entlassungsbericht übernommen werden.

Schnittstellen

Krankenhausinformationssystem (KIS)

PDB kann über verschiedene Techniken an ein bestehendes KIS angebunden werden (HL7, Sql-Mode, SAP RFC, ...)

PDF-Export

Das PDB/PDF-Export Modul fasst die Einträge der PDB (von der Aufnahme bis zur Entlassung) zu einem Gesamtbericht zusammen und generiert daraus ein PDF-File, welches dann in ein KH-Archivsystem übernommen werden kann.

Lobmaier Datentechnik
4925 Schildorn 92
Österreich

TEL +43 (0) 7754-7003
FAX +43 (0) 7754-7003-18
mail: office@lobmaier.at

Text der Firma Micom
Von der Aufnahme bis zur Abrechnung – mit einem KIS-Anbieter

Das Lösungsangebot MediCare.plus™ von micom ist ein modular aufgebautes Produkt. Diese Softwarelösung unterstützt zum einen den Bereich Administration in Krankenhäusern, zum anderen den Behandlungsprozess. Abhängig von seiner definierten Rolle im Krankenhausinformationssystem werden dem Anwender unterschiedliche Sichten und Funktionalitäten ermöglicht. So sieht z. B. ein Pförtner wo ein Patient liegt, aber keine medizinischen Daten. Pflegekräfte haben nur die Patienten der eigenen Station im Zugriff, können aber auch sensible Daten einsehen. Die Zuordnung der Mitarbeiter zum Zonen-Rollen-Konzept ist eine konzeptionelle Arbeit, die jedes Haus vor Beginn einer KIS-Kompletteinführung erbringen muss. Der Umfang der Integration einzelner Module ist von der technischen Ausstattung eines Hauses, aber auch von dessen Qualitätsanspruch abhängig. Als Teil einer Gesamtlösung wird im Folgenden die Pflegedokumentation näher beschrieben. Die Patientenadministration (z. B. Aufnahme, Entlassung) kann zentral und dezentral erfolgen. Bei der Aufnahme erfolgt eine automatische Wiedererkennung. Dabei werden bisherige Daten mit den aktuellen Patientendaten und den Daten der Krankenkassenchipkarte verglichen. Weichen die im System vorhandenen Patientendaten von den Kartendaten bzw. den manuell erfassten Daten ab, wird automatisch ein FELDABGLEICH durchgeführt. Belegungs- und Patientendaten werden in einer graphischen Übersicht dargestellt. Der Pflegeprozess ist in micom MediCare.plus™ vollständig implementiert. micom MediCare.plus™ Pflegemanagement unterstützt die Beschreibung und Dokumentation aller Pflegeaktivitäten mit einer bedienerfreundlichen, voll integrierten Oberfläche. Von der pflegerischen Anamnese über die Zusammenstellung der Pflegeplanung bis zur Leistungserfassung und Evaluation, wird der gesamte Prozess unterstützt. Pflegeplanung und -dokumentation werden flexibel auf den organisatorischen Ablauf der Klinik abgestimmt, eingeführte Pflegemodelle und Pflegekonzepte berücksichtigt.

Die Informationssammlung in Micom MediCare.plus™

Die Dokumentation im EDV-System erfolgt überwiegend mit Textbausteinen. Der Anwender kann dadurch schnell, umfassend und übersichtlich Patientendaten erheben. Pflegekräfte und Qualitäts-beauftragte können die neuesten Erkenntnisse in der aktuellen Pflegefachsprache im System hinterlegen.

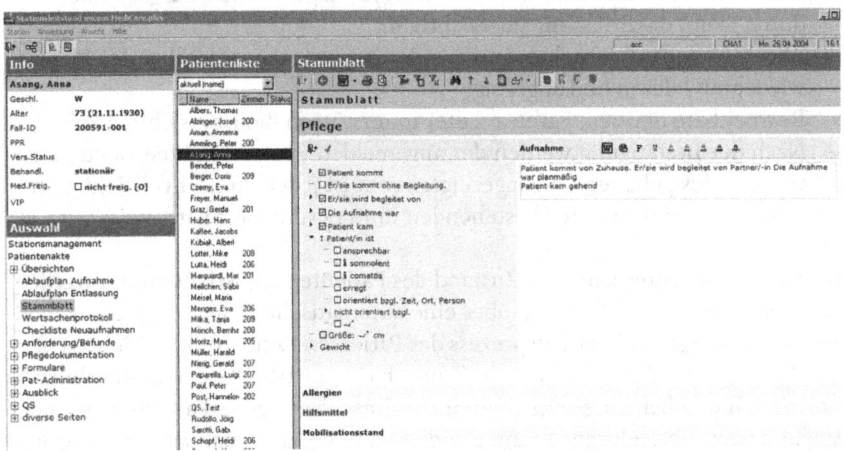

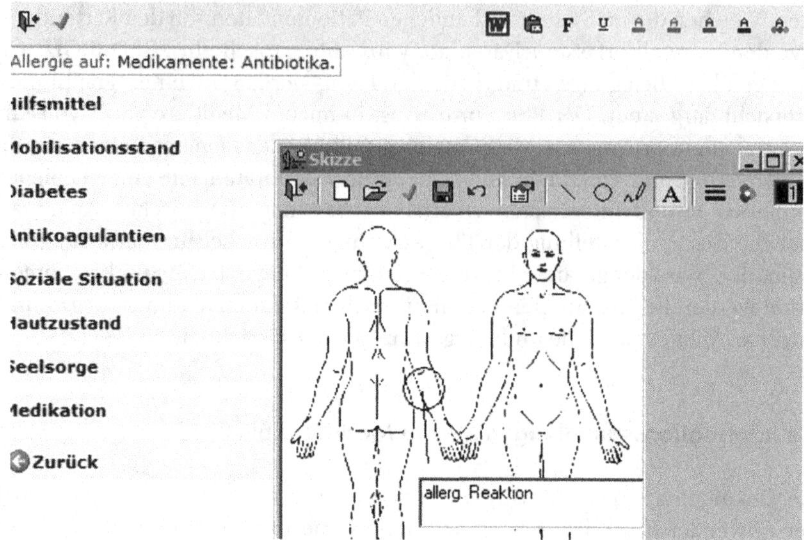

- Durch Anklicken der Felder wird der Textbaustein in die Dokumentation übernommen. Alle nicht benötigten Vorschläge werden ausgeblendet. Dadurch bleibt die Erfassung übersichtlich.
- Abgespeicherte Beobachtungen aus der Anamnese werden bei der Planung wieder ausgelesen und angezeigt.
- Bearbeitbare Skizzen, Farbe u. Filter unterstützen die Übersichtlichkeit.
- Nach der Bestätigung werden der angemeldete Nutzer und die Dokumentationszeit festgehalten und angezeigt. Somit ist jederzeit nachvollziehbar, wer dokumentiert oder einen bestehenden Eintrag verändert hat.

Mit Hilfe von Scores kann der Zustand des Patienten objektiv bewertet werden. Aus den erfassten Werten wird über eine automatische Berechnung eines Indexes der Heilungs- und Verlaufsprozess des Patienten bzgl. diverser Kriterien über die Zeitachse graphisch dargestellt. Scores bieten sich vor allem im Rehabilitationsbereich und bei Langzeitpatienten zur Einschätzung des Patientenzustandes sowie dessen Veränderungen an. Sie dienen auch zur Qualitätssicherung und Effizienzkontrolle. Barthel-Index, Sturz-, Schmerz-, Norton- und Braden-Skala und FIM-Bogen, sind Scores, die bereits im System eingepflegt sind. Weiter Skalen können modifiziert werden. Eine einprägsame und visuell ausgezeichnete Methode zur Einschätzung des Patientenstatus ist der FIM-Bogen (Functional Independence Measure). Auf einen Blick ist erkennbar, in welchen Bereichen der Patient Unterstützung braucht. Je selbständiger der Patient auf einem Gebiet ist, desto ausgefüllter wird der entsprechende Sektor sein (siehe auch Abb. 2 FIM-Bogen in Micom MediCare.plus™ auf der CD). Um den Verlauf zu erkennen, werden die einzelnen Items des FIM-Bogens auch linear angezeigt.

Altdatenübernahme in Micom MediCare.plus™

Jede HTML-Seite kann so hinterlegt werden, dass auf Altdaten zugegriffen und diese in die aktuelle Dokumentation übernommen werden können. Über ein Symbol und den Tooltip wird deutlich, in welcher Episode die Daten erfasst wurden. Nach der Übernahme wird für die aktuelle Episode der Eintrag mit einem neuen Zeitstempel und dem Namen des Übernehmenden versehen. Damit sind die Pflegekräfte über die gesamte Patientenhistorie sofort informiert und können die Dokumentation schnell ergänzen und aktualisieren. Im Bereich der Diagnostik kann mit Hilfe dieser Möglichkeit schnell auf bestehende Befunde zurückgegriffen werden. Kostspielige und belastende Doppeluntersuchungen werden vermieden. Dadurch trägt ein edv-gestütztes Dokumentationssystem auch wesentlich zur Kostensenkung im Gesundheitswesen bei.

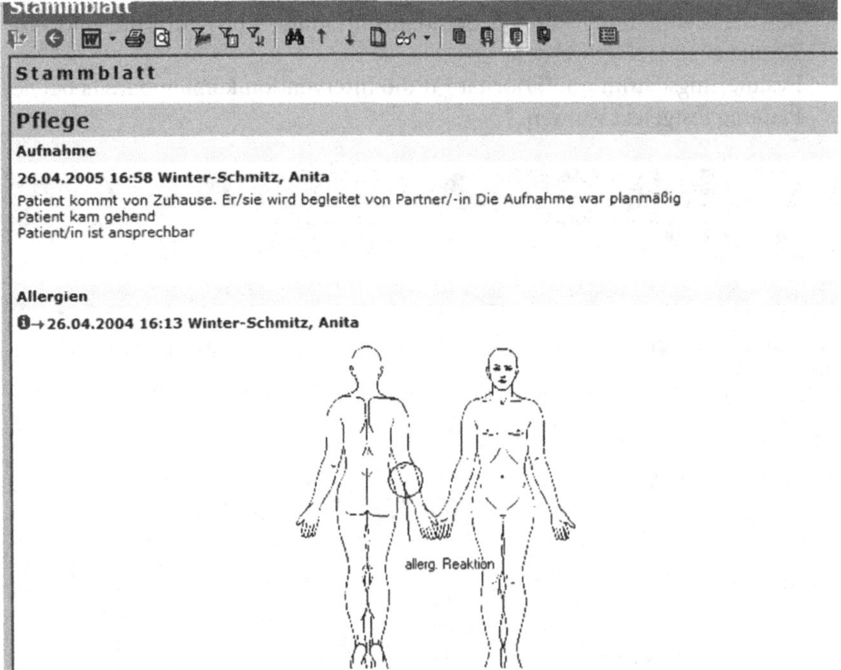

Der Pflegeprozess in micom MediCare.plus™

Die Prozessschritte können beliebig nach den Angaben der Klinik definiert werden. Damit kann jedes Krankenhaus festlegen, ob es z. B. die Prozessschritte Problem/Ressource, Ziele, Maßnahmen verwendet oder in der ersten Spalte des Prozesses das PÄS-Prinzip (Problem, Ätiologie, Symptome) anwendet.

In den von der Pflegediagnose abgeleiteten weiteren Prozessschritten werden dem Mitarbeiter Textbausteine angeboten, die sinnvoll auf die Patientenprobleme oder Krankheitsbilder abgestimmt sind. Damit wird eine rasche, dennoch individuelle und vollständige Pflegeplanung garantiert. Diese kann jederzeit bearbeitet und um aktuelle Entwicklungen ergänzt werden.

Die Flexibilität des Krankenhausinformationssystems lässt den Einsatz für die unterschiedlichsten Pflegemodelle zu. So kann das Krankenhaus festlegen, ob es nach den ATL's von Juchli, den AEDL's nach Krohwinkel, nach international bekannten Taxonomien wie NANDA und ICNP oder etwa nach hauseigenen Behandlungs- und Prozessleitlinien arbeitet.

- Problem-, Ressourcen-, Ziel-, und Maßnahmendefinition werden unterstützt.
- Auf die jeweiligen Probleme und Ursachen abgestimmt, werden passende Ziele, Ressourcen und Maßnahmen vom System vorgeschlagen.
- Bei der Zeitplanung können Standardzeiträume, Einzeltermine und eine Zeitdauer festgelegt werden.
- Evaluierungsdatum und Priorität für die Intervention können bereits bei der Planung festgelegt werden.

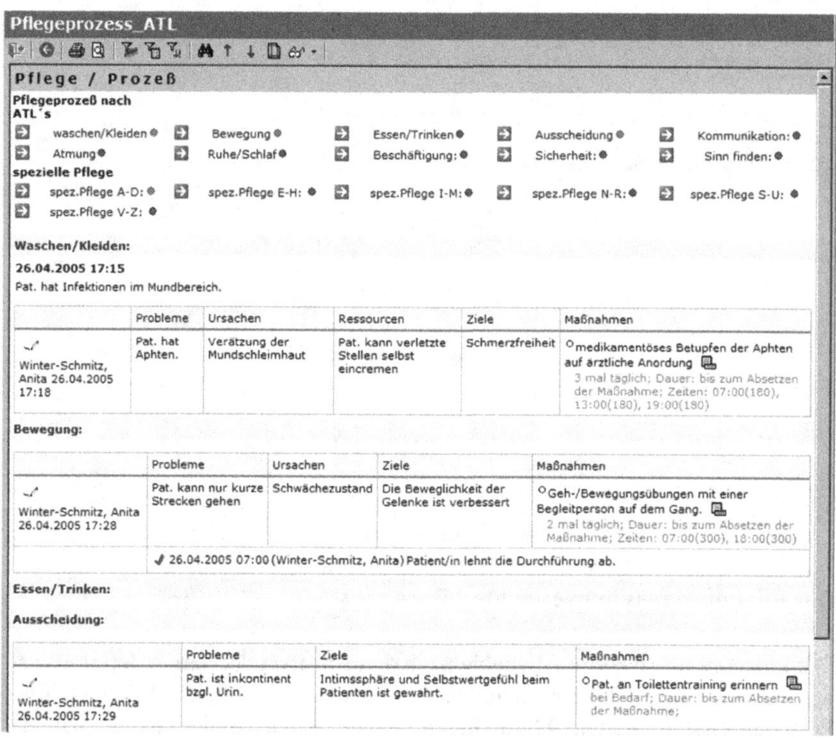

Durch die Checkliste im Kopfbereich ist sofort sichtbar, in welchen Bereichen bereits Einträge vorliegen. Diese Einträge sind durch einen grünen Punkt gekennzeichnet. Der Verlauf der Maßnahme aus der Pflegedurchführung wird prozessbezogen dokumentiert (s. ATL Bewegung BILD: Abb.).

Befasst sich ein Haus mit der Analyse und Verbesserung von Behandlungsabläufen, resultieren daraus in der Regel Leitlinien für diverse Krankheitsbilder. Pflegediagnosen, die gehäuft bei bestimmten medizinischen Diagnosen vorkommen, können gebündelt werden. Dies erleichtert dem Pflegepersonal die Dokumentation. Selbstverständlich können die Pflegediagnosen auch für sich angesteuert und zur Generierung eines Pflegeprozesses herangezogen werden.

Aus den in der Prozessplanung erfassten Pflegeinterventionen (Maßnahmen) wird täglich eine aktuelle Arbeitsliste erstellt, die von den Pflegekräften abgearbeitet wird. Diese Arbeitsliste kann für einzelne Patienten und für die gesamte Station zur Verfügung gestellt werden. Bei der Bestätigung der Durchführung kann gleichzeitig ein Bericht über den Verlauf erhoben werden. Mit dem übersichtlichen Zeitplan hat das Pflegepersonal einen Hinweis über die noch ausstehenden Maßnahmen.

Alle noch nicht abgearbeitete Interventionen werden mit einem roten Balken dargestellt. Wurde die Maßnahme abgezeichnet, ändert sich die Darstellung in grün, ein entsprechender Eintrag erfolgt in der Verlaufsdokumentation. Kann die Maßnahme nicht durchgeführt werden, muss eine Begründung eingegeben werden.

Mit der Bestätigung der Durchführung wird der rechtlichen Absicherung Rechnung getragen. Liegt eine Verknüpfung der Intervention mit einem normativen Zeitwert vor, werden die Zeitwerte zum Patienten gespeichert und stehen für das interne Controlling zur Verfügung. Damit können diese Daten für die Fallkalkulation ebenso wie für die Personaleinsatzplanung herangezogen werden. Selbstverständlich werden auch Material/Personalqualifikation und Angaben zum hauseigenen Standard, der aus dem Prozess angezeigt werden kann, in der Datenbank mit abgelegt. Die sukzessive Integration von Standardpflegeplänen unterstützt die Dokumentation weiter.

Datentransparenz in micom MediCare.plus™

Zur übersichtlichen Darstellung der Information und schnellen Recherche bietet micom MediCare diverse Filtermöglichkeiten und Suchfunktionen an.

Verschiedene Filter erleichtern die Recherche innerhalb der elektronischen Patientenakte. Es kann nach Priorität, nach Farben oder auch nach der Zeit der Einträge gefiltert werden. Damit unterstützt micom MediCare.plus™ auch flexible Arbeitszeitmodelle.

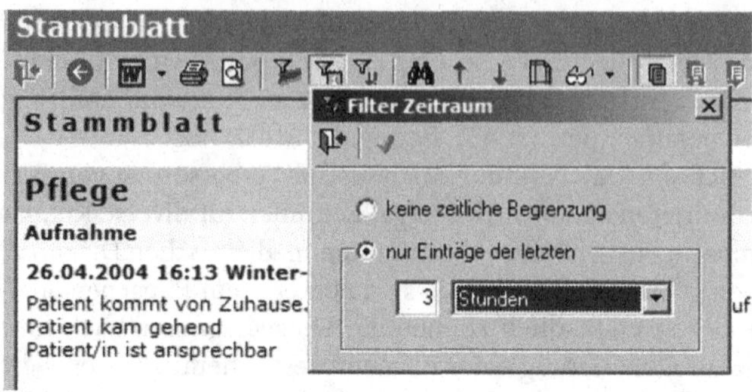

Besonders im Bereich Medizin und Pflege ist die Möglichkeit der Datenerfassung und -präsentation am Bett (Point of Care) von wichtiger Bedeutung. micom MediCare.Plus bietet die Möglichkeit der dezentralen Datenerfassung über Mobilcomputer (Laptop, H/PC, P/PC).

Eine vollgraphische Oberfläche und entsprechende Funktionalitäten wie z. B. die Kurve bei der Visitenbegleitung, unterstützen durch die Zusammenführung von medizinischer und pflegerischer Dokumentation die elektronische Krankenakte.

Das micom MediCare.plus™ Pflegemanagement stellt durch die Zusammenführung der medizinischen und pflegerischen Dokumentation einen weiteren Schritt zur Realisierung einer multiprofessionellen Patientenakte dar. Über MediControl stehen alle Informationen auch dem medizinischen Controlling zur Verfügung.

Alle gespeicherten Daten können an beliebiger, anderer Stelle wieder ausgelesen werden. Wichtige Informationen (wie z. B. Allergie o.ä.) werden so bei der Anamnese erfasst und bei den Anforderungen an die Leistungsstellen automatisch mit angezeigt. Doppelter Dokumentationsaufwand wird vermieden.

Der Endanwender kann Textinhalte markieren und in andere Berichtsblätter kopieren. Für Pflegedienstleitungen gibt es ein eigenes Nachrichtenmodul, das hausübergreifend alle dokumentieren Besonderheiten der Patienten anzeigt.

Ein zentrales Instrument der Software ist die Patientenliste. Sie kann vom einzelnen Anwender mit diversen Suchkriterien seinen Bedürfnissen angepasst werden und verschafft sowohl einen Überblick über alle Patienten, als auch eine schnelle Navigation in die entsprechenden Patientenakten.

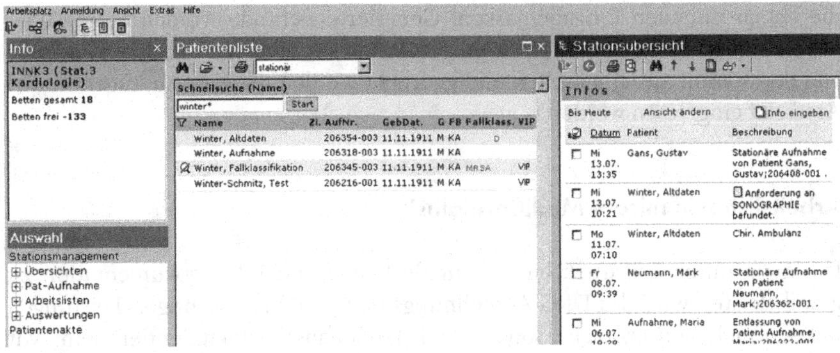

Für die Auswertung stehen Tabellen und Grafiken innerhalb von micom MediCare.plus™ für verschiedene Module zur Verfügung. Unabhängig davon können Daten auch in Standardprogramme wie Excel, aber auch über Chrystal Reports, MediControl oder marktübliche Auswertungsprogrammen direkt abgefragt und exportiert werden.

Terminverwaltung über EDV

Die zunehmende Verweildauerverkürzung bringt es mit sich, dass die Ressourcen im Krankenhaus optimal geplant werden müssen. Dabei erweist sich die EDV als bestes Hilfsmittel. Jede Anforderung wird mit dem Speichern online an die Funktionsstelle übermittelt. Je nach Konfiguration kann oder muss der Arzt diese Anforderung der Station ergänzen und freigeben. Mit Hilfe eines hausweiten Terminkalenders kann eine effektive und patientenfreundliche Ablaufplanung ohne Terminüberschneidungen erfolgen.

In der Funktionsstelle werden dabei beim Eintragen der Anforderung in den Terminkalender mittels drag and drop bestehende Termine überlagert angezeigt. So wird mit einem Blick sichtbar, zu welchen Zeiten sowohl die Funktionsstelle als auch der Patient freie Ressourcen hat. Zu allen Untersuchungen sind durchschnittliche Zeitwerte für den Eingriff hinterlegt. Damit wird dem System ermöglicht auch eine automatische Termingenerierung ohne Terminkollision vorzunehmen.

Eingetragene Termine sind sowohl in den Leistungsstellen, im Stationsmanagement und in der Patientenakte sichtbar. Von dort können sie auch gedruckt und dem Patienten als Leitfaden für seine Behandlungen ausgehändigt werden.

Werden die Termine in der Funktionsstelle abgearbeitet, wird ein Workflow ausgelöst, der z. B. die Leistungserfassung mit verknüpfter OPS-Generierung passend zur Anforderung vorschlägt. Damit erhält der Mediziner oder das Pflegepersonal der jeweiligen Organisationseinheit analog zum Behandlungsprozess die entsprechenden Eingabemasken. Generierte Befunde werden online über das Datennetz in die Patientenakte abgelegt und können sofort nach der Freigabe von der Station aus eingesehen und gedruckt werden, bzw. in Auszügen in den Arztbrief eingelesen werden.

Arbeitslisten in micom MediCare.plus™

Um auch unter Zeitdruck eine optimale Pflege und Pflegedokumentation zu gewährleisten wird das DRG-Abrechnungsmodell immer wichtiger. Leistungen müssen nicht nur erbracht, sondern auf das genaueste dokumentiert sein. Mit Hilfe von Arbeitslisten können noch fehlende Dokumente angemahnt werden. Diese Arbeitslisten können so konfiguriert werden, dass bei einem bestimmten Ereignis (z. B. Entlassung) beliebige Prüfungen auf Dokumentationsinhalte angestoßen werden. So kann neben den §301 relevanten Daten für die Krankenkassen der Mediziner auch auf noch fehlende Arztbriefe oder diverse Dossiers (z. B. nosokomialer Infektionsbogen) hingewiesen werden. Von der Arbeitsliste aus gelangt der Anwender in das entsprechende Modul (z. B. nosokomialer Infektionsbogen).

In Zeiten der EDV-Dokumentation ist es inzwischen eine Selbstverständlichkeit, dass der Patient mit der Entlassung ausführliche Entlassungsberichte für den weiterbehandelnden Arzt oder Pflegedienst erhält. Infolgedessen kann ein gutes Krankenhausinformationssystem nicht nur administrative Abläufe oder der gesetzlichen Dokumentationspflicht gerecht werden, sondern auch einen wesentlichen Beitrag zur sicheren Gesundheitsversorgung anhand der Evidence Based Medicine leisten.

Micom GmbH
Anita Winter-Schmitz
Projektberatung
Göschwitzer Straße 22
07745 Jena
Deutschland

Tel.: +49 (0) 3641-203-127
HO: +49 (0) 9178-998-245
mobil: +49 (0) 163-8626-818
Fax: +49 (0) 3641-203-122

Text der Firma Recom
Mit GriPS© und ENP® den Pflegeprozess professionell umsetzen

Die Forderungen im Gesundheitswesen nach Qualitätsverbesserungen, Leistungsnachweisen und Kostenersparnis haben eines gemeinsam: Egal ob in Deutschland, Österreich oder der Schweiz – sie erhöhen den **Druck** auf die in der Pflege Tätigen. Die Liste der kaum zu beantwortenden Fragen scheint daher immer länger zu werden: Wie kann qualitativ gute Pflege gewährleistet und dokumentiert werden? Kann eine einzelne Pflegekraft entscheiden, was pflegefachlich dem neuesten Stand der Wissenschaft entspricht? Und vor allem: Wer hat die Zeit, sich alles dies anzueignen – und dann auch noch aufzuschreiben, zu dokumentieren?

Im Folgenden soll ein Ausblick gegeben werden, wie Dokumentation und Qualität mittels des Software-Instrumentes RECOM GriPS verbessert werden können, der Arbeitsdruck folglich gemindert werden kann. **GriPS©** eignet sich nicht nur zur Pflegeplanung und Leistungsdokumentation, sondern arbeitet im Gegensatz zu herkömmlichen Softwareprodukten mit einer standardisierten „Pflegefachsprache": Dem Wissenssystem **ENP®** (European Nursing care Pathways). Damit lässt sich das Spektrum der Vorteile einer Software-Applikation erheblich erweitern:

- Das wissenschaftlich überprüfte Fachwissen gelangt an den Punkt der Versorgung.
- Das Wissen wird im Kontext der Problemanfrage des Anwenders angeboten.
- Der Anwender erhält eine Hilfe zur Entscheidungsfindung.
- Das System schlägt auf der Grundlage des Versorgungsbedarfs (Krankheitsbild) den durch Qualität gesicherten Pflegepfad vor.
- Der Pflegepfad korrespondiert mit der ICD-10-Codierung und wirft diese automatisch aus.
- Der Zeitaufwand wird aufgrund gesicherter Erkenntnisse ermittelt (normative Werte/überprüfte PPR-Werte/ermittelte Zeitwerte oder LEP-Werte)
- Die Daten des Systems werden europaweit gleichartig erhoben.
- Das System transportiert die Daten an den Punkt der Auswertung (Europäisches Auswertungszentrum für Gesundheitsdaten).
- Die **Auswertung der Daten** liefert Entscheidungshilfen für gesundheitspolitische Grundsatzfragen und wissenschaftliche Fragestellungen.

Ein Grundgedanke der Pflegefachsprache ENP®: Der Pflegeprozess

Wir wollen an dieser Stelle darauf verzichten, den Pflegeprozess noch einmal detailliert zu beschreiben, sondern nur noch einmal betonen: Beim Pflegeprozess handelt sich immer um die **Sammlung aller wichtigen Informationen, die Feststellung der Pflegediagnosen, die Festlegung von Zielen und die Pla-**

nung von Maßnahmen zu ihrer Erreichung sowie die Evaluation des Prozesses. Ziel sollte es immer sein, eine individuelle, systematische, fördernde Pflege zu gewährleisten, die durch diesen Prozess evaluiert werden kann.

Genau diesem Gedanken trägt das Wissenssystem, die Fachsprache ENP®, in seinem Aufbau Rechnung. Die Pflegefachsprache basiert auf einer **wissenschaftlich fundierten Kombination** der Kategorien Pflegediagnose, Kennzeichen, Ursachen, Ressourcen, Ziele und handlungsleitende Interventionen. Es werden standardisierte Sprachelemente zur Beschreibung der Pflegeprobleme benutzt.

Entwicklung und Anwendung von GriPS© und dem Wissenssystem ENP®

Bereits seit 1989 findet für die Entwicklung von ENP® permanente Praxisbeobachtung, -forschung und -auswertung statt. Die Arbeit begann mit einer systematischen Auswertung von 2138 Pflegeplanungen, die im Rahmen von Praxisanleitungen erstellt wurden. Zunächst lag der Schwerpunkt der Arbeit darauf, Schwierigkeiten bei der Erstellung von Pflegeplanungen aufzudecken. Durch die Auswertung der Pflegeplanungen und Praxisanleitergespräche konnten als Hauptgrund für diese Schwierigkeiten Formulierungsunsicherheiten analysiert werden. Recht schnell wurde deutlich, dass die Lösung dieser Probleme nur in Form eines EDV-Systems erbracht werden kann. Heute bietet diese EDV-Lösung von ENP ein komplettes Pflegeplanungsprogramm: RECOM GriPS verknüpft durch eine umfassende Pflegeanamnese die für die Pflege wichtigen Kundendaten direkt mit der Pflegediagnostik. Für die systematische Erfassung individueller Risiken der Kunden/Bewohner stehen verschiedene Assessmentinstrumente zur Verfügung, z. B. zum Dekubitus- oder Sturzrisiko. (Die Ergebnisse dieser langjährigen Entwicklungs- und Forschungsarbeit liegen seit November 2004 in Buchform vor.[6])

Ein Anwendungsbeispiel: Erstellen des Pflegeplans

Zur Erstellung des Pflegeplans wird zunächst die erkannte Pflegediagnose aus einer Übersichtsebene ausgewählt. Zu dieser Pflegediagnose erscheinen die fachlich sinnvollen und korrekten Pflegeziele und Pflegemaßnahmen. Sobald von den Pflegenden die passende Pflegemaßnahme markiert wurde, wird das zu erreichende Ziel ausgewählt und – soweit bekannt – die Kennzeichen, Ursachen und Ressourcen über Dialogboxen hinzugefügt. Zu jedem dieser Bausteine gibt

---

6 Wieteck, Pia (Hrsg): ENP® European Nursing care Pathways. Standardisierte Pflegefachsprache zur Abbildung von pflegerischen Behandlungspfaden. Leistungstransparenz und Qualitätssteuerung im Gesundheitswesen; Bad Emstal: RECOM 2004

es selbstverständlich die Möglichkeit der Freitexteingabe. Als sinnvolle Ergänzung zur täglichen Umsetzung können Details, wie Häufigkeit der Maßnahme, Uhrzeiten, Art und Weise der Durchführung, Pflegeprodukte oder die Einhaltung von Ritualen zugefügt werden. (Auf der dem Buch beiliegenden CD-ROM finden Sie Demonstrationen zur Erstellung eines Pflegeplans mit RECOM GriPS© und ENP®.)

Dies führt dazu, dass **Pflegemaßnahmen einen handlungsleitenden Charakter** erhalten. Sind alle Pflegediagnosen, die einen Patienten betreffen, ausgewählt, alle dazugehörigen Bausteine eingefügt, so ergeben die so identifizierten pflegerischen Behandlungsabläufe in ihrer Summe den Pflegeplan. Dieser Plan kann ausgedruckt werden und wird beispielsweise in der Pflegedokumentation abgeheftet und täglich abgezeichnet. Die zweite Möglichkeit ist die Verwendung des Pflegeplans als so genannte „Online-Version", in der die Maßnahme direkt am Bildschirm abgezeichnet wird. In der Online-Fassung erfolgt die Erstellung eines vollständigen und individuellen Pflegeplans von geübten Mitarbeitern in 5–10 Minuten. Durchschnittlich enthält ein solcher Pflegeplan 10 Pflegediagnosen mit den dazugehörigen Ressourcen, Zielen, und Maßnahmen.

Was leisten GriPS© und ENP® für den pflegerischen Alltag?

Der Anspruch dieses Gesamtkonzeptes ist es, einerseits die Pflegenden in ihrer täglichen Arbeit bei der individuellen, aktivierenden und fördernden Prozesspflege zu unterstützen. Es soll ihnen die Möglichkeit geben, schnell und unkompliziert und dabei pflegefachlich abgestützt eine Pflegeplanung zu erstellen, die als handlungsleitend betrachtet werden kann, weil sie alle für die tägliche Pflege wichtigen Informationen enthält. Dabei kann sowohl die Veränderung der Pflegesituation durch Änderungen der Anordnung bspw. von Medikamenten oder auch durch akute Ereignisse schnell und unkompliziert in den Pflegeplan eingearbeitet werden. Nicht zuletzt ist die Aneignung und Nutzung einer Pflegefachsprache auch ein Instrument, um die Kommunikation unter den professionell Pflegenden zielgerichtet zu unterstützen.

Andererseits hat das Arbeiten mit ENP® noch eine weitere Dimension: In der Online-Version sind die Pflegemaßnahmen mit LEP®-Werten (Leistungserfassung in der Pflege), einem Messinstrument aus der Schweiz, sowie den ICD-10-Codierungen verknüpft und für jeden Patient/Bewohner kann so der Minutenaufwand für die individuell erbrachte Pflege ermittelt werden, ohne dass zusätzlicher Dokumentationsaufwand erforderlich ist. Durch die erzeugten Daten kann der in einer Einrichtung nötige Pflegeaufwand belegt werden.

Denn als Antwort auf die immer früheren Entlassungen aus den Krankenhäusern durch die Einführung des DRG-Systems und den damit zunehmenden Schweregrad bei der Versorgung von ambulanten Patienten, Klienten in der Kurzzeitpflege und Bewohnern in Altenpflegeeinrichtungen braucht die Pflegeeinrichtung Zahlen, die ihren fachlichen Aufwand belegen. **Denn leider steht im DRG-Zeitalter eines fest: Es reicht nicht mehr, das Richtige zu tun, es muss nachgewiesen werden, dass es zum einen das Richtige ist und zum anderen wer dafür wie lange im Einsatz war.**

Für Fragen und weitere Informationen zum Text-Beitrag wenden Sie sich bitte an:
RECOM GmbH & Co. KG
Stefanie Schütze
Presse- und Öffentlichkeitsarbeit
Industriestraße 3
34308 Bad Emstal, Deutschland
e-Mail: sschuetze@recom-verlag.de
Telefon: ++ 49 (0) 5624 9224-17
Telefax: ++ 49 (0) 5624 9224-18

Checkliste Pflegeprozess

Diese Checkliste dient dem schnellen Überblick und beinhaltet Empfehlungen der Autoren.

Pflegeassessment

- Das Pflegeassessment vermittelt den ersten, entscheidenden Eindruck deiner Professionalität. Dieser Eindruck beeinflusst die weitere Gestaltung der Beziehung mit dem Patienten.
- Überlege dir Zeitpunkt, Gesprächsdauer, Gesprächseinstieg, inhaltliche Schwerpunkte und deinen Umgang mit dem Erhebungsinstrument (Assessmentbogen). Nimm dir ausreichend Zeit für das Gespräch.
- Ermögliche dem Patienten sich mit seinen Wünschen, Meinungen und Fragen in das Gespräch einzubringen. Dokumentiere diese Informationen.
- Gib dem Patienten eine kurze Zusammenfassung seiner Äußerungen aus deiner Sicht, um zu überprüfen, ob du ihn richtig verstanden hast.
- Informiere über den zu erwartenden Ablauf, über zuständige Personen und örtliche Gegebenheiten. Verwende vorhandenes Informationsmaterial, wie z. B. Merkblätter und Folder.
- Vereinbare mit dem Patienten ein weiteres Gespräch, wenn Fragen nicht unmittelbar geklärt werden können.

Diagnose

- Ordne die aus dem Assessment erhobenen Informationen nach Themenbereichen.
- Wähle mögliche, arbeitsrelevante Pflegediagnosentitel aus, mit denen die Patientensituation beschrieben werden kann.
- Vergleiche die Definitionen, Ätiologie (Ursachen) und Symptome (Merkmale) mit der Fachliteratur und überprüfe sie auf sinngemäße Übereinstimmung mit der Situation des Patienten.
- Bestätige deine begründeten Annahmen von vorläufigen Pflegediagnosen durch vertiefende Nachfragen beim Patienten. Berücksichtige dabei auch das individuelle Gesundheitserleben des Patienten.
- Lege passende und begründete Pflegediagnosen fest. Formuliere sie nach dem PÄS/PRF/PV-Format[1].

1 PÄS = Pflegediagnosentitel, Ätiologie, Symptome; PRF = Pflegediagnosentitel, Risikofaktoren; PV = Pflegediagnosentitel, Voraussetzungen

Pflegeplanung

- Erstelle für den Patienten individuelle Pflegeziele, die auf dem Assessment und der Diagnose aufbauen.
- Achte darauf, dass die formulierten Ziele realistisch im Sinne von relevant, verständlich, messbar, beeinflussbar und unter den gegebenen Rahmenbedingungen erreichbar sind. Vereinbare mit dem Patienten Evaluierungszeitpunkte. Setze Evaluierungsintervalle (EI) fest. Formuliere die Ziele der RUMBA-Regel entsprechend.
- Vereinbare mit dem Patienten/Bezugspersonen, welche Ziele in welcher Form gemeinsam angestrebt werden. Passe die Pflegeziele im Rahmen des Möglichen an die persönlichen Zielvorstellungen des Patienten bzw. der Bezugspersonen an.
- Plane Pflegemaßnahmen, die sich an den Zielen orientieren. Lege fest, was, wann und wie oft zu tun ist und unter welchen Bedingungen die Pflegemaßnahme stattfinden soll.
- Prüfe bei der Verwendung von Standards, ob deren Anwendung für den Patienten geeignet ist und inwieweit individuelle Anpassungen notwendig sind.

Durchführung

- Beurteile vor jeder Durchführung die Angemessenheit der geplanten Maßnahme aufs neue.
- Führe die geplanten Maßnahmen mit der gebotenen Sorgfalt durch.
- Dokumentiere die durchgeführten Maßnahmen und die Reaktionen des Patienten.
- Bestätige durchgeführte Maßnahmen mit Handzeichen.

Evaluation

- Beurteile den Patienten im Hinblick auf die Zielerreichung anhand aktualisierter Assessmentdaten: Wurden die Ziele vollständig, teilweise oder nicht erreicht? Wie ist die Meinung des Patienten dazu?
- Analysiere, welche Faktoren die Zielerreichung beeinflusst haben (förderlich/hemmend).
- Entscheide, ob der bestehende Pflegeplan beibehalten, modifiziert oder gestoppt wird.

Anhang – Klassifikationen und Skalen

Modifizierte[1] Klassifikationsskala nach Jones

Definition der Einstufungen (Klassifikationsmöglichkeit von 0–4)

0 = **Selbstständig** (auch in der Verwendung von Hilfsmittel), keine direkten Pflegeleistungen sind zu erbringen

1 = **Großteils selbstständig**, der Patient bedarf nur geringer Hilfestellung und/oder Anleitung, direkte Pflegeleistungen sind nur in geringem Ausmaß zu erbringen

2 = **Teilweise selbstständig** und teilweise auf Hilfestellung/Anleitung angewiesen; der Patient ist etwa zu 50% selbständig, das Ausmaß der zu erbringenden direkten Pflegeleistung/Anleitung liegt ebenfalls bei etwa 50%

3 = **Geringfügig selbstständig**, der Patient beteiligt sich nur in geringem Ausmaß an der Aktivität und ist großteils auf Hilfestellung/Anleitung angewiesen, der Patient ist aber kooperativ

4 = **Unselbstständig/Abhängig;** der Patient ist nicht in der Lage, sich an der Aktivität zu beteiligen und ist vollständig abhängig; bzw. mehrmals täglich sind intensive Selbsthilfetrainings mit maximaler Unterstützung und Anleitung zu absolvieren; bzw. ein Patient wie in Grad 3, jedoch unkooperatives Verhalten bei der Pflege

Skala zur Dekubituseinschätzung nach Daniel

Definition der Einstufungen (Klassifikationsmöglichkeit von I–V)

Stadium I

Definition: Fixierte Rötung
Beschreibung: fixierte Hautrötung

Stadium II

Definition: Oberflächliche Ulzeration im Dermisbereich
Beschreibung: Blasenbildung (ohne Beteiligung von Fettgewebe)

1 modifiziert von Albert Urban Hug & Partner und vom Verein SEPP (Verein zur Systematischen Entwicklung Professioneller Pflege)

Stadium III

Definition: Ausdehnung bis in das subkutane Fettgewebe
Beschreibung: Hautdefekt mit Ausdehnung in das subkutane Fettgewebe oder in die darunterliegenden Gewebsstrukturen

Stadium IV und V

Definition:
- *Stadium 4:* Tiefe Ulcuslaesion mit Beteiligung von Fettgewebe, Faszien und Muskulatur ohne Beteiligung des Knochens
- *Stadium 5:* Ulzerationen mit Beteiligung von Knochen oder Gelenken eventuell Einbruch in Beckenorgane wie Urethra, Rektum …

Beschreibung:
- *Stadium 4:* Muskel und Faszien betroffen
- *Stadium 5:* Knochenbeteiligung, bzw. Einbruch in die Beckenorgane

Index zur Dekubitusrisiko-Einschätzung nach Braden

Das Einschätzungsinstrument für das Dekubitusrisiko nach Braden ist ein Index, der mehrere Skalen (Einschätzungen in Kategorien) auf mathematischem Wege (zusammenzählen von Punktewerten) zu einer einzigen Maßzahl zusammenfasst.

Definition der Einstufungen (Klassifikationsmöglichkeit von 0–4)

Kategorie	Sensorische Fähigkeiten	Feuchtigkeit	Aktivität	Mobilität	Ernährung	Reibung und Scherkräfte
	= Fähigkeit, adäquat auf druckbedingte Beschwerden zu reagieren	= Beeinträchtigung der Haut durch Feuchtigkeit	= Ausmaß der physischen Aktivität	= Fähigkeit, eingenommene Position zu halten bzw. zu wechseln	Ernährungsgewohnheiten	

Kategorie	Sensorische Fähigkeiten	Feuchtigkeit	Aktivität	Mobilität	Ernährung	Reibung und Scherkräfte
1 PUNKT	Fehlt: Keine Reaktion auf schmerzhafte Stimuli, bedingt z. B. durch Bewusstlosigkeit, Sedierung oder Verringerung der Schmerzempfindlichkeit am ganzen Körper (z. B. Tetraplegie, hoher Querschnitt).	Ständig feucht: Die Haut ist ständig durch Schweiß, Urin usw. feucht. Immer wenn der Patient gedreht werden muss, liegt er im Feuchten.	Bettlägerigkeit: Kann das Bett nicht verlassen.	Komplett immobil: Kann selbst geringfügige Positionswechsel nicht durchführen.	Sehr schlecht: Isst kleine Portionen nie auf, sondern höchstens zu 1/3. Isst nur 2 oder weniger Eiweißprodukte (Milchprodukte, Fleisch oder Fisch). Trinkt zu wenig. Nimmt auch keine Ergänzungskost zu sich. oder Darf nicht oral ernährt werden, darf nur klare Flüssigkeiten zu sich nehmen oder Erhält länger als 5 Tage Infusionen	Problem: Braucht viel bis maximale Unterstützung bei Lagewechsel. Das Anheben ist ohne Schleifen über die Laken nicht möglich. Rutscht ständig im Bett oder Rollstuhl herunter, muss immer wieder hochgezogen werden. Hat spastische Kontrakturen oder ist sehr unruhig, wobei über das Laken gescheuert wird.

Kategorie	Sensorische Fähigkeiten	Feuchtigkeit	Aktivität	Mobilität	Ernährung	Reibung und Scherkräfte
2 PUNKTE	Stark eingeschränkt: Schmerzreaktion erfolgt nur auf starke Schmerzreize und kann nur ungezielt geäußert werden (z. B. durch Stöhnen oder Unruhe oder Verringerung der Schmerzempfindlichkeit, wobei nur die Hälfte des Körpers betroffen ist.	Häufig feucht: Die Haut ist nicht immer, aber häufig feucht. Die Wäsche, und/oder Bettzeug muss mindestens einmal pro Schicht gewechselt werden.	Aufsitzen: Kann mit Hilfe etwas laufen, kann das eigene Gewicht aber nicht allein tragen; braucht Hilfe, um sich hinzusetzen (Stuhl, Rollstuhl).	Stark eingeschränkt: Bewegt sich selten und geringfügig (Körper oder Extremitäten), kann sich aber nicht ausreichend selbst umlagern.	Mäßige Ernährung: Isst selten die normale Essensportion, in der Regel aber die Hälfte auf. Isst etwa 3 Eiweißportionen. Nimmt unregelmäßig Ergänzungskost zu sich oder Erhält zuwenig Nährstoffe durch Sondenkost oder Infusionen.	Potentielles Problem: Bewegt sich etwas allein oder mit nur wenig Hilfe. Beim Hochziehen schleift die haut nur wenig über das Laken. Kann sich über längere Zeit in einer Position (Stuhl, Rollstuhl) halten und rutscht nur selten herunter.

Kategorie	Sensorische Fähigkeiten	Feuchtigkeit	Aktivität	Mobilität	Ernährung	Reibung und Scherkräfte
3 PUNKTE	Leicht eingeschränkt: Reaktion auf Ansprache oder Kommandos werden erfasst, können nicht immer umgesetzt werden (z. B. kann der Patient nicht immer der Aufforderung folgen, seine Position im Bett zu verändern) oder Verringerung der Schmerzempfindlichkeit auf ein oder zwei Extremitäten beschränkt.	Manchmal feucht: Die Haut ist nicht immer, aber häufig feucht. Einmal täglich wird neue Wäsche benötigt.	Läuft wenig: Läuft selten am Tag allein, legt nur kurze Strecken zurück, benötigt für längere Strecken Hilfe; verbringt die meiste Zeit im Bett oder Stuhl.	Geringfügig eingeschränkt: Macht regelmäßige Positionswechsel von Körper und Extremitäten.	Adäquate Ernährung: Isst mehr als die Hälfte der normalen Essensportion auf. Nimmt 4 Eiweißportionen zu sich, verweigert gelegentlich eine Mahlzeit, nimmt aber Ergänzungskost zu sich oder Kann über Sonde/Infusionen die meisten Nährstoffe aufnehmen.	Zur Zeit kein Problem: Bewegt sich in Stuhl und Bett, hat genügend Muskelkraft, sich anzuheben und kann eine Position über längere zeit halten, ohne herunterzurutschen.

Kategorie	Sensorische Fähigkeiten	Feuchtigkeit	Aktivität	Mobilität	Ernährung	Reibung und Scherkräfte
4 P U N K T E	Vorhanden: Reaktion auf Ansprache vorhanden, Beschwerden können geäußert werden Oder keine Störung der Schmerzempfindung	Selten feucht: Die Haut ist selten feucht, neue Wäsche wird selten benötigt.	Läuft gut: Läuft regelmäßig 2–3 mal pro Schicht; Bewegt sich regelmäßig.	Mobil: Kann seine Position selbständig, komplett verändern.	Gute Ernährung: Isst die angebotnen Mahlzeiten auf. Nimmt 4 oder mehr Eiweißportionen zu sich und isst auch mal zwischendurch. Benötigt keine Ergänzungskost.	

Auswertung

Je weniger Punkte eine Patienteneinschätzung ergibt, desto höher ist das Dekubitusrisiko.

Bei einem Ergebnis von 8 Punkten oder weniger besteht ein hohes Dekubitusrisiko.

Die Auswahl von passenden Anti-Dekubitus-Produkten kann durch einen Zuordnungsschlüssel erleichtert werden, indem für bestimmte Punktewerte die Verwendung von konkret genannten Anti-Dekubitus-Produkten vorgeschlagen wird.

Erweiterte und Modifizierte Norton Skala

Die sogenannte „Norton-Skala" ist ein Index, der mehrere Skalen (Einschätzungen in Kategorien) auf mathematischem Wege (zusammenzählen von Punktewerten) zu einer einzigen Maßzahl zusammenfasst.

Alter	Bereitschaft zur Kooperation/ Motivation	Hautzustand	Zusatzerkrankungen	Körperlicher Zustand	Inkontinenz	Aktivität	Beweglichkeit	Geistiger Zustand
< 10 J. 4 Punkte	Voll 4 Punkte Kooperatives Verhalten, aktive Mitarbeit	Intakt 4 Punkte Gut durchblutete elastische Haut	Keine 4 Punkte Patient vollkommen gesund	Gut 4 Punkte	Keine 4 Punkte	Geht 4 Punkte ohne Hilfe völlige Unabhängigkeit	Voll 4 Punkte Völlig erhalten, uneingeschränkt	Klar 4 Punkte Völlig orientiert
< 30 J. 3 Punkte	Wenig 3 Punkte Gelegentlich gegenüber PP unkooperativ	Trocken 3 Punkte Schuppig, atroph	Leichte 3 Punkte Fieber, Diabetes, Anämie	Leidlich 3 Punkte Geschwächt Risikofaktoren	Manchmal 3 Punkte Leichte Harninkontinenz	Geht mit Hilfe 3 Punkte Rollator, Krücken	Kaum eingeschränkt 3 Punkte Geht mit Hilfe von Rollator …	Apatisch, teilnahmslos 3 Punkte Zeitweise desorientiert
< 60 J. 2 Punkte	Teilweise 2 Punkte Nur nach Diskussion zu Pflegehandlungen bereit	Feucht 2 Punkte Ödeme, Risse, Rötungen, Psoriasis, Thrombosen	Mittlere 2 Punkte Adipositas, Kachexie, MS, Parkinson, Diabetes	Schlecht 2 Punkte Kachexie, chronische Erkrankungen, Appetitlosigkeit	Meistens 2 Punkte Harn Ständig Inkontinenz-Produkte notwendig	Benötigt Rollstuhl 2 Punkte Benötigt umfassende Unterstützung	Sehr eingeschränkt 2 Punkte z. B. Hüftoperationen, umfassender Gips	Verwirrt 2 Punkte Desorientiert in Zeit, Ort, Person
> = 60 J. 1 Punkt	Keine 1 Punkt Keine Kooperation, aggressiv, depressiv	Ulcera 1 Punkt Starke Allergie, ausgeprägte Gewebeschädigungen	Schwere 1 Punkt Koma, Lähmung, pAVK (peripher arterielle Verschlusskrankheit)	Sehr 1 Punkt schlecht z. B. extreme Kachexie, isst und trinkt nicht	Totale 1 Punkt Inkontinenz Urin und Stuhl ständig	Bettlägerig 1 Punkt Kann keine Bewegungen machen	Voll eingeschränkt 1 Punkt Kann keine Bewegungen machen	Stuporös 1 Punkt Vollkommen desorientiert, nicht ansprechbar

Auswertung

Dekubitusgefahr ist bei Ergebnissen bis 25 Punkte gegeben. Ist der Wert höher, wird der Patient nicht als Dekubitusrisiko-Patient eingestuft.

Die Auswahl von passenden Anti-Dekubitus-Produkten kann durch einen Zuordnungsschlüssel erleichtert werden, indem für bestimmte Punktewerte die Verwendung von konkret genannten Anti-Dekubitus-Produkten vorgeschlagen wird.

Einstufung von Schmerz

Um Schmerz wirksam behandeln zu können, wird eine Einschätzung der Schmerzintensität anhand von Schmerzskalen durchgeführt. Die Einstufung der Schmerzintensität erfolgt durch den Patienten selbst, da Schmerz nicht direkt beobachtet oder gemessen werden kann.

Skalen zur Schmerzeinschätzung

Analogskala

Die Analogskala gibt dem Patienten eine waagrechte Linie vor, auf der die subjektiv empfundene Schmerzintensität markiert wird. Am linken Ende der Linie steht Schmerzfreiheit, am rechten Ende steht unerträglicher Schmerz. Dazwischen liegende Schmerzempfindungen des Patienten werden zwischen diesen beiden Zuständen auf der Linie angezeichnet. Entwicklungen der Schmerzintensität sind an den veränderten Positionen der Markierung ablesbar.

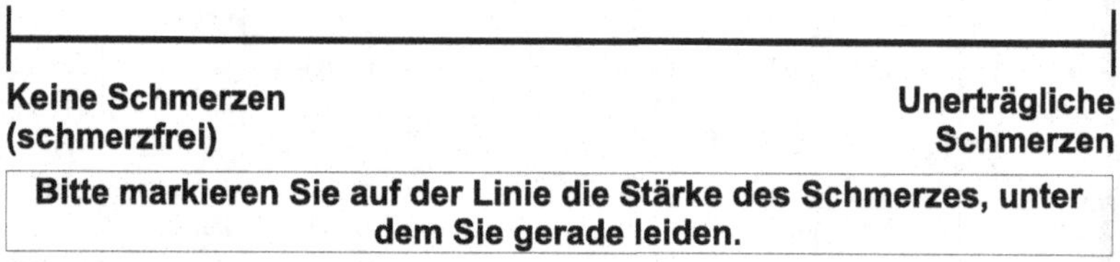

Keine Schmerzen (schmerzfrei) — **Unerträgliche Schmerzen**

Bitte markieren Sie auf der Linie die Stärke des Schmerzes, unter dem Sie gerade leiden.

Modifizierte Schmerzskala

Diese Schmerzskala ist eine Weiterentwicklung der Analogskala. Sie enthält eine numerische Abstufung und grafische Darstellungen der Schmerzintensität, die den Patienten bei der Selbsteinstufung seines Schmerzempfindens unterstützen.

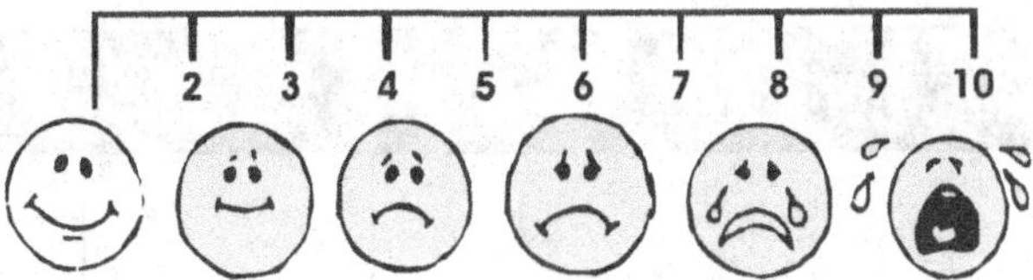

Darstellung des Verlaufes der subjektiven Schmerzintensität

Zur Darstellung des zeitlichen Verlaufs der subjektiven Schmerzintensität werden die Ergebnisse der regelmäßigen Schmerzeinstufungen in Verlaufsblätter eingetragen.

Schmerzkurve

Schmerzkurven stellen die Entwicklung der subjektiven Schmerzintensität in Zusammenhang mit tageszeitlichen Ereignissen dar.

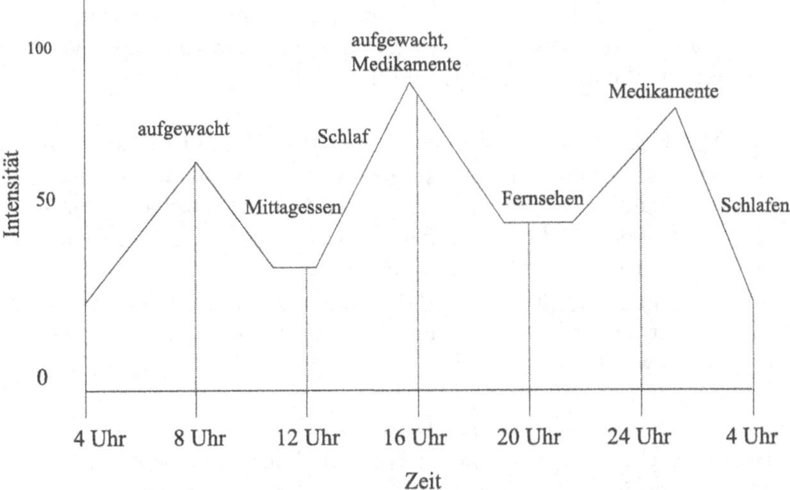

Schmerztagebuch

Ein Schmerztagebuch erfasst die subjektive Schmerzintensität zu den vorgesehenen Erhebungszeitpunkten und anlässlich von schmerzverstärkenden bzw. schmerzlindernden Aktivitäten. Die Entwicklung der Schmerzintensität wird über den gesamten Betreuungszeitraum nachvollziehbar.

Beispiel für den Aufbau eines Schmerztagebuches:

Datum/ Uhrzeit	Aktivität	Medikament	Schmerz-intensität	Andere Symptome

Schmerzintensität: 0 = kein Schmerz, 1 = leichter Schmerz, 2 = mäßiger Schmerz, 3 = starker Schmerz, 4 = sehr starker Schmerz, 5 = unerträglicher Schmerz

Andere Symptome: Hier besteht die Möglichkeit, ergänzende Messungen durchzuführen, die sich beispielsweise auf den funktionellen Status, auf Nebenwirkungen oder auf andere wichtige Symptome beziehen.

Brøset-Gewalt-Checkliste

Die modifizierte Brøset-Gewalt-Checkliste (BVC-CH)[2] dient zur Einschätzung des Gewaltrisikos und ist ein Index, der mehrere Skalen (Einschätzungen in Kategorien) auf mathematischem Wege (zusammenzählen von Punktewerten) zu einer einzigen Maßzahl zusammenfasst.

Die Risikoeinschätzung erfolgt bei allen Eintritten bei der Aufnahme, sowie am Aufnahmetag und an den folgenden 3 Tagen jeweils zwischen 10–11 und 17–18 Uhr. Nach Ablauf der ersten drei Tage finden weitere Einschätzungen statt, wenn die Bezugsperson und/oder das Team dies angezeigt findet. Die Dauer dieser weiteren Einschätzungen wird individuell festgelegt.

Es werden 6 unterschiedliche Verhaltensweisen erfasst und mit „1" bewertet, wenn sie seit der letzten Einschätzung beobachtet wurden, mit „0", wenn sie nicht beobachtet wurden.

Die 6 Verhaltensweisen werden wie folgt definiert:

- **Verwirrt:** erscheint offensichtlich verwirrt und desorientiert. Ist sich möglicherweise der Zeit, des Ortes und der Personen nicht bewusst; verkennt Personen, Situationen.
- **Reizbar:** ist schnell verärgert oder wütend; zum Beispiel nicht in der Lage, die Anwesenheit anderer zu tolerieren.

2 Die norwegische Originalfassung enthält nur die Beurteilung der 6 Verhaltensweisen, die modifizierte Schweizer Fassung (BVC-CH) zusätzlich die subjektive Risikoeinschätzung mit dem Schieber, die Angaben zur Interpretation des Resultats und die Liste mit möglichen gewaltpräventiven Massnahmen

- **Lärmig:** Das Verhalten ist übermäßig laut oder Krach verursachend. Z. B. schlägt Türen, schreit beim Sprechen, etc.
- **Körperliches Drohen:** Eine deutliche Absicht, eine andere Person zu bedrohen. (z. B. eine aggressive Körperhaltung einnehmen, an der Kleidung einer anderen Person reißen, Ballen der Faust, Heben eines Armes oder Fußes)
- **Verbales Drohen:** Ein verbaler Ausbruch, der mehr ist als nur eine erhobene Stimme; und der die klare Absicht hat, eine andere Person zu verängstigen/einzuschüchtern, z. B. verbale Angriffe, Beschimpfungen, verbal neutrale Kommentare, die auf eine aggressive Art und Weise geäußert werden.
- **Angriff auf Gegenstände:** Eine aggressive Handlung, die sich gegen einen Gegenstand und nicht gegen eine Person richtet, z. B. das wahllose Zuschlagen oder Zerschlagen von Fenstern, Treten, Schlagen oder Kopframmen gegen einen Gegenstand, oder Zerschlagen von Möbeln.

Zusätzlich wird eine **subjektiven Bewertung der Pflegenden** in die Risikoeinschätzung aufgenommen. Die Pflegenden verwenden dazu einen Schieber, auf dem Punktwerte von „kein Risiko“ bis zu „sehr hohes Risiko“ abgelesen und in die Bewertungstabelle eingetragen werden können.

Die Summe (0 bis 12 Punkte) bedeutet folgendes:

0–3 Punkte: Sehr geringes Risiko

4–6 Punkte: Geringes Risiko (etwa 1 von 100 PatientInnen mit diesem Risiko wird gegen Personen gewalttätig)

7–9 Punkte: Erhebliches Risiko (etwa 1 von 10 PatientInnen mit diesem Risiko wird gegen Personen gewalttätig)

10–12 Punkte: Hohes Risiko (etwa 1 von 4 bis 1 von 5 PatientInnen mit diesem Risiko wird gegen Personen gewalttätig)

Ist das Risiko erheblich (7–9 Punkte), muss das Risiko rasch mindestens im Pflegeteam besprochen werden, und es müssen situationsgerechte und dem Risiko angepasste präventive Maßnahmen erwogen werden.

Ist das Risiko hoch (10–12 Punkte), muss das Risiko rasch im Pflegeteam und im interdisziplinären Team besprochen werden, und es müssen situationsgerechte und dem Risiko angepasste präventive Maßnahmen erwogen werden.

Einschätzung des Gewaltrisikos

Modifizierte Brøset-Gewalt-Checkliste (BVC-CH)

(Almvik/Woods 1998, Almvik/Woods/Rasmussen 2000, Abderhalden 2001)

Etikett

Fallnummer:	
Geburtsdatum:	
Datum Eintritt:	

- Risikoeinschätzung bei allen Eintritten **bei der Aufnahme**, sowie **am Aufnahmetag und an den folgenden 3 Tagen** jeweils zwischen 10-11 und 17-18 Uhr. Nach Ablauf der ersten drei Tage **weitere Einschätzungen**, wenn die **Bezugsperson** und/oder das **Team** dies angezeigt findet. Die Dauer dieser weiteren Einschätzungen wird individuell festgelegt.
- Die 6 Verhaltensweisen werden mit „1" bewertet, wenn sie seit der letzten Einschätzung beobachtet wurden, mit „0", wenn sie nicht beobachtet wurden.
- Zur subjektiven Risikoeinschätzung den Schieber zwischen „kein Risiko" und „sehr hohes Risiko" einstellen, Wert auf der Rückseite ablesen und entsprechende Zahl in die Tabelle übertragen.
- Die einzelnen Bewertungen werden zusammengezählt.
- Die Summe (0 bis 12 Punkte) bedeutet folgendes:

0 - 3 Punkte: **Sehr geringes Risiko**

4 - 6 Punkte: **Geringes Risiko** (etwa 1 von 100 Patientinnen mit diesem Risiko wird gegen Personen gewalttätig)

7 - 9 Punkte: **Erhebliches Risiko** (etwa 1 von 10 Patientinnen mit diesem Risiko wird gegen Personen gewalttätig)

10-12 Punkte: **Hohes Risiko** (etwa 1 von 4 bis 1 von 5 Patientinnen mit diesem Risiko wird gegen Personen gewalttätig)

Ist das Risiko erheblich (7-9 Punkte), muss das Risiko rasch mindestens im Pflegeteam besprochen werden, und es müssen situationsgerechte und dem Risiko angepasste präventive Massnahmen erwogen werden

Ist das Risiko hoch (10 - 12 Punkte), muss das Risiko rasch im Pflegeteam *und* im interdisziplinären Team besprochen werden, und es müssen situationsgerechte und dem Risiko angepasste präventive Massnahmen erwogen werden

Schieber

Datum									
(Definitionen siehe Rückseite)	Eintritt Zeit:	10-11h	17-18h	10-11h	17-18h	10-11h	17-18h	10-11h	17-18h
Visum									
Verwirrt									
Reizbar									
Lärmig									
Körperliches Drohen									
Verbales Drohen *									
Angriff auf Gegenstände *									
Subjektive Risikoeinschätzung									
Summe									
Wenn 7:	↓	↓	↓	↓	↓	↓	↓	↓	↓
Besprochen im Pflegeteam (Zeit/Vis)									
Besprochen im interdisziplinären Team (Zeit/Vis)									
Präventive Massnahmen: (X = geplant, BP = Bezugsperson, ✓ durchgeführt)	↓	↓	↓	↓	↓	↓	↓	↓	↓
Keine spezifische gewaltpräventive Massnahme *(wenn zutreffend ankreuzen)*									
Gezielte Beobachtung									
Gezielte erhöhte Zuwendung (im Sinn von Ablenkung: allgemeines Gespräch, Spiele etc.)									
Begleiteter Spaziergang einzeln									
Begleiteter Spaziergang in der Gruppe									
Reduktion der Anforderungen an Patientin									
Körperliche Entspannung (Übung, Massage, Sport, Entspannungsbad, ...)									
Gezielte Konfrontation mit Stationsregeln									
Gezieltes Gespräch über das Gewaltrisiko									
Gezieltes längeres Gespräch zur Deeskalation und Beruhigung (Talk-down; mindestens ½ Std.)									
Verlegung in Intensivbereich									
1:1-Betreuung+Überwachung									
Erhöhung der Medikation									
Präventive Abgabe von Reservemedikamenten per os									
Offene Isolation oder Aufenthalt im eigenen Zimmer (Time-out)									
Vorsorgliche Isolation * (geschlossenes Isolierzimmer)									
Injektion von Psychopharmaka *(z = Zwang *; f = freiwillig)*									
Fixation * *(x-Punkt angeben)*									

** Ereignisbogen oder Erfassung Zwangsmassnahme ausfüllen!*

CA/07.01.02

SOAS-R Staff Observation of Aggression Scale-Revised (Njman/Palmstierna 1998)

Das Instrument zur Erfassung von Aggressionsereignissen SOAS-R bezieht sich auf die Einschätzung aller Mitarbeiter, die Zeuge von aggressiven Situationen sind.

Erfassung von Aggressionsereignissen

SOAS-R Staff Observation of Aggression Scale -Revised (Njman/Palmstierna 1998)

Datum:		Stationstür:	☐ offen		Aufnahme Zahl: Station: ___
Zeit:			☐ geschlossen		Geschlecht ☐ männl. ☐ weiblich
Ausgefüllt von:		Aufnahme Datum:			Geb. Dat. Pat.:
					ICD 10:
					Entl. Datum:
Ort:	☐ Aufnahmezimmer		☐ Aufenthaltsraum	☐	Anderer Ort:
	☐ Vor Stationszimmer		☐ Bei Stationstür		

Dieses Formular soll durch Mitarbeiter des Stationsteams ausgefüllt werden, die Zeuge von aggressivem Verhalten von PatientInnen gewesen sind. Dabei wird aggressives Verhalten wie folgt definiert: *Jegliche Form von verbalem, nonverbalem oder körperlichem Verhalten, welches für den Patienten/die Patientin selbst, andere Personen oder deren Eigentum bedrohlich ist, oder körperliches Verhalten, wodurch der Patient selbst, andere Personen oder deren Eigentum zu Schaden gekommen sind* (nach Morrison 1990).

→ Bitte in jeder Spalte mindestens einen Punkt ankreuzen!

1. Auslöser der Aggression	**2. Benutzte Mittel**	**3. Ziel der Aggression**	**4. Konsequenz(en) für das (die) Opfer**	**5. Maßnahme(n), um die Aggression zu stoppen**
☐ Keine nachvollziehbaren Auslöser	☐ Verbale Aggression	☐ Nichts bzw. niemand	☐ Keine	☐ Keine
Ausgelöst...	**Gewöhnliche Gegenstände:**	☐ Gegenstand/Gegenstände	**Gegenstand/ Gegenstände:**	☐ Gespräch mit dem Patienten
☐ durch andere PatientInnen	☐ Stuhl/Stühle	☐ Andere(r) PatientIn	☐ beschädigt, muss nicht ersetzt werden	☐ Ruhig weggeführt
☐ bei der Hilfe bei den ATL's	☐ Glas (-waren)	☐ PatientIn selbst	☐ beschädigt, muss repariert werden	☐ Perorale Medikation ohne Zwang ☐ Paren Medikation
☐ PatientIn wurde etwas verwehrt	☐ Andere: ___	☐ MitarbeiterIn Wenn MitarbeiterIn:	☐ beschädigt, muss ersetzt werden	☐ Unter Krafteinsatz festgehalten/weggeführt
☐ Aufforderung zur Medikamenteneinnahme	**Körperteile::** ☐ Hand (schlagen boxen)	☐ Pflegeperson ☐ Arzt/Ärztin PsychologIn	**Person(en):** ☐ fühlten sich bedroht	☐ Anderes: ___
☐ Aufnahme AOEV	☐ Fuß (treten) ☐ Zähne (beißen)	☐ Sonstige(r) TherapeutIn	☐ Schmerzen < 10 Minuten	☐ PIB ☐ Personelle Unterstützung angefordert
☐ Andere: ___	☐ Andere: ___	☐ Übriges Personal	☐ Schmerzen > 10 Minuten	**Ergänzungen / Bemerkungen zum Ereignis:**
	Gefährliche Gegenstände oder Methoden:	☐ Andere Personen (nicht zum Personal gehörend)	☐ sichtbare Verletzung	
	☐ Messer ☐ Würgen		☐ nicht-ärztliche Behandlung nötig	Dauer des Vorfalles in Minuten:
	☐ Andere: ___		☐ ärztliche Behandlung/Untersuchung nötig	☐ Siehe Rückseite

Wie schwerwiegend war dieses Ereignis insgesamt? ***(Bitte passende Stelle mit X markieren)***

Nicht schwerwiegend	1 ________________ 10	**Sehr schwerwiegend**

Wie gut waren die Maßnahmen koordiniert um die Aggression zu stoppen?

Sehr gut koordiniert	1 ________________ 10	**Sehr schlecht koordiniert**

Befindlichkeitsskala nach Stefan H./Scheuchelbauer E.[3]

Die Befindlichkeitsskala ist ein Einstufungsinstrument, bei dem der Patient seine subjektive Befindlichkeit in unterschiedlichen Bereichen selbst einschätzt. Tages- und Wochenschwankungen werden dokumentiert und mit dem Patienten besprochen.

Definition der Einstufungen (Klassifikationsmöglichkeit von 0–4)

0 = Selbstständig, keine Einschränkung, Wohlbefinden
1 = Großteils selbstständig, komme damit zurecht
2 = Teilweise selbstständig, Einschränkung vorhanden
3 = Wohlbefinden massiv beeinträchtigt
4 = Unselbstständigkeit/völlige Abhängigkeit, massives Krankheitsgefühl

Beispiel für ein Erhebungsblatt

Datum:	8.00	13.00	20.00	persönl. Anmerkung
Aktivität	0 1 2 3 4	0 1 2 3 4	0 1 2 3 4	
Schlaf	0 1 2 3 4	0 1 2 3 4	0 1 2 3 4	
Seel. Wohlbefinden	0 1 2 3 4	0 1 2 3 4	0 1 2 3 4	
Einsamkeit	0 1 2 3 4	0 1 2 3 4	0 1 2 3 4	
Angst	0 1 2 3 4	0 1 2 3 4	0 1 2 3 4	
Selbstwertgefühl	0 1 2 3 4	0 1 2 3 4	0 1 2 3 4	
Rolle in der Gruppe	0 1 2 3 4	0 1 2 3 4	0 1 2 3 4	
Ernährung/Flüssigkeit	0 1 2 3 4	0 1 2 3 4	0 1 2 3 4	
Körperempfinden	0 1 2 3 4	0 1 2 3 4	0 1 2 3 4	
Informationsstand	0 1 2 3 4	0 1 2 3 4	0 1 2 3 4	

3 Die Skala ist nicht wissenschaftlich abgesichert. Sie wird derzeit in der Praxis angewendet und evaluiert

Literatur

Abderhalden Christoph (1999a) Multiprofessionelle Diagnostik; erarbeitet von WE'G Weiterbildungszentrum für Gesundheitsberufe SRK, Aarau/Schweiz; aus einer unveröffentlichten Seminarunterlage von Abderhalden Christoph

Abderhalden Christoph (1999b) Pflegediagnosen und Professionalisierung. In: Österreichische Krankenpflegezeitschrift 11/99: 26–29

Allmer Franz (2003) Unveröffentlichte Studie zur Einführung von Pflegediagnosen am Neurologischen Krankenhaus Rosenhügel der Stadt Wien

Allmer Gertrude (2003a) Bedarfsprüfung im Zusammenhang mit dem Eintragungsverfahren in die Liste der allgemein beeideten und gerichtlich zertifizierten Sachverständigen für Gesundheits- und Krankenpflege; download unter http://www.oegkv.at/recht/sachver.htm

Allmer Gertrude (2003b) Prüfungsstandards für die Zertifizierungsprüfung nach § 4a SDG; download unter http://www.oegkv.at/recht/sachver.htm

Arets Jos et al (1999) Professionelle Pflege 1, 3. Auflage. Verlag Hans Huber, Bern

Baumberger Dieter (2001) Pflegediagnosen als Indikator der Streuung des Pflegeaufwandes in DRGs; Master Thesis, Universität Maastricht (NL)/Aarau (CH), Fakultät der Gesundheitswissenschaften, Master of Nursing Science, Studiengang 3

Bräutigam Christoph (2003) Situationsverstehen im Pflegeprozess. In: Deutscher Verein für Pflegewissenschaft e. V. (Hrsg) Pflege und Gesellschaft. Das Originäre der Pflege entdecken. Pflege beschreiben, erfassen, begrenzen, Fachtagung 2002. Mabuse Verlag, Frankfurt am Main, S 117–146

Christensen Jean (2003) (Hrsg) An Introduction to Nursing Language. In: CLARK June (Hrsg) Naming Nursing, Proceedings of the first ACENDIO Ireland/UK Conference held September 2003 in Swansea, Wales, UK. Verlag Hans Huber, Bern, S 57–70

Diekmann Andreas (2002) Empirische Sozialforschung. Grundlagen, Methoden, Anwendungen. 9. Auflage. Rowohlt, Reinbek bei Hamburg

Doenges Marilynn E, MOORHOUSE Mary Frances, GEISSLER-MURR Alice C (2002) Pflegediagnosen und Maßnahmen; 3. Auflage, deutschsprachige Ausgabe herausgegeben von Abderhalden Christoph und Rička Regula. Verlag Hans Huber, Bern

Donabedian Avedis (1980) The definition of quality and approaches to its assessment. Health Administration Press, Ann Arbor (Mich.)

Etzel Birgit, König Peter (2001) Implementierung von Pflegediagnosen und Standard Operating Procedures (SOP) für die Pflege in Einrichtungen unseres Gesundheitswesens, gefördert durch die Robert Bosch Stiftung im Rahmen des Programms „Gemeinsame Projekte von Hochschule und Praxis", Bosch-Stiftung, Klinik für Tumorbiologie Freiburg

Europäische Kommission (Hrsg) (2003) Die soziale Lage in der europäischen Union; Luxemburg; erarbeitet von der Generaldirektion für Beschäftigung und Soziales

Fiechter Verena, Meier Martha (1998) Pflegeplanung. 9. Auflage. Recom-Verlag, Basel

Fischer Wolfram (1999) Die Bedeutung von Pflegediagnosen in Gesundheitsökonomie und Gesundheitsstatistik. Pflegemanagement 1: 5–17

Gerber Ch. (1997) Voraussetzungen für eine sinnvolle Pflegedokumentation. Österreichische Krankenpflege-Zeitschrift 1: 24–29

Gordon Marjory, Bartholomeyczik Sabine (2001) Pflegediagnosen. Theoretische Grundlagen. Urban u. Fischer, München

Hall Lydia E (1955) Quality of nursing care; in: Public Health News. (New Jersey State Department of Health). 36(6): 212–215

Heilberufe 5/2004, Urban & Vogel, Berlin; verschiedene Beiträge zum Thema Pflegeausbildung in Europa

Hunstein Dirk (2003) Pflegerische vs. Medizinische Aussagen in DRGs. In: Deutscher Verein für Pflegewissenschaft e.V. (Hrsg) Pflege und Gesellschaft. Das Originäre der Pflege entdecken. Pflege beschreiben, erfassen, begrenzen, Fachtagung 2002. Mabuse Verlag, Frankfurt am Main, S 117–146

Jank Werner, Meyer Hilbert (1991) Didaktische Modelle. Cornelsen Lehrbuch, 3. Auflage, Frankfurt/M

Landschaftsverband Rheinland (Hrsg) (2004) unveröffentlichte Unterlage der KIS-Arbeitsgruppe, Teilprojekt „Pflege, Pflegeanamnese"; Köln; Leitung der Arbeitsgruppe durch Yvonne Meschkat

Mason Carolyn (1999) Guide to practice or 'load of rubbish'? The influence of care plans on nursing practice in five clinical areas in Northern Ireland. Journal of Advanced Nursing 29(2): 380–387

Mason Geraldine MC, Attree Moira (1997) The relationship between research and the nursing process in clinical practice. Journal of Advanced Nursing 26: 1045–1049

Mayer Hanna (1999) Pflegediagnosen. Begriffe, Klassifizierungen, Bedeutungen und kritische Auseinandersetzungen. Österreichische Krankenpflegezeitschrift 3: 28–33

Mundinger Mary O, Jauron Grace D (1975) Developing a nursing diagnosis. Nursing Outlook 23(1): 94–98

O'Connell Beverly (1998) The clinical application of the nursing process in selected acute care settings: a professional mirage. Australian Journal of Advanced Nursing 15(4): 22–32

Österreichisches Bundesministerium für Gesundheit und Frauen (2003) (Hrsg) Überprüfung der pflegerischen Belange in Krankenanstalten, Wien, Folder des Ministeriums

Österreichisches Gesundheits- und Krankenpflegegesetz (GuKG), BGBl. I Nr. 108/1997; download unter http://www.oegkv.at/recht/gukg.htm

Sauter Dorothea, Abderhalden Christoph, Needham Ian, Wolff Stephan (2004) Lehrbuch psychiatrische Pflege. Verlag Hans Huber, Bern

Schiemann Doris (1990) Grundsätzliches zur Qualitätssicherung in der Krankenpflege. Deutsche Krankenpflegezeitschrift 43: 526–529

Schmidbaur Marianne (2002) Vom „Lazaruskreuz" zu „Pflege, aktuell". Professionalisierungsdiskurse in der deutschen Krankenpflege 1903–2000. Ulrike Helmer Verlag, Königstein/Ts.

Schrems Berta (2003) Der Prozess des Diagnostizierens in der Pflege. Facultas UTB, Wien

Schrenk Otto H (2004) Der Sachverständige in der Gesundheits- und Krankenpflege; Wiener Krankenanstaltenverbund, Akademie für Fortbildungen und Sonderausbildungen – Bereich Pflege. Unveröffentlichte Unterrichtsunterlage

Sermeus Walter, Evers Georges CM, Van den Heede Koen (2003) Belgium: What you can do with nursing data – The Belgian Nursing Minimum Data Set. In: Clark June (ed) Naming nursing, Proceedings of the first ACENDIO Ireland/UK Conference held September 2003 in Swansea, Wales, UK. Verlag Hans Huber, Bern, p 173–181

Stefan Harald (2003) Analyse der dokumentierten Pflegeplanung nach 5 Jahren Gesundheits- und Krankenpflegegesetz 1997; Master Thesis, Donauuniversität Krems, Studiengang Nursing Science

Stefan Harald, Allmer Franz, Eberl Josef et al (2003) Praxis der Pflegediagnosen. 3. Auflage. Springer, Wien New York

Stemmer Renate (2003) Pflegetheorien und Pflegeklassifikationen. Pflege und Gesellschaft 8(2): 51–58

Steppe Hilde (1994) Caritas oder öffentliche Ordnung? Zur historischen Entwicklung der Pflege. In: Schaeffer Doris, Moers Martin, Rosenbrock Rolf (Hrsg) Public Health und Pflege. Zwei neue gesundheitswissenschaftliche Disziplinen. Sigma, Berlin

Uhlenbruck Wilhelm (1992) Die ärztliche Dokumentationspflicht. In: Laufs Adolf et al (Hrsg) Handbuch des Arztrechts. Becksche Verlagsbuchhandlung, München, S 332–340

Van Maanen Hanneke (1999) Pflegediagnosen & Internationale Klassifikationen für die Pflege. Vortrag von Prof. Dr. Hanneke van Maanen am 2. ÖKV-Symposium (Okt 98) Pflegediagnosen und ICNP. Österreichische Krankenpflegezeitschrift 3: 20–27

Von Stösser Adelheid (1994) Pflegestandards. Erneuerung der Pflege durch Veränderung der Standards, 3. erweiterte und überarbeitete Auflage. Springer, Berlin Heidelberg New York Tokyo

Weiss-Fassbinder Susanne, Lust Alexandra (2004) Gesundheits- und Krankenpflegegesetz. GuKG samt ausführlicher Erläuterungen. 4. überarbeitete und aktualisierte Auflage. Manzsche Verlags- und Universitätsbuchhandlung, Wien

WHO (1983) (Hrsg) Leitfaden für die Entwicklung von Standards Definition für den Begriff Pflegestandard

WHO (Hrsg) (1986) Ottawa-Charta zur Gesundheitsförderung, verabschiedet von der ersten internationalen Konferenz zur Gesundheitsförderung am 21. November 1986 in Ottawa (Canada). http://www.euro.who.int/AboutWHO/Policy/20010827_2?language=German

Yura Helen, Walsh Mary B (1967) The nursing process. Assessing, planning, implementing, and evaluating; Catholic University of America Press, Washington; the proceedings of the Continuing education series conducted at the Catholic University of America, March 2 through April 27, 1967

Sachregister

Die Autoren des Buches

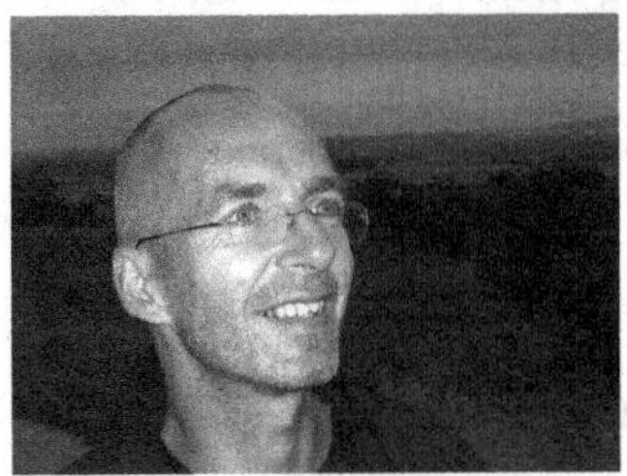

Harald Stefan
Geboren 1962 in Oberösterreich

Berufliche Tätigkeiten

seit 2003	Leitende Funktion als Oberpfleger, allgemein psychiatrische Abteilung und Konsiliarmbulanzen im SMZ Baumgartner Höhe Otto Wagner Spital der Stadt Wien
seit 2003	Boardmember der ACENDIO (Association for Common European Nursing Diagnoses, Interventions and Outcomes)
1998–2003	Leitende Funktion als Oberpfleger, Drogeninstitut und Konsiliarambulanzen im SMZ Baumgartner Höhe Otto Wagner Spital der Stadt Wien
seit 1998	Mitglied der NANDA North American Nursing Diagnoses Association Internationale Tätigkeit in Netzwerken für Pflegeforschung und Pflegeklassifikationssystemen
1987–1998	Leitende Funktion als Stationspfleger auf einer allgemein psychiatrischen Aufnahmestation im SMZ Baumgartner Höhe Otto Wagner Spital der Stadt Wien
1985–1987	Tätigkeit als Diplomierter Gesundheits- und Krankenpfleger im Sozial Medizinischen Zentrum Baumgartner Höhe Otto Wagner Spital der Stadt Wien

Hauptaufgabenbereiche
- Führungs- und Leitungsaufgaben in der Funktion als Oberpfleger im SMZ Baumgartner Höhe
- Planung, Organisation und Kontrolle von Projekten im SMZ Baumgartner Höhe Pflegedirektion
- Mitwirkung bei der interdisziplinären Planung und Organisation von Projekten im Bereich Pflege.
- Mitwirkung bei der Planung und Organisation von dislozierten Weiterbildungskursen der Akademie für Fort- und Sonderausbildung, AKH Wien (Trainerausbildung für Aggression-, Gewalt- und Deeskalationsmanagement, Praxisanleiter; Weiterbildung für Führungspersonen im Pflegedienst).

Ausbildung

2004	Abschluss Universitätslehrgang Nursing Science – MSc (Master of Science), Donau Universität Krems, Zentrum für Management und Qualität im Gesundheitswesen Trainerausbildung für Aggression-, Gewalt- und Deeskalationsmanagement
1998	Abschluss des I. Universitätslehrgangs für leitendes Krankenpflegepersonal am Institut für Soziologie der Grund- und Integrativwissenschaftlichen Fakultät der Universität Wien zum akademischen Leiter des Pflegedienstes (Pflegemanager)
1993	Sonderausbildung für leitendes Krankenpflegepersonal 1. Führungsebene an der Akademie für Fort- und Weiterbildung des Allgemeinen Krankenhaus der Stadt Wien – Universitätskliniken
1982–1985	dreijährige Ausbildung an der Schule für psychiatrische Gesundheits- und Krankenpflege am SMZ Baumgartner Höhe Otto Wagner Spital der Stadt Wien. Diplom der psychiatrischen Gesundheits- und Krankenpflege (September 1985)

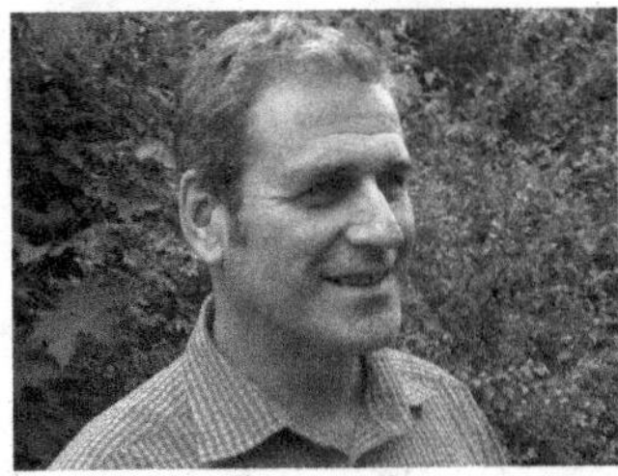

Josef Eberl
Geboren 1956

Berufliche Tätigkeiten

seit 2003	Lehrtätigkeit an der Schule für psychiatrische Gesundheits- und Krankenpflege am Otto Wagner Spital in Wien
seit 1997	Freiberufliche Tätigkeit als allgemein beeideter gerichtlich zertifizierter Sachverständiger für Gesundheits- und Krankenpflege
1992–2003	Lehrtätigkeit an der Gesundheits- und Krankenpflegeschule am Therapiezentrum Ybbs (NÖ)
1986–1992	Lehrtätigkeit an der Gesundheits- und Krankenpflegeschule in Lainz (Wien)
1982–1986	Tätigkeit als Psychiatriepfleger an der Neurologischen Abteilung im Allgemeinen Krankenhaus Wien
1982	Tätigkeit als Psychiatriepfleger in Ybbs an der Donau in Niederösterreich und in Wien

Persönliche Schwerpunkte

- Pflegeprozess mit Schwerpunktsetzung auf das Pflegeassessment und die Pflegediagnostik
- Implementierung des Pflegeprozesses in der Praxis
- Altenbetreuungskonzepte im gemeindenahen Bereich
- Seminartätigkeit zum Thema Pflegeprozess

Ausbildung

2000	Abschluss der Ausbildung zum Qualitätskoordinator im Gesundheitswesen mit den Schwerpunkten: Qualitätsmanagement allgemein, Qualitätssicherung und -verbesserung, Konfliktmanagement, Moderationstechnik, Datenerhebung und -analyse, Qualitätszirkelarbeit, Projektmanagement
1998	Abschluss des I. Universitätslehrgangs für leitendes Krankenpflegepersonal am Institut für Soziologie der Grund- und Integrativwissenschaftlichen Fakultät der Universität Wien zum akademischen Leiter des Pflegedienstes (Pflegemanager)
1989–1990	Sonderausbildung für lehrendes Pflegepersonal
1988	Zweitdiplom für allgemeine Krankenpflege
1982	Diplom für psychiatrische Pflege

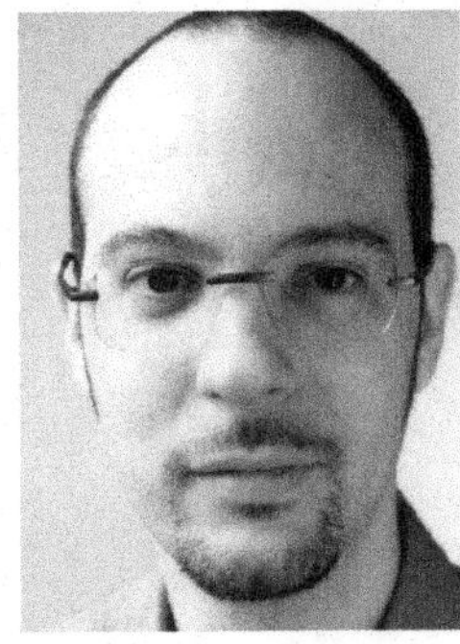

Kurt Schalek
Geboren 1971 in Wien

Berufliche Tätigkeiten

seit 2003	Selbstständige Tätigkeit im Rahmen von in.fact – Sozialwissenschaftliche Analysen & Forschung
2001–2003	Musik- und Soundproduktion als Mitinhaber von „Two Spirits“
1999–2001	Scientific Project Assistant am Ludwig Boltzmann-Institut für Medizin- und Gesundheitssoziologie
1999–2000	Tutor am Institut für Soziologie der Universität Wien
seit 1998	Statistische Auswertungen und Mitarbeit bei Projekten im Pflegebereich
1997	Zivildienst im Krankenhaus Lainz der Stadt Wien
seit 1993	Mitarbeit bei der Durchführung und Organisation von nationalen und internationalen Kongressen und Symposien

Projekte in folgenden Bereichen

- Gesundheits- und Krankenpflege: Pflegediagnosen, Dekubitus, Inkontinenz
- Gesundheitsförderung
- Evaluation von Veranstaltungen zu den Themen Diabetes und Osteoporose
- Schnittstellen/Nahtstellen zwischen Akutkrankenhaus und extramuralem Bereich
- MitarbeiterInnenbefragungen

Ausbildung

seit 1990	Studium der Soziologie sowie der Publizistik und Kommunikationswissenschaft an der Universität Wien Diplomarbeit zum Thema „Beitrag von Pflegediagnosen zur Professionalisierung der Gesundheits- und Krankenpflege“
1990	Matura an der Handelsakademie V der Wiener Kaufmannschaft

Website: http://www.infact.at

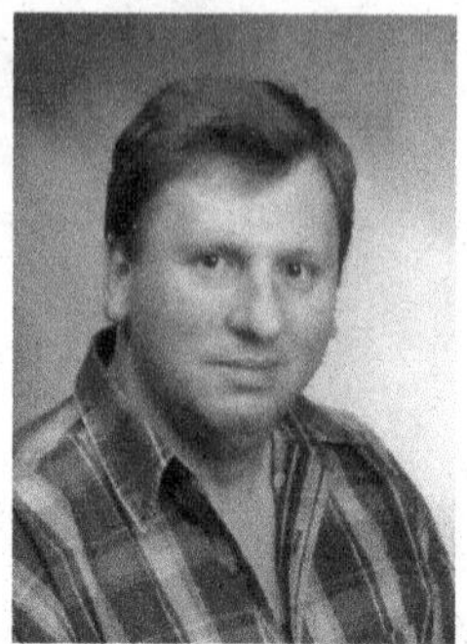

Hubert Streif
Geboren in Markdorf/BRD

Berufliche Tätigkeiten

seit März 2005	Direktor der Schulen für die allgemeine und psychiatrische Gesundheits- und Krankenpflege am SMZ Baumgartner Höhe OWS Wien
2002–2005	interimistischer Leiter der Schule für psychiatrische GuK am SMZ Baumgartner Höhe OWS Wien
seit 1997	Abhaltung von Schulungen zum Thema „Pflegeprozess" im Rahmen der innerbetrieblichen Fortbildung gemeinsam mit H. Stefan und H. Pointner
seit 1995	Lehrer für Gesundheits- und Krankenpflege an der Schule für psychiatrische Gesundheits- und Krankenpflege am SMZ Baumgartner Höhe OWS Wien

Ausbildung

2000	Ausbildung zum Qualitätskoordinator im Gesundheitswesen
1999	Zusatz-Diplom der psychiatrischen Gesundheits- und Krankenpflege
1998	Abschluss des Universitätslehrganges für lehrendes Krankenpflegepersonal
1989	Krankenpflegeexamen am LKH Reichenau/BRD
1984	Abitur am Technischen Gymnasium in Friedrichshafen/BRD

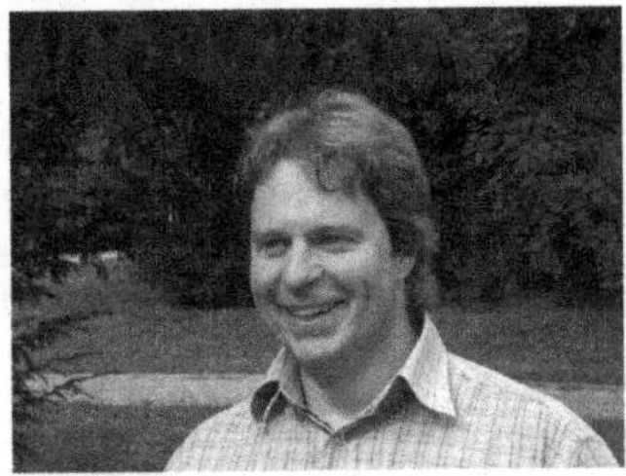

Harald Pointner
Geboren 1964 in Wien

Berufliche Tätigkeiten

seit 2003	Lehrtätigkeit an der Schule für allgemeine Gesundheits- und Krankenpflege am Sozialmedizinischen Zentrum Baumgartner Höhe Otto Wagner Spital mit Pflegezentrum, Wien
seit 1999	Vortragstätigkeit in diversen Krankenpflegeschulen und in der internen Fortbildung
1992–2002	Arbeit im akutpsychiatrischen Bereich 1. Psychiatrische Abteilung im Sozialmedizinischen Zentrum Baumgartner Höhe Otto Wagner Spital mit Pflegezentrum, Wien

Persönliche Schwerpunkte
- Psychiatrische Gesundheits- und Krankenpflege
- Pflegeprozess mit Schwerpunktsetzung auf Pflegeassessment und Pflegediagnostik
- Seminartätigkeit zum Thema Pflegeprozess

Ausbildung

2003–2005	Universitätslehrgang für LehrerInnen für Gesundheits- und Krankenpflege
2000–2001	Ausbildung zum allgemeinen Gesundheits- und Krankenpfleger
1989–1992	Ausbildung zum psychiatrischen Gesundheits- und Krankenpfleger

Kontakt zu den Autoren
Für die Kontaktaufnahme mit den Autoren steht die e-Mail-Adresse
pflegeprozess@infact.at
zur Verfügung.

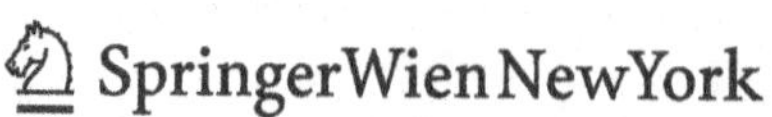
SpringerWienNewYork

Springer und Umwelt

ALS INTERNATIONALER WISSENSCHAFTLICHER VERLAG sind wir uns unserer besonderen Verpflichtung der Umwelt gegenüber bewusst und beziehen umweltorientierte Grundsätze in Unternehmensentscheidungen mit ein.

VON UNSEREN GESCHÄFTSPARTNERN (DRUCKEREIEN, Papierfabriken, Verpackungsherstellern usw.) verlangen wir, dass sie sowohl beim Herstellungsprozess selbst als auch beim Einsatz der zur Verwendung kommenden Materialien ökologische Gesichtspunkte berücksichtigen.

DAS FÜR DIESES BUCH VERWENDETE PAPIER IST AUS chlorfrei hergestelltem Zellstoff gefertigt und im pH-Wert neutral.

Benutzerhinweise für die CD-ROM
Systemvoraussetzungen

- PC mit 200 MHz Pentium Prozessor oder schneller
- 64 MB Arbeitsspeicher oder mehr
- 10-fach CD-Rom Laufwerk oder schneller
- Bildschirmauflösung mindestens 800 × 600 Pixel (WWW-Mindeststandard)
- WIN 98 SE, Me, 2000 oder XP
- Microsoft Word 97 oder höher (Microsoft Word 2000 empfohlen)
- Microsoft Powerpoint 97 oder höher (Microsoft Powerpoint 2000 empfohlen)

Printed in the United States
By Bookmasters

Printed in the United States
By Bookmasters